건강평가기반 임상영양요법 길라잡이

건강상담 CHECKER

저자 : 대한약사영양학회 학술위원 공저

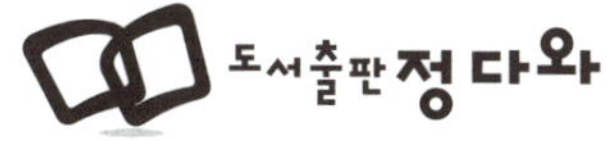

건강상담
CHECKER

저자 : 대한약사영양학회 학술위원 공저

약국은 오랫동안 '조제의 공간'으로 인식되어 왔습니다. 그러나 지금 우리는 분명한 전환점에 서 있습니다. 질병을 치료하는 공간을 넘어, 건강을 평가하고 관리하며 방향을 제시하는 전문 상담의 현장으로 약국의 역할이 확장되고 있습니다.

이러한 변화의 흐름 속에서, 약사가 국민 건강 관리의 핵심 주체로 자리매김하기 위해 반드시 갖추어야 할 도구가 바로 체계적이고 표준화된 건강상담 프레임입니다.

『건강상담체커』는 이러한 문제의식에서 출발하였습니다.

이 책은 단순한 체크리스트 모음집이 아닙니다. 환자·건강 상담자의 주관적 증상을 구조화된 질문과 건강데이터를 통해 객관화하고, 이를 바탕으로 약사가 임상적 사고를 가지고 상담과 영양처방을 구성할 수 있도록 설계된 실무 중심 가이드입니다. 증상을 나열하는 데 그치지 않고, 결과 해석과 상담 포인트, 영양요법 및 OTC 접근, 약물 영향까지 연계하여 실제 약국 현장에서 즉시 활용할 수 있도록 구성하였습니다.

특히 본 책은 총론과 각론을 통해기초 체력, 영양, 생활습관 평가에서부터 신경계, 내분비계, 소화기계, 대사질환, 면역, 근골격계, 성호르몬 영역에 이르기까지 약국 건강상담에서 빈번하게 마주하는 핵심 영역을 포괄적으로 다루고 있습니다. 이는 '한 증상 – 한 제품' 중심의 단편적 상담에서 벗어나, 건가상 문제를 일으킨 근본적 문제를 통합적으로 해결하는 건강상담. 임상영양처방으로 나아가기 위한 최소한의 기준을 제시하고자 함입니다.

대한약사영양학회는 그동안 임상영양요법의 학문적 체계화와 약국 현장 적용을 위해 꾸준히 연구와 교육을 이어왔습니다. 『건강상담체커』는 이러한 노력의 연장선에 있으며, 학회 전문학술위원진의 다년간의 임상 경험과 교육 노하우가 집약된 결과물입니다. 무엇보다 약사가 스스로의 전문성을 설명할 수 있고, 상담의 근거를 제시할 수 있는 언어와 구조를 제공한다는 점에서 큰 의미를 갖습니다.

이 책이 모든 답을 제시한다고 생각하지는 않습니다. 그러나 분명한 것은, 『건강상담체커』가 약국 건강상담의 표준화, 전문화의 새 이정표를 제시하고자 하였다는 것입니다. 각 약국의 상황과 내담자의 특성에 따라 유연하게 적용되고, 더 나아가 각자의 임상 경험이 더해져 한 단계씩 발전해 나가기를 기대합니다.

『건강상담체커』가 약사에게는 상담의 기준이 되고, 건강상담자에게는 신뢰의 근거가 되며, 약국에는 새로운 역할과 가치를 부여하는 도구가 되기를 진심으로 바랍니다.

끝으로 본 발간을 위해 헌신해 주신 전문학술위원진 여러분께 깊은 감사의 말씀을 드리며, 이 책이 대한민국 약국 건강상담의 수준을 한 단계 끌어올리는 작은 디딤돌이 되기를 기원합니다.

감사합니다.

대한약사영양학회
회장 조양연

저자 인사말
함께 걷는 동료 약사님들께,

안녕하십니까. 대한약사영양학회 학술위원 '긍정약사' 황지영입니다.

오늘도 지역 사회 건강의 최전선에서 환자의 곁을 지키며 헌신하시는 동료 약사님들께 깊은 존경과 감사의 인사를 올립니다.

우리는 지금 AI와 유튜브를 통해 검증되지 않은 정보가 쏟아지는 정보 과잉의 시대를 살고 있습니다. 지식 소음 속에서 혼란스러워하는 국민들을 올바른 길로 안내하는 것은 우리 전문가들의 소명이지만, 제한된 시간 안에 환자의 상태를 완벽히 파악하기란 쉽지 않습니다. 저 또한 현장에서 짧은 상담 후 환자를 보내고 나서야, 미처 체크하지 못한 사항이 떠올라 아쉬워했던 경험이 정말 많습니다.

이러한 현장의 고충을 누구보다 깊이 공감하기에, 저 스스로에게도 꼭 필요했던, 그리고 약사님의 전문 지식이 환자에게 오차 없이 전달될 수 있도록 돕는 실무 지침서『건강상담체커』를 집필하게 되었습니다.

약사는 전문약, 일반약, 한약제제와 영양제까지, 건강과 관련하여 섭취할 수 있는 모든 것을 아우르는 유일한 직업이며, 환자를 단편적인 증상이 아닌 전인적인 관점에서 케어하는 우리는 진정한 '통합 헬스케어 전문가'입니다. 건강상담체커는 이러한 전문성이 현장에서 빛을 발할 수 있도록 약국 상담의 표준 운영 절차(SOP)를 정립하기 위해 기획되었습니다.

이 책이 상담에 익숙하지 않은 초보 약사님들께는 든든한 매뉴얼이 되고, 숙련된 약사님들께는 상담의 수준을 상향 평준화할 수 있는 표준화된 지표가 되기를 희망합니다.

약국에서 만나는 다빈도 질환을 모두 커버하려고 노력했지만, 분명 부족한 부분이 있을 것입니다. 미진한 부분은 현장의 목소리를 경청하며 끊임없이 보완해 나가겠습니다. 약사님들의 전문성이 더욱 눈부시게 빛나고, 환자들에게 깊은 신뢰를 받는 약국 환경을 만드는 길에 대한약사영양학회가 늘 든든한 동반자로 함께하겠습니다.

이 의미깊은 일을 하게 해주신 조양연 회장님, 유완진 부회장님께 깊은 감사를 표합니다. 아울러 노하우를 아낌없이 나누며 함께 편집, 작성해주신 최은아 위원님, 바쁘신 가운데 집필에 동참해주신 편승원, 천지훈, 이영준, 천효빈, 이상현, 송명현 위원님께도 마음 깊이 고마움을 전합니다.

한국약사영양학회 학술위원
긍정약사 황지영

목차

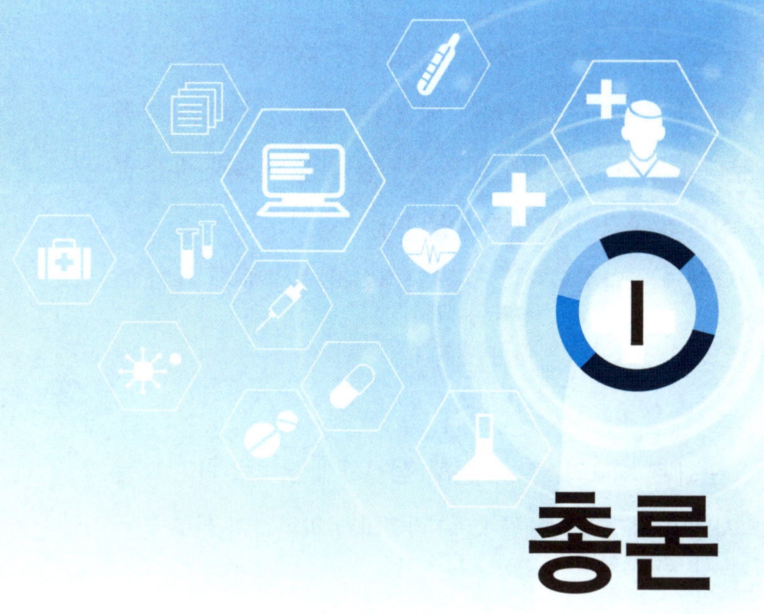

I

총론

현대 약료 서비스의 지향점은 환자가 호소하는 주관적 불편함을 약학적 관점에서 체계적으로 분석하여, 최적의 복약 상담과 영양학적 가이드를 제공하는 데 있습니다. 건강상담체커를 통해 약국이 지역 사회의 건강 상담 문턱을 낮추는 동시에, 환자의 약물 복용 이력과 생활 습관이 통합적으로 해석되는 전문 약료 상담의 공간이 되기를 바랍니다.

이 목적을 달성하기 위해 본 건강상담체커는 약사의 전문성을 극대화하기 위해 세 가지 핵심 원칙을 준수합니다.

1) 증상의 체계적 데이터화

환자가 느끼는 모호한 불편함을 표준화된 체크리스트를 통해 정밀하게 분류합니다. 이는 주관적 상담의 한계를 보완하고, 약사님이 환자의 상태를 더욱 명확하게 파악하여 심도 있는 복약 가이드를 제공하도록 돕습니다.

2) 학술적 근거 기반의 분석

최신 약학·영양학적 문헌을 바탕으로 약물 유발성 영양소 결핍 및 신체 기능의 균형 상태를 고찰합니다. 객관적인 학술 데이터와 혈액 검사 지표(Lab Data)의 참고치 해석을 통해 상담의 논리적 근거를 강화하고 전문가로서의 신뢰성을 확보합니다.

3) 임상영양요법을 통한 약료 서비스의 완성

평가된 데이터를 바탕으로 환자 개개인에게 적합한 임상영양요법 및 OTC 솔루션을 제안합니다. 이는 질환의 진단이나 치료를 넘어, 약물의 효과를 극대화하고 인체 스스로의 회복을 돕는 약사 고유의 영양 상담 영역을 공고히 합니다.

약사님들의 정확하고 객관적인 건강 평가는 환자에게 안전하고 효과적인 약물 사용 환경을 제공할 것입니다. 본 서적이 약국 상담의 표준 운영 절차(SOP)를 정립하고, 보건 의료 시스템 내에서 약사의 전문적 역할을 한층 더 높이는 실질적인 도구가 되기를 바랍니다.

이 가이드에서는 집필진이 의도한 건강상담체커 활용방법에 대해서 안내드립니다.

1) 통합건강상태 자가체크리스트 작성 (21페이지)

이 체크리스트는 환자의 현재 상태를 개략적으로 판별하고, 환자의 주 호소 증상 외에 놓치기 쉬운 연관 증상이 있는지 확인하도록 만들어졌습니다.

2) 결과 해석 및 맞춤 상담 가이드 확인, 심층상담여부 결정

2-1) 자가체크리스트 결과 해석 및 핵심 상담 가이드 (24페이지) 확인

1단계 작성 결과를 바탕으로 환자의 상태를 분석하고 상담의 방향성을 결정하는 과정입니다. 의심되는 기능적 문제 및 질환, 핵심체크포인트를 확인합니다.

2-2) 필요시 심층 상담 방법

● 특정 증상이 두드러지는 경우

환자의 주 호소 증상이 뚜렷하거나, 증상 [A]-[F]중 특정 항목 점수가 특히 높은 경우는 각론의 해당 목차로 이동하여 정밀 체크를 진행합니다.

● 기초 상태 확인이 필요한 경우

특정 증상이 뚜렷하지 않다면 개론 자가체크리스트(27페이지) (기초 체력, 영양균형, 운동 습관, 생활 습관)를 활용하여 환자의 라이프스타일을 먼저 점검합니다.

※ 생활습관 **자가체크리스트에는 약사님을 위한 문항구성의도에 간단한 의심 질환과 참고할 각론 체크리스트**, 추천 영양소가 기재되어 있어 자연스러운 상담 연계가 가능합니다.

3) 각론 체크리스트를 활용한 정밀 솔루션 도출

각론 체크리스트는 질환별로 매우 상세하게 구성하여 전문가적인 시선으로 질환을 바라볼 수 있도록 도와드립니다.

※ 결과 평가 및 권장 솔루션에 표기된 병원 의뢰 케이스를 꼭 확인해보세요. 약국내 케어가
능 여부를 빠르게 판단하여 약사님의 상담 신뢰도를 높여줍니다.

구성 항목	주요 내용 및 활용법
체크리스트	환자 또는 약사가 직접 작성하여 현재 상태를 수치화
결과 평가 및 권장 솔루션	점수/타입별 의심 질환 및 핵심 병태 생리 확인 (병원 의뢰 케이스 별도 표기)
추천 영양요법 & OTC, 약사 상담 포인트	질환의 경중에 따른 영양요법 목표, OTC 작용 원리, 생활 지도 가이드 안내
주요 동반 질환 및 약사 상담 포인트	놓치기 쉬운 동반 질환, 증상을 유발할 수 있는 약물(DIND) 및 기전
질환 유발 가능 약물 및 기전	
질환 관련 혈액 검사 지표	상담의 객관적 근거가 되는 주요 혈액 검사 수치 가이드

Ⓑ 통합 건강상태 자가 체크리스트

성명		연령/성별	/	연락처		작성일	20 년 월 일
신장		체중		혈압		혈당	

1) 생활 및 식습관 (최근 1개월 기준)

기호 식품	흡연(일__개비) / 음주(주__회) 커피(일__잔)	운동	주__회 (종류:)
식습관	□규칙적 □불규칙적 야식(주__회) / 폭식 경향 (□많음 □중간 □없음)	음식 선호	밀가루 · 튀김 · 단것 선호도 (□상 □중 □하)
배변	1일__회 / □변비 □설사 □잔변감	물 섭취	하루 약 _____리터 (맹물 기준)

2) 증상별 체크리스트 (X:없음, △:종종/중간, O:매일/심함)

[A] 신경계 및 뇌 기능		[B] 에너지 생성 및 부신, 갑상선 기능 (만성피로)	
수면의 질이 좋지 않다(하루 수면__시간)		아침에 일어나기 힘들고 자도 개운하지 않다.	
사소한 일에도 짜증이 나거나 감정 기복이 심하다.		오후 3~4시경 급격히 피로가 몰려온다.	
스트레스를 많이 받는다. 원인:________		앉았다 일어날 때 현기증(기립성 저혈압)이 있다.	
머리가 멍하거나 두통(편두통)이 잦다.		추위를 많이 타고 손발이 차다.	
눈 밑이 떨리거나 근육 경련(쥐)이 자주 난다.		이유 없이 몸이 붓거나 무겁다(부종).	
집중력이 떨어지고 건망증이 있다 (브레인 포그).		성욕이 감퇴하고 의욕이 없다.	

[C] 소화기계 (위장, 간기능)

식사 직후 속이 더부룩하거나 트림이 자주 난다.	
속쓰림이나 신물 넘어옴(역류성 식도염)이 있다.	
식후 배에 가스가 차거나 복부 팽만감이 심하다.	
변비가 있거나 설사를 자주 한다(불규칙).	
변을 봐도 잔변감이 있고 시원하지 않다.	
입 냄새가 나거나 혀에 백태가 자주 낀다.	

[D] 대사 및 순환 (심혈관, 당뇨, 혈액순환)

손발이 자주 저리거나 찌릿한 통증이 있다.	
멍이 잘 들고 상처가 나면 잘 낫지 않는다.	
고혈압, 당뇨,이상지질혈증(콜레스테롤, 중성지방)약을 복용중이거나 경계치이다.	
귀에서 삐 소리가 나는 이명증상이 있다.	
치질이나 정맥류가 있다.	
어깨나 목 주변 근육이 자주 뭉치고 뻐근하다.	

[E] 면역 및 염증 (면역저하, 전신염증)

비염, 코막힘, 콧물이 자주 발생한다.	
피부 가려움, 두드러기, 아토피 등이 있다.	
구내염(입안 헒)이나 잇몸 염증이 자주 생긴다.	
감기에 자주 걸리고 한번 걸리면 잘 낫지 않는다.	
몸 여기저기 원인 모를 만성 염증이나 종기가 잘 생긴다	

[F] 근골격계 (관절, 근육, 뼈, 신경)

무릎, 손가락 등 관절 마디마디가 쑤시거나 통증이 있다.	
계단을 오르내릴 때 관절에 무리가 간다.	
근력이 예전보다 눈에 띄게 약해진 것을 느낀다.	
허리나 등 부위에 만성적인 통증(신경통)이 있다.	
골다공증 진단을 받았거나 뼈가 약해질까 봐 걱정된다.	

[G] 성호르몬/비뇨기계		[H] 기타 증상
(여성) 생리통, 생리불순이 심하거나 PMS(월경전 증후군)가 있다.		
(여성) 얼굴이 화끈거리거나 밤에 땀이 나는 등 갱년기 증상이 있다.		
(여성) 소변볼때 통증이 있거나 잔뇨감이 있다.		
(여성) 질 분비물이 늘어나고 가려움, 불쾌한 냄새가 있다.		
(남성) 소변 줄기가 약해지거나 보고 난 후에도 잔뇨감이 있다.		
(남성)밤에 자다가 소변 때문에 1회 이상 깨서 화장실에 간다.		

3) 병력 및 상담 기록

현재 복용 처방약 (질환명 / 약물명)		현재 섭취 영양제 (제품명 / 브랜드)	
과거 병력 / 수술		가장 해결하고 싶은 증상	
약사 상담 코멘트 & 추천 요법	[Pharmacist Note]		

　뒷장의 자가체크리스트 결과 해석 및 핵심 상담 가이드를 확인하시고 심화 상담이 필요하시면 질환별 건강상담체커로 이동하여 상담해보세요!

구분	주요 항목	의심되는 기능적 문제 및 질환	핵심 체크 포인트 (상담 팁)
[A] 신경계 및 뇌 기능	불면, 짜증, 두통, 눈 밑 떨림	1. 자율신경 실조증: 교감신경 항진으로 인한 긴장 상태 2. 신경전달물질 불균형: 세로토닌/도파민 부족 3. 미네랄 결핍: 마그네슘, 칼슘 부족에 의한 근육/신경 과흥분	1. 장뇌축 확인: 특히 브레인포그 – 장누수 의심 2. HPA축, 부신기능 확인: 스트레스 과다, 일주기리듬 깨지면 수면장애와 감정조절 어려움 3. 식습관 확인: 혈당스파이크, 수분 부족 등으로 감정조절장애 유발. 4. 소화기능, 간기능 확인: 위장장애성 두통 구분, 간 기능 저하 시 뇌, 신경계 질환 유발 가능
[B] 에너지 대사 및 부신, 갑상선 기능	기상 힘듦, 오후 피로, 추위, 현기증	1. 부신 피로 증후군 (HPA축 교란): 일주기리듬 붕괴, 장기간 스트레스 등의 원인으로 시상하부–뇌하수체–부신 축 교란, 코르티솔 고갈 2. 갑상선 기능 저하: 대사율 저하, 수족냉증, 기초체온 저하 3. 미토콘드리아 기능 부전: 세포 내 에너지(ATP) 생성 능력 저하	1. 간, 장 상태 확인: 말초 T4→T3 전환 저하, rT3 비율 증가 시 갑상선수치 정상이더라도 기능적 저하. 2. 수면의 질, 일주기리듬 확인: 밤 11시–2시가 미토콘드리아 재생과 부신 회복 골든타임. 3. 식습관 확인: 채식, 과도한 저염식은 기립성 저혈압 유발, 혈당스파이크는 인슐린성 피로 유발. 4. 신장, 심장 기능 확인: 부종이 심할 경우 병원 진료 의뢰.
[C] 소화기계	더부룩함, 신물, 가스, 변비/설사, 백태	1. 위산 저하증, 저산증: 역류성식도염의 다빈도 원인, 미네랄 흡수 장애, 살균력 약화 → SIBO와 연관 2. 장내 세균 불균형 / SIBO: 소장 내 세균 과증식, 가스 생성, 점막 손상 3. 장 누수 증후군: 알러지 및 전신 염증의 시발점	1. 제산제, 위산 억제제 장기 복용 확인: 단백질 소화 저하, 살균력 저하로 SIBO와 칸디다 증식 유발. 위 내 pH 높으면 하부식도괄약근이 잘 안닫혀서 역류 유발. 2. 식사속도, 식습관 확인: 잘 안씹고 넘기면 소화가 덜되고, 유해균의 먹이가 되어 가스 발생. 3. HPA축, 스트레스 확인: 교감신경 항진, 일주기리듬 붕괴 시 미주신경 기능 저하로 위–장 운동, 소화효소 분비 억제. 장기 주변 근육 긴장 확인 4. 간–담즙분비 확인: 담즙 저하시 소장 운동성 저하, 지방변, 변비 등. 5. 위–장 질환으로 인한 면역, 피부, 뇌 등 전신 증상 연관 확인.

구분	주요 항목	의심되는 기능적 문제 및 질환	핵심 체크 포인트 (상담 팁)
[D] 대사 및 순환	손발 저림, 상처 회복 지연, 만성질환 약 복용, 이명	1. 인슐린 저항성 & 대사 증후군: 당뇨 전단계, 내장 지방 2. 말초 순환 장애: 미세 혈관 혈류량 감소 3. 호모시스테인 과다: 혈관 내피 손상 및 염증 유발	1. 복용약물과 드럭머거 확인 2. 인슐린저항성 확인: 공복 혈당 정상이라도 식곤증이나 복부비만 있다면 혈관 손상은 진행중. 3. HPA축, 스트레스 확인: 일주기리듬 붕괴와 코르티솔은 혈당 높이고 인슐린 저항성 악화. 4. 간기능, 담즙분비, 변비 확인: 콜레스테롤의 80%는 간에서 대사되어 담즙-대변으로 배출됨. 변비는 고지혈증의 원인 중 하나. 5. 소화력, 저산증 확인: 비타민 B12, 엽산, 미네랄 등 흡수 저하로 호모시스테인 수치 등 상승
[E] 면역 및 염증	비염, 피부 알레르기, 구내염, 잦은 감기	1. 만성 전신 염증: CRP 수치 상승, 오메가6 과다 섭취. 2. 면역 과민 반응 (Th2 우세): 알러지, 아토피 소인 3. 점막 면역 저하: IgA 분비 감소, 점막 방어 붕괴	1. 장-면역 축, 장누수 확인: 체내 면역세포의 70%가 장에 존재. 장누수로 알려지, 식이 항원 유입. 2. 식습관 확인: 밀가루(글루텐), 튀김(산패유), 유제품(카제인) 등 염증 유발 식품이 면역계 교란. 3. HPA축, 스트레스 확인: 부신 고갈 시 코르티솔의 염증 제어 능력 상실. 4. 간기능, 담즙분비 확인: 간의 해독능력 저하, 담즙의 독소배출 저하시 전신 알러지, 자가면역 발생. 5. 기초체온-갑상선 기능 확인: 체온 1도 저하 시 면역 효소 활성 30% 감소.
[F] 근골격계	관절 통증, 근력 약화, 신경통, 골다공증 우려	1. 퇴행성 관절염 / 류마티스(자가면역): 염증성 통증 2. 근감소증: 단백질 흡수 불량 및 운동 부족 3. 골감소증 / 골다공증: 칼슘 대사 이상 및 비타민 D 결핍	1. 진통제 장기복용 확인: 장점막 손상, 혈류순환 방해로 장기적 염증 악화의 악순환 교육 2. 근육량, 운동량 확인: 단백 섭취와 저항운동을 함께해야 근육량 증가. 3. 소화력, 저산증 확인: 단백질 소화 흡수 불량, 칼슘/마그네슘 흡수 불량 4. 혈액 순환, 혈관 상태 확인: 통증부위 허혈 시 만성 통증 지속

구분	주요 항목	의심되는 기능적 문제 및 질환	핵심 체크 포인트 (상담 팁)
[G] 성호르몬 /비뇨기계	생리통/ 불순, 갱년기, 잔뇨감, 야간뇨	1. 에스트로겐 우세: 간 해독 불량 → 생리통, 근종, PMS. 2. 갱년기 증후군: 난소 기능 저하 및 부신 백업 실패 3. 전립선 비대증 (BPH): 남성 호르몬 대사 이상. DHT 과잉, 아연 결핍 등.	1. 갑상선 기능 확인: 특히 여성 필수. 갑상선 저하 시 성호르몬 결합 단백질 변화 및 배란장애 유발. 2. 간, 담즙, 변비 확인: 에스트로겐이 장에서 재흡수되는 경로. 3. HPA축, 수면 확인: 폐경 후 부신에서 성호르몬 생성. 부신 피로시 갱년기 증상 악화. 4. 혈액순환 확인: 골반기저근 긴장, 골반주변 혈액순환 저하 시 생리통, 전립선증상, 빈뇨 악화 요인. 5. 약물복용, 드럭머거 확인

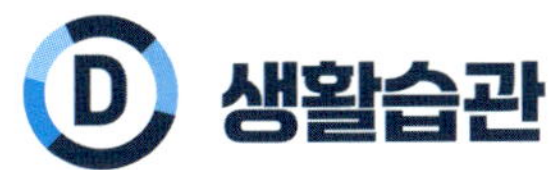

생활습관

■ 생활습관 자가체크리스트

최근 한 달간 본인의 상태와 가장 가까운 곳에 체크해 주십시오.

O (2점): 그렇다 / △ (1점): 중간이다 / X (0점): 아니다

영역	번호	문항	O△X
기초 체력	1	카페인이나 술 없이도 하루 종일 처지지 않고 스트레스를 조절할 에너지가 있다.	
	2	무거운 물건을 들거나 계단을 오를 때 숨이 크게 차지 않고 거뜬하다.	
	3	몸의 움직임이 부드러우며, 도움 없이 하체 힘만으로 일어날 수 있다.	
식습관	4	의자나 바닥에서 손을 짚지 않고 하체 힘으로만 일어날 수 있다.	
	5	계단을 2~3층 정도 올라가도 숨이 심하게 차지 않는다.	
	6	10분 이상 빠르게 걷거나 달리는 활동을 거뜬히 할 수 있다.	
	7	몸의 움직임이 부드럽고, 걷다가 비틀거리는 일이 거의 없다.	
	8	팔다리에 쥐가 나거나 근육이 뭉치는 일이 드물다.	
운동 습관	9	주 3회, 1회 30분 이상 땀이 날 정도의 운동을 꾸준히 한다.	
	10	스쿼트, 웨이트 등 근육에 힘이 들어가는 저항성 운동을 주 2회 이상 한다.	
	11	운동 다음 날 심한 근육통이나 관절 통증, 피로감 없이 개운하다.	
회복력	12	아침에 일어났을 때 몸이 가볍고 개운하다.	
	13	눕고 나서 잠들기까지 걸리는 시간이 30분 이내이다.	
	14	자는 동안 깨지 않거나, 깨더라도 금방 다시 잠들며 깊이 잔다.	
	15	아침에 일어났을 때 몸이 가볍고 정신이 맑으며 개운하다.	

■ 결과 판정 및 권장 솔루션

총점	체력 등급	권장 솔루션
24 ~ 30점	에너지 모범형	• 좋은 컨디션 유지 상태: 균형 잡힌 생활 습관 유지 중. • 현재의 식단과 수면 루틴을 지속하며 꾸준한 관리 권장.
15 ~ 23점	패턴 수정 필요형	• 생활 불균형 시작: 특정 영역(수면 혹은 운동 등)의 점수가 낮음. • 부족한 영역 보완 및 카페인/가공식품 섭취 조절 권장.
0 ~ 14점	에너지 고갈 위험형	• 만성 피로 및 번아웃 위험: 전반적인 신체 기능 및 회복력 저하 상태. • [필수] 전문 약사 상담을 통한 영양 요법 및 생활 개선 필요.

■ 약사님을 위한 문항 구성 의도

문항	의심 상태 및 질환	참고 체크리스트	추천 영양소
1번 (활력/심리) X	부신 피로, 자율신경 조절 실패, 만성 소진	피로, 스트레스	고함량 비타민 B군, 마그네슘
2번 (심폐/근력) X	심폐지구력 저하, 철분 결핍성 빈혈 의심	빈혈, 저혈압	철분, 코엔자임Q10, 아르기닌
3번 (하체 근력) X	근감소증, 초기 운동 능력 상실	저혈압, 빈혈	단백질 보충제, 필수 아미노산
4번 (단백질/채소) X	영양 결핍, 근성실 위험, 장내 환경 악화	저혈압, 면역	식물성 단백질, 프리/프로바이오틱스
5번 (가공식품) X	혈당 스파이크 반복, 전신 염증 수치 증가	당뇨, 면역, 간	크롬, 바나바잎 추출물, 오메가3
6번 (식사 규칙성) X	인슐린 저항성 증가, 소화기 기능 저하	당뇨, 위장	비타민 B1, 효소 제제, 크롬
7번 (수분 섭취) X	혈액량 부족, 대사 저하, 독소 배출 감소	저혈압, 대사	전해질 제제, 물 1L 이상 섭취 지도
8번 (식사 속도) X	인슐린 과다 분비, 만성 소화 불량	당뇨, 위	비타민 B1, 소화효소
9, 10, 11번 (운동) X	기초 대사 저하, 순환 장애, 젖산 축적	심혈관, 피로	L-카르니틴, BCAA, 마그네슘

문항	의심 상태 및 질환	참고 체크리스트	추천 영양소
12번 (활동량) X	좌식 생활 증후군, 대사 증후군 위험	대사, 심혈관	비타민 B군, 마그네슘
13, 14번 (입면/숙면) X	멜라토닌 분비 저하, 자율신경 과민	수면, 피로	마그네슘, 테아닌, 멜라토닌
15번 (기상 시 개운함) X	수면의 질 저하, 간 기능 및 부신 기능 저하	수면, 피로	마그네슘, 밀크씨슬, 테아닌

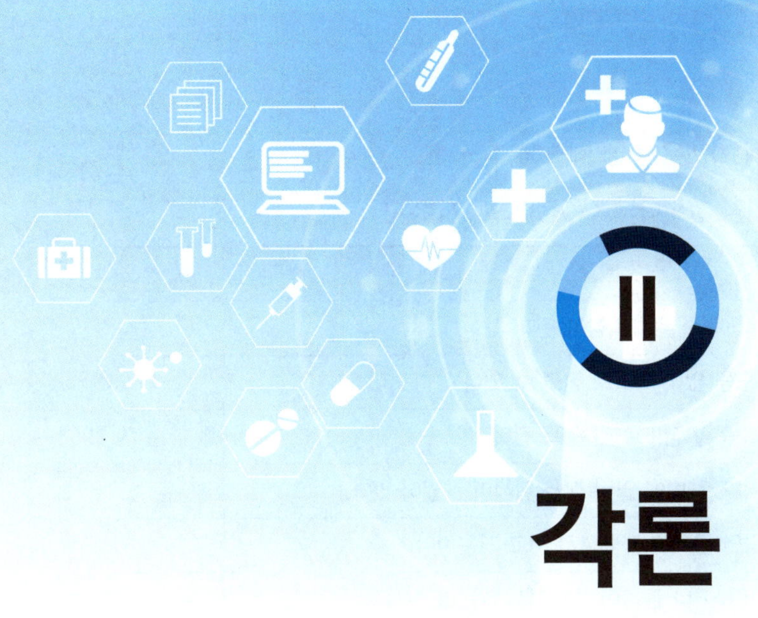

각론

1. 수면

■ 수면 자가체크리스트

최근 일주일간의 수면 상태와 가장 가까운 곳에 체크해 주십시오.

O (2점): 잘 지켜진다 / △ (1점): 가끔 그렇다 / X (0점): 그렇지 않다

분류	번호	문항	O△X
입면	1	자리에 누우면 30분 이내에 수월하게 잠이 든다.	
	2	술이나 수면 유도제의 도움 없이 스스로 잠들 수 있다.	
질	3	(깊은 잠) 꿈을 기억하지 못할 정도로 깊게 푹 잔다.	
	4	(수면 유지) 밤중에 깨거나, 새벽에 일찍 깨서 뒤척이는 일이 없다.	
회복/낮	5	(신체 회복) 자고 일어나면 몸이 찌뿌둥하지 않고 개운하다.	
	6	(주간 각성) 낮 시간에 멍하거나 졸음이 쏟아지지 않는다.	
정서/심리	7	(감정 조절) 수면 부족 때문에 예민해지거나 감정 기복이 생기지 않는다.	
	8	(심리 안정) 잠들기 전 잡생각이나 걱정 때문에 괴롭지 않다.	
리듬/습관	9	(규칙성) 주말에 몰아서 자지 않고, 매일 기상/취침 시간이 일정하다.	
	10	(위생) 화장실, 통증, 스마트폰, 카페인 등으로 수면을 방해받지 않는다.	

■ 결과 판정 및 권장 솔루션

총점	수면 등급	권장 솔루션
16 – 20점	숙면형	• 대체로 양호한 수면 패턴 • 현재 상태 유지
10 – 15점	불균형형	• 특정 영역에서 균형 깨짐 • 영양요법과 생활패턴 점검 필요
0 – 9점	수면장애형	• 입면 · 유지 · 정서 영역에 전반적 문제 가능성 • 스트레스, 우울, 피로체커 점검과 전문의와의 상담 필요

■ 추천 영양요법 & OTC, 약사 상담 포인트

목표	추천 영양요법 & OTC	약사 상담 포인트
1. 신경 이완 및 입면 유도 (문항 1,2, 9,10번)	① 테아닌 + 마그네슘 : 천연 이완제로 신경 긴장 완화 및 근육 이완 ② 미강주정추출물 / 락티움 : 수면의 질 개선 및 스트레스로 인한 긴장 완화 ③ 길초근 추출 : 생약 성분으로 자연스러운 입면 유도 ④ 천왕보심단 : 가슴 두근거림과 불안 감소	[핵심 상담] • 잠자리에 들어서 생각이 많거나 몸이 긴장 되어 있다면 신경을 진정시켜주는 영양소가 필수입니다. • 잠들기 1시간 전부터는 뇌를 쉬게 해줘야 합니다. [생활 지도] • 블루라이트 차단 : 취침 1시간 전 스마트폰 사용 금지 • 이완 훈련: 4-7-8 호흡법 지도. [주의] 과도한 마그네슘 섭취 시 설사 유발 가능.
2. 수면 유지 및 뇌 각성 억제 (문항 3번)	① L-글루탐산 발효가바분말 : 억제성 신경전달물질 강화로 뇌의 각성 상태 진정 ② 콜라겐(글리신) : 체온 저하로 깊은 잠 유도 ③ 항산화제(오메가3, 폴리페놀) : 뇌세포 보호 및 염증 완화로 수면의 질 향상	[핵심 상담] • 깊은 잠을 못 자고 꿈을 많이 꾸거나 자주 깬다면 뇌가 밤에도 쉬지 못하고 각성된 상태일 수 있습니다. [생활 지도] • 심부 온도 조절: 취침 2시간 전 족욕이나 반신욕으로 체온을 올렸다가 식히며 입면 유도 • 침실 환경: 약간 서늘한 온도 유지. [주의] 수면제 복용 환자는 중복 과진정 주의.
3. 부신 회복 및 호르몬 리듬 (문항 6,7,9번)	① 비타민B군(B5,6,9,12 중심) : 부신 피로 회복 및 수면 호르몬 합성 지원 ② 홍경천 / 아슈와간다 (어댑토젠) : 스트레스 호르몬 (코르티솔) 수치 정상화 ③ 트립토판 + 비타민 D : 행복 호르몬 세로토닌과 수면 호르몬 멜라토닌 원료 공급	[핵심 상담] • 자고 일어나도 개운하지 않다면 에너지를 만드는 부신 기능이 떨어진 것입니다. • 낮에 쬐는 햇볕이 밤에 잠드는 호르몬이 됩니다. [생활 지도] • 햇볕 쬐기: 오전 10시 이전 15분 이상 산책. • 카페인 제한: 오후 2시 이후 커피/에너지 드링크 금지. [주의] 비타민 B군은 각성 효과가 있으므로 오전 섭취 권장.

목표	추천 영양요법 & OTC	약사 상담 포인트
4. 야간 저혈당 방지 및 혈당 안정 (문항 4번)	① 크롬 + 바나바잎 추출물 : 인슐린 민감도 개선으로 야간 혈당 롤링(널뛰기) 방지 ② 아미노산 (단백질) : 취침 중 완만한 에너지 공급으로 저혈당 예방 ③ 비타민 B9,12 : 신경 보호 및 호르몬 리듬 안정화	[핵심 상담] • 새벽에 자꾸 깨거나 식은땀이 난다면 자는 동안 혈당이 너무 떨어지는 '야간 저혈당'일 수 있습니다. [생활 지도] • 식이 조절: 저녁 식사 시 정제 탄수화물 (흰쌀, 빵) 제한. • 취침 전 간식: 공복감이 심하면 소량의 견과류 섭취 [주의] 당뇨 약 복용자는 저혈당 위험이 있으므로 반드시 확인 필요.

※ 수면 동반질환과 건강검진지표, 영향을 주는 약물과 처방약 드럭머거는
  수면, 우울, 스트레스 건강상담 포인트(39페이지)를 참고 하세요!

2. 우울

■ 우울 자가체크리스트

최근 2주간의 상태와 가장 가까운 곳에 체크해주십시오.

O (2점): 그렇다 / △ (1점): 가끔 그렇다 / X (0점): 아니다

번호	문항	O△X
1	우울하거나 공허한 기분이 지속된다	
2	예전 즐겁던 일에 흥미가 없다	
3	의욕이 눈에 띄게 줄었다	
4	쉽게 무기력해진다	
5	이유 없는 죄책감이나 자책이 든다	
6	스스로 쓸모없다고 느낀다	
7	감정 표현이 줄었다	
8	아무것도 하기 싫은 날이 많다	
9	피로와 함께 기분 저하가 온다	
10	삶이 버겁게 느껴진다	

■ 결과 판정 및 권장 솔루션

총점	단계	권장 솔루션
0–4점	일시적 기분 저하	• 규칙적인 수면리듬 확인 • 필요시 수면, 스트레스 체크리스트 진행
6–10점	우울 경향	• 수면과 스트레스, 피로 체크리스트 진행 • 전문의의 도움을 고려
11–20점	심한 우울증 가능성	• 전문의와 상담 반드시 필요

■ 추천 영양요법 & OTC, 약사 상담 포인트

목표	추천 영양요법 & OTC	약사 상담 포인트 & 생활지도
1. 불안 · 자책 완화 및 정서적 안정 (문항 1,5,6번)	① 테아닌 + 마그네슘 : 억제성 신경전달물질을 도와 불안과 긴장 완화 ② 세인트존스워트 : 가벼운 우울감 및 불안의 생약 치료제	[핵심 상담] • 마음이 불안하고 자책감이 들 때는 뇌의 브레이크 역할을 하는 영양소가 부족할 수 있습니다. • 충분한 이완이 정서적 안정의 시작입니다. [생활 지도] • 명상과 호흡: 하루 5분 정서환기 시간 갖기. • 주의: 세인트존스워트 복용 시 다른 약물과의 상호작용 확인 필수.
2. 의욕 저하 및 에너지 회복 (문항 3,4,8번)	① 비타민 B군 (특히 B1,6,12) : 뇌 에너지 대사 활성화 및 신경전달물질 합성 ② 홍경천 / 아쉬와간다 : 스트레스 저항력을 높여 무기 력증 탈피 보조	[핵심 상담] • 의욕이 없는 것은 의지의 문제가 아니라 뇌의 에너지가 고갈된 신호일 수 있습니다. • 비타민 B군은 기분 호르몬을 만드는 핵심 원료입니다. [생활 지도] • 작은 성취: 아주 작은 목표(예: 물 한 잔 마시기)부터 실천해 성취감 느끼기. • 활동량 늘리기: 가벼운 스트레칭으로 신체 깨우기.
3. 장-뇌 축 및 감정 활력 (문항 7번)	① 고함량 프로바이오틱스 : 장내 유익균을 통한 세로토닌 생산 활성화 ② 비타민 D : '행복 비타민'으로 불리며 감정 조절 및 면역력 강화	[핵심 상담] • 행복 호르몬인 세로토닌의 90%는 장에서 만들어집니다. 장이 건강해야 마음도 밝아집니다. [생활 지도] • 햇볕 쬐기: 낮 시간 15분 산책으로 비타민 D 합성 및 세로토닌 분비 촉진. • 식이 섬유 섭취: 장내 유익균의 먹이가 되는 채소 섭취 늘리기.
4. 염증성 피로 및 뇌 피로 개선 (문항 9,10번)	① 고순도 오메가-3 : 뇌세포 막 보호 및 뇌 내 염증 완화로 기분 저하 방지 ② 비타민 C + 아연 : 항산화 작용으로 뇌 피로물질 제거 및 정서 기능 지원	[핵심 상담] • 몸이 천근만근 무겁고 기분이 처진다면 뇌가 만성 염증 상태일 수 있습니다. • 오메가-3는 뇌의 혈류를 돕고 정서적 회복력을 높여줍니다. [생활 지도] • 항염 식단: 가공식품과 당분 섭취 줄이기. • 수면 관리: 뇌의 노폐물을 청소하는 충분한 수면 확보.

※ 우울 동반질환과 건강검진지표, 영향을 주는 약물과 처방약 드럭머거는 수면, 우울, 스트레스 건강상담 포인트(39페이지)를 참고 하세요!

3. 스트레스

■ 스트레스 자가체크리스트

최근 일주일간의 상태와 가장 가까운 곳에 체크해주십시오

O (2점): 자주 느낀다 / △ (1점): 가끔 그렇다 / X (0점): 아니다

번호	문항	O△X
1	이유 없이 긴장되거나 초조하다	
2	사소한 일에도 예민해진다	
3	심장이 빨리 뛰거나 숨이 얕다	
4	어깨 · 목 · 턱에 힘이 자주 들어간다	
5	놀라거나 흠칫하는 일이 잦다	
6	머릿속 생각이 멈추지 않는다	
7	휴식 중에도 긴장이 풀리지 않는다	
8	카페인이나 단 음식이 유독 당긴다	
9	스트레스 상황 후 쉽게 지친다	
10	몸이 항상 '각성 상태'에 있는 느낌이다	

■ 결과 판정 및 권장 솔루션

총점	스트레스 단계	권장 솔루션
0–5점	정상 반응 범위	• 생활리듬을 그대로 유지
6–12점	스트레스 누적 상태	• 수면 체크리스트 진행 및 영양요법, 생활패턴 수정 필요
13–20점	만성 스트레스 패턴 가능	• 수면과 피로 체크리스트 진행 및 전문의 상담 고려

■ 추천 영양요법 & OTC, 약사 상담 포인트

목표	추천 영양요법 & OTC	약사 상담 포인트 & 생활지도
1. 신경 안정 및 교감신경 진정 (문항 1,3,5,10번)	① 테아닌 + 마그네슘 : 알파(α)파 발생 촉진으로 불안 및 긴장 완화 ② 천왕보심단 / 우황청심원 : 심장의 두근거림과 불안증을 가라앉히는 생약	[핵심 상담] • 몸이 항상 긴장 모드(교감신경 항진)라면 뇌와 심장을 진정시켜주는 천연 이완제가 필요합니다. • 불안감은 의지의 문제가 아니라 신경전달물질의 균형이 깨진 신호일 수 있습니다. [생활 지도] • 호흡법: 숨을 크게 들이마시고 천천히 내뱉는 복식호흡 연습. • 카페인 절제: 교감신경을 자극하는 커피 섭취 줄이기.
2. 신체적 긴장 및 근육 이완 (문항 4,7번)	① 고함량 마그네슘 + 칼슘 : 근육의 수축과 이완을 조절하여 신체적 긴장 해소 ② 작약감초탕 : 근육 경련 및 어깨·목의 통증 완화 보조	[핵심 상담] • 스트레스를 받으면 나도 모르게 근육이 경직됩니다. 특히 어깨와 목의 통증은 스트레스의 대표적인 신체 신호입니다. [생활 지도] • 스트레칭: 업무 중간중간 목과 어깨를 돌려 근육 풀어주기. • 온열 요법: 따뜻한 팩으로 경직된 부위 이완 시키기.
3. 부신 피로 및 에너지 회복 (문항 8,9번)	① 홍경천 / 아슈와간다 : 스트레스 호르몬(코르티솔) 조절 및 피로 저항력 강화 ② 고함량 비타민 B군(B5,6 중심) : 부신 호르몬 합성을 돕고 에너지 대사 활성화	[핵심 상담] • 스트레스 후에 유독 지치거나 단 음식이 당긴다면 부신이 에너지를 다 써버린 상태입니다. • 비타민 B군은 스트레스에 대항하는 부신의 연료 역할을 합니다. [생활 지도] • 혈당 관리: 당분이 많은 음식보다는 복합 탄수화물 식사 권장. • 낮잠: 15분 정도의 짧은 휴식으로 부신 회복 돕기.
4. 인지 피로 및 잡념 억제 (문항 2,6번)	① L–글루탐산 발효가바분말 : 뇌의 과도한 각성 상태를 억제하고 생각을 정리하도록 보조 ② 비타민 B12 / 엽산 : 신경 보호 및 정서 조절 호르몬 생성 지원	[핵심 상담] • 머릿속 생각이 멈추지 않아 피곤하시죠? 뇌의 과부하를 덜어주는 영양소가 숙면과 안정을 돕습니다. [생활 지도] • 생각 멈추기: 자기 전 '브레인 덤프(생각을 종이에 적기)'로 뇌 비우기. • 햇볕 쬐기: 세로토닌 합성을 도와 정서적 유연성 기르기.

■ 스트레스 동반질환과 건강검진지표, 영향을 주는 약물과 처방약 드럭머거는
수면, 우울, 스트레스 건강상담 포인트(39페이지)를 참고하세요!

4. 수면, 우울, 스트레스 건강상담 포인트

■ 수면, 우울 악화 요인이 되는 질환과 관련 건강검진 지표

질환	건강검진 지표	지표 해석 및 상담 가이드
갑상선 기능저하증	TSH, Free T4	TSH 상승, Free T4 하락 시: 대사 저하로 인한 극심한 무기력, 우울감, 수면 과다 (잠을 자도 피곤함) 유발.
갑상선 기능항진증	TSH, Free T4, T3	TSH 하락, Free T4/T3 상승 시: 신경과민, 불안, 심박수 증가로 인한 입면 장애 및 야간 각성 유발.
빈혈 / 철분 결핍	Ferritin, Hb	Ferritin(저장철) 30ng/mL 이하 : 빈혈 수치(Hb)가 정상이어도 하지불안증후군이나 수면의 질 저하 원인이 됨.
만성 염증성 질환	hs-CRP, ESR	hs-CRP 1.0mg/L 이상 : 미세 염증 상태. 염증 유발 사이토카인이 뇌에 영향을 주어 '염증성 우울감' 및 피로 유발. 고순도 오메가-3, 항산화제 추천 필요
자가면역질환 의심	ANA	ANA 양성(보통 1:80 이상): 체내 면역 체계 불안정. 만성 피로와 전신 통증을 동반한 수면 장애 가능성.
감염 후 증후군	CRP, Ferritin	지표 상승 시: 바이러스 감염 후 회복 지연 상태. 브레인 포그(Brain Fog)와 동반된 기력 저하 확인 필요.
EBV 관련 만성피로	EBV Ab (VCA IgG/IgM)	IgM 양성 또는 IgG 고농도: 에프스타인-바 바이러스 재활성화 의심. 신경계 피로로 인한 극심한 쇠약감 상담.
수면무호흡증	Sleep study (PSG)	AHI(무호흡-저호흡 지수) 5 이상: 수면 중 산소 포화도 저하. 아침 두통과 낮 시간 졸음의 핵심 원인.
하지불안증후군	Ferritin	Ferritin 75ng/mL 이하: 일반 정상 범주라도 수면 장애 환자에게는 보충 권장. 도파민 대사 이상과 연결됨.
부신기능저하증	AM cortisol, ACTH	오전 Cortisol 5mcg/dL 이하: '번아웃' 상태. 아침 기상 시 극심한 고통과 무기력, 스트레스 저항력 상실.
비타민 D 결핍	25-OH Vitamin D	30ng/mL 미만: 세로토닌 합성이 저하되어 계절성 우울감 및 멜라토닌 리듬 불균형 유발.
당뇨병	HbA1c	HbA1c 5.7% 이상: 야간 혈당 롤링(널뛰기)으로 인한 새벽 각성 및 수면 분절 유발 가능성 매우 높음. 저녁 식단 관리 필요

■ 수면, 우울, 스트레스에 영향을 주는 약물들

약물 계열	대표 성분	수면	우울	스트레스	약사 핵심 포인트
지용성 β-blocker	Propranolol, Metoprolol, Carvedilol, Timolol	악화	악화	악화	멜라토닌 감소, 악몽,불면
수용성 β-blocker	Atenolol, Bisoprolol, Nadolol	중립	악화	악화	중추 영향 상대적 적음
스테로이드	Prednisolone, Prednisone, Dexamethasone, Hydrocortisone	악화	개선 or 악화	악화	감정 기복 증가, 불면
갑상선호르몬	Levothyroxine, Liothyronine	악화	중립	악화	과량 시 불안, 불면
β2-agonist	Salbutamol, Formoterol, Salmeterol, Terbutaline	악화	중립	악화	교감신경 항진
각성제	Methylphenidate, Modafinil	악화	개선	악화	불안, 불면
SSRI	Escitalopram, Sertraline, Fluoxetine, Paroxetine, Fluvoxamine	악화	개선	중립 or 악화	초기 불안, 불면
SNRI	Venlafaxine, Desvenlafaxine, Duloxetine, Milnacipran	악화	개선	악화	고혈압, 각성
NDRI	Bupropion	악화	개선	악화	각성
NaSSA	Mirtazapine	개선	개선	개선	체중 증가
SARI	Trazodone	개선	개선	개선	아침 멍함
TCA	Amitriptyline, Nortriptyline, Imipramine, Clomipramine	개선	개선	중립	항콜린
BDZ	Diazepam, Lorazepam, Alprazolam, Clonazepam, Temazepam	개선	개선	개선	의존성, 낮시간 멍함
Z-drugs	Zolpidem, Zopiclone, Eszopiclone	개선	중립	중립	이상행동
Melatonin agonists	Melatonin, Ramelteon	개선	개선	중립	수면 리듬 조절
1세대 antihistamines	Diphenhydramine, Doxylamine, Hydroxyzine	개선	악화	중립	항콜린, 인지저하

약물 계열	대표 성분	수면	우울	스트레스	약사 핵심 포인트
저용량 항정신병약	Quetiapine, Olanzapine	개선	개선	개선	대사 부담
근육이완제	Tizanidine, Baclofen, Cyclobenzaprine	개선	중립	개선	졸림
항경련제	Topiramate, Valproate, Gabapentin, Pregabalin	개선	개선 or 악화	중립	인지저하, 체중증가

■ 수면, 우울 관련 처방약에 의한 체내 고갈 영양소

계열	성분 예	고갈 영양소
BDZ/ Z-drug	Diazepam, Lorazepam, Alprazolam, Clonazepam, Zolpidem, Zopiclone	마그네슘, 비타민B군, 아연
SSRI	Citalopram, Escitalopram Fluoxetine, Sertraline, Paroxetine	
SNRI	Duloxetine, Venlafaxine	
SARI/Nassa/NDRI	Trazodone/Mirtazapine/Bupropion	
멜라토닌 작용제	Melatonin, Ramelteon	비타민B6
항콜린성 수면유도제	Diphenhydramine, Doxylamine	마그네슘, 레시틴, 비타민B6
항우울제 계열 수면제	TCA (Amitryptyline, Nortriptyline, Clomipramine, Doxepine) Trazodone, Mirtazapine	비타민B군, 마그네슘 코엔자임Q10
항정신병약(저용량)	Quetiapine	마그네슘, 크롬

5. 두통/편두통

■ 두통/편두통 자가체크리스트

최근 3개월간의 상태와 가장 가까운 곳에 체크해주십시오

O (2점): 항상 그렇다 / △ (1점): 가끔 그렇다 / X (0점): 거의 그렇지 않다

분류	번호	문항	O△X
양상	1	(편측성) 머리 한쪽이 욱신거리거나 심장이 뛰듯 지끈거린다.	
	2	(강도) 통증이 시작되면 일상생활이 힘들 정도로 강도가 세다.	
	3	(동반증상) 두통 시 메스꺼움(구역질)이나 어지럼증이 동반된다.	
유발	4	(빛/소리) 두통이 있을 때 빛이나 소리에 예민해져 조용한 곳을 찾게 된다.	
	5	(활동성) 계단을 오르거나 움직이면 머리 통증이 더 심해진다.	
	6	(전조) 두통 전 눈앞이 번쩍이거나 시야가 흐려지는 현상이 있다.	
습관	7	(수면) 수면 시간이 불규칙하거나 자고 일어나도 개운하지 않다.	
	8	(자세) 거북목 증상이 있거나 장시간 고정된 자세로 업무를 본다.	
	9	(식이) 특정 음식(치즈, 초콜릿, 와인 등)이나 카페인 섭취 후 두통이 잦다.	
	10	(스트레스) 심리적 압박감을 느끼거나 긴장할 때 뒷목이 당기며 아프다.	

■ 결과 판정 및 권장 솔루션

총점	두통 위험 등급	권장 솔루션
0 ~ 5점	안정	• 일시적인 피로일 가능성 높음. 현재 상태 유지
6 ~ 12점	주의	• 긴장성 혹은 초기 편두통 의심. 생활 습관 교정 필요
13 ~ 20점	위험	• 적극적 관리 및 영양요법 시급 • 만성 편두통 혹은 신경과 질환 의심 • 필요시 신경과 전문의 상담

■ 추천 영양요법 & OTC, 약사 상담 포인트

목표	추천 영양요법 & OTC	약사 상담 포인트 & 생활지도
1. 편두통 완화 및 혈관 안정 (문항 1,2,3번)	① 마그네슘 + 비타민B군 (특히 B2) : 뇌혈관의 과도한 수축을 방지하고 신경 안정 돕기 ② 코엔자임Q10 : 세포 내 에너지 대사를 돕고 편두통 빈도 감소에 기여	[핵심 상담] • 심장이 뛰는 듯한 박동성 통증은 혈관이 예민해진 신호입니다. 혈관 리듬을 잡아주는 영양소가 필요합니다. • 메스꺼움이 동반될 정도라면 이미 신경계가 많이 예민해진 상태입니다. [생활 지도] • 암막 환경: 통증 발생 시 어둡고 조용한 곳에서 휴식. • 냉찜질: 통증 부위에 가벼운 냉찜질로 혈관 수축 유도.
2. 긴장성 두통 및 근육 이완 (문항 8, 10번)	① 테아닌 + 마그네슘 : 긴장으로 인한 근육 경직을 풀고 심리적 이완 유도 ② 고함량 유산균 : 스트레스-장-뇌 축을 조절하여 만성적인 긴장 상태 완화	[핵심 상담] • 뒷목이 당기면서 오는 두통은 자세와 스트레스로 인한 근육 긴장이 주원인입니다. • 몸을 이완시키는 것만으로도 두통의 빈도를 절반 이하로 줄일 수 있습니다. [생활 지도] • 자세 교정: 모니터 높이를 눈높이에 맞추고 거북목 예방 스트레칭. • 온찜질: 뒷목과 어깨 부위를 따뜻하게 하여 혈액 순환 촉진.
3. 수면 부족 및 피로 누적 개선 (문항 7번)	① 비타민 B군(B6,12 중심) : 피로 물질을 제거하고 신경 수초를 보호하여 뇌 피로 회복 ② 테아닌 : 수면의 질을 높여 뇌가 충분히 쉴 수 있는 환경 조성	[핵심 상담] • 잠이 보약이라는 말처럼, 부족한 수면은 뇌를 과민하게 만들어 두통 스위치를 켭니다. • 비타민 B군은 뇌 에너지를 채워 두통 저항력을 높여줍니다. [생활 지도] • 수면 루틴: 주말에도 일정한 시간에 기상하여 뇌 리듬 유지. • 낮잠 제한: 오후의 긴 낮잠은 밤 수면을 방해하므로 주의.
4. 식이 유발 및 대사 관리 (문항 9번)	① 소화효소제 : 티라민 등 두통 유발 물질의 원활한 대사 및 배출 지원 ② 마그네슘 : 카페인 등으로 인한 미네랄 소모를 보충하고 혈관 탄력 유지	[핵심 상담] • 특정 음식이나 카페인에 민감하다면 대사 과정에서 나오는 부산물이 뇌혈관을 자극하는 것입니다. • 식단 일기를 써서 나만의 두통 유발 음식을 찾는 것이 치료의 시작입니다. [생활 지도] • 식단 관리: 치즈, 와인, 가공육(아질산염) 등 유발 식품 섭취 제한. • 카페인 조절: 카페인은 일시적으로 통증을 줄이지만, 끊었을 때 '반동성 두통'을 유발하므로 점진적으로 감량.

■ **두통/편두통 관련 질환 및 약사 상담포인트**

질환 분류	질환	두통 특징	동반 힌트	상담 포인트
신경계	편두통	한쪽 욱신거림, 박동성	오심, 빛·소리 민감	반복·활동 시 악화
	긴장성 두통	조이는 통증	목·어깨 긴장	오후 악화
	군발두통	눈 주위 극심	눈물·콧물	야간 반복, 즉시 전문의의뢰
	뇌종양/출혈	갑작스런 심한 두통	신경학적 이상	즉시 전문의의뢰
이비인후과	부비동염	얼굴 압박감	콧물·코막힘	숙일 때 악화
	비중격 문제	지속 둔통	코막힘	만성 반복
안과	녹내장(급성)	눈 통증 동반	시야 흐림	즉시 의뢰
	굴절 이상	이마·눈 주위	장시간 화면	오후 악화
근골격계	경추 긴장/디스크	후두·목 통증	자세 연관	움직임 영향
	턱관절 장애	관자 통증	입 벌릴 때 통증	이갈이
내과	고혈압	뒷머리 통증	혈압 상승	아침 심함
	저혈당	두통+어지럼	공복 시	식사 후 완화
	빈혈	둔한 두통	피로·창백	지속성
감염/염증	감염성 질환	두통+발열	몸살	급성
	측두동맥염	관자 통증	시야 이상	고령시 즉시 전문의 의뢰
약물 관련	약물과용 두통	매일 두통	진통제 의존	복용력 중요
	카페인 금단	둔한 두통	커피 중단	1~2일 지속

■ 두통/편두통 유발 약물 및 기전

약물 분류	대표 성분	두통 양상	주요 기전	약사 상담 포인트
진통제 과용	Acetaminophen, Ibuprofen, Naproxen, Aspirin	거의 매일 지속	통증 조절 회로 과민화	복용 빈도 확인
카페인/금단	Caffeine	둔한 전두부 두통	혈관 확장 반응	커피, 에너지음료 섭취량 확인
질산염	Nitroglycerin, Isosorbide	박동성 두통	혈관 확장	약물 시작 후 흔함
혈관확장제	Hydralazine	둔한 두통	말초 혈관 이완	초기 적응 필요
칼슘채널 차단제	Amlodipine	묵직한 두통	혈관 확장	1~2주 관찰
경구피임약	Ethinylestradiol 복합제	편두통 악화	에스트로겐 변동	편두통 병력 확인
호르몬요법	Estradiol	주기적 두통	호르몬 리듬 변화	시작/중단 시점 확인
SSRI	Fluoxetine, Sertraline	초기 두통	세로토닌 변동	일시적 가능
SNRI	Venlafaxine, Duloxetine	압박감 두통	노르에피네프린 증가	혈압 확인
NDRI	Bupropion	긴장성 두통	각성 증가	카페인 병용시 악화
중추흥분제	Methylphenidate	박동성 두통	교감신경 항진	오후 악화
BZD 금단	Diazepam 중단	두통 · 불안	GABA 반동	급중단 금물
β2-agonist	Salbutamol	두근거림 동반 두통	교감신경 자극	흡입 직후
β-blocker 중단	Propranolol 중단	반동성 두통	혈관 반동	서서히 감량
PDE-5 억제제	Sildenafil	얼굴 · 머리 열감	혈관 확장	일시적
항히스타민	Diphenhydramine	멍한 두통	항콜린 작용	졸림 동반
항생제 일부	Doxycycline	두통 · 광과민	중추 자극	복용 후 확인
비타민 A 유도체	Isotretinoin	지속 두통	두개내압 상승	전문의 즉시 의뢰

6. 일시적 인지저하와 치매 선별 자가체크리스트

■ 일시적 인지저하와 치매 선별 자가체크리스트

지난 2주간의 상태를 떠올리며 체크하세요

O (2점): 항상 그렇다 / △ (1점): 가끔 그렇다 / X (0점): 거의 그렇지 않다

분류	번호	문항	OΔX
기억력	1	최근 일어난 일이나 대화 내용을 금세 잊어버린다.	
	2	같은 질문이나 말을 반복하는 빈도가 높다.	
	3	물건(열쇠, 핸드폰, 지갑 등)을 두고 찾지 못하는 일이 잦다.	
수행 능력	4	돈 계산이나 은행 업무, 가계부 정리 등 숫자 다루기가 예전보다 어렵다.	
	5	복잡한 가전제품 사용이나 새로운 기술을 익히는 데 시간이 오래 걸린다.	
지남력	6	오늘 날짜, 요일, 계절 혹은 약속 시간을 자주 혼동한다.	
	7	익숙한 길에서 방향을 잃거나 목적지를 순간적으로 잊은 적이 있다.	
언어/ 심리	8	적절한 단어가 떠오르지 않아 대화의 흐름이 끊기는 일이 많다.	
	9	예전보다 감정 기복이 심해지거나 성격이 급하고 예민해졌다.	
	10	매사에 의욕이 없고 평소 즐기던 일에도 흥미를 잃었다.	

■ 결과 판정 및 권장 솔루션

총점	위험 등급	권장 솔루션
0 ～ 5점	정상	• 현재 상태 유지. 뇌 건강 유지를 위한 항산화 식단 권장
6 ～ 12점	일시적 저하	• 인지기능 개선 요법 필요. • 스트레스, 피로, 영양 불균형에 의한 일시적 인지저하(브레인 포그) 의심. • 적극적인 영양 공급과 생활 습관 교정 필요
13 ～ 20점	치매 가능성	• 경증 치매 가능성. 전문가 정밀 진단 시급 • 병원 방문을 강력히 권고, 인지기능 보조 요법 병행

■ 추천 영양요법 & OTC, 약사 상담 포인트

목표	추천 영양요법 & OTC	약사 상담 포인트 & 생활지도
1. 기억력 강화 및 뇌세포 보호 (문항 1,2,3번)	① 포스파티딜세린 : 뉴런막 안정화 및 아세틸콜린 보충 ② 오메가-3 : 뇌 신경세포 활성화 및 해마 기능 저하 방지	[핵심 상담] • 최근 대화가 기억나지 않는 것은 뇌세포가 약해졌기 때문입니다. • 포스파티딜세린은 뇌세포를 튼튼하게 만들어 주고 오메가-3은 뇌세포의 소통경로를 매끄럽게 닦아주어 기억력을 향상시킵니다 [생활 지도] • 독서 및 기록: 메모하는 습관으로 뇌의 부담을 줄이고 인지 자극을 주세요. • 베리류 섭취: 항산화제가 풍부한 식단을 권장합니다. [주의사항] • 포스파티딜세린: 항콜린성 약물의 효과 감소 가능 • 오메가-3: 항응고제, 항혈소판제 병용시 출혈 위험
2. 실행 능력 및 뇌 혈류 개선 (문항 4,5,8번)	① 은행잎추출물 : 미세순환 촉진 및 언어 중추 기능 저하 개선 ② 비타민 E : 항산화, 항염증	[핵심 상담] • 숫자 계산이 늦거나 말이 막히는 것은 뇌로 가는 혈류와 에너지가 부족하기 때문입니다. • 은행잎 성분은 뇌 혈관을 청소해 머리를 맑게 해줍니다. [생활 지도] • 단순 계산 훈련: 가벼운 암산을 통해 뇌의 실행 기능을 유지하세요. • 수분 섭취: 혈액 농도를 조절하여 원활한 혈류 흐름을 돕습니다. [주의사항] • 은행잎추출물, 비타민 E : 항응고제, 항혈소판제 병용시 출혈위험
3. 지남력 강화 및 신경 보호 (문항 6,7번)	① 고함량 비타민 B12 : 신경 수초 보호 및 지남력 (시간/공간 인지) 손상 방지 ② 홍삼/인삼 (진세노사이드) : 신경세포 보호 및 뇌 노화 억제 ③ 헤스페리딘 : 뇌혈류 촉진 및 기억력 증진 보조	[핵심 상담] • 시간이나 장소가 헷갈리는 것은 신경세포의 연결망이 약해진 것입니다. [생활 지도] • 새로운 길 걷기: 뇌의 공간 인지 능력을 자극하기 위해 산책 경로를 바꿔보세요. • 정기 검진: 갑상선 등 인지 기능에 영향을 주는 타 지표를 확인하세요.

목표	추천 영양요법 & OTC	약사 상담 포인트 & 생활지도

4. 감정 조절
   및 가성치매
   방지
 	
  (문항 9,10번)
	① L-테아닌
	: 기분 조절, 코르티솔 저하
	  및 '가성치매' 예방
	
	② 마그네슘
	: 신경전달물질 불균형 해소
	  및 뇌 긴장 완화
	
	③ 프로바이오틱스 / 커큐민
	: 장-뇌 축 개선 및 뇌 내
	  항염증 작용
		[핵심 상담]
		• 의욕이 없고 성격이 급해진 것은 실제 치매가 아닌
		  심한 우울감(가성치매) 때문일 수 있습니다.
		• 마음이 안정되어야 뇌도 정보를 정상적으로
		  처리합니다.
		
		[생활 지도]
		• 사회 활동: 사람들과 교류하는 활동은
		  강력한 치매 예방책입니다.
		• 햇볕 쬐기: 행복 호르몬 세로토닌 합성을 도와
		  감정 기복을 조절하세요.
		
		[주의사항]
		• 테아닌: 혈압약, 신경안정제 병용 시
		  효과가 추가 상승할 수 있습니다.

5. 인지저하
   전반적 용도
	① 프로바이오틱스
	: 장-뇌 축 개선
	
	② 커큐민
	: 뇌 내 항염증 작용
		[주의사항]
		• 프로바이오틱스
		  : 항생제, 항진균제와 복용간격 1시간 이상 확보
		    면역억제 환자의 경우 사균
		    또는 포스트바이오틱스 추천
		• 커큐민: CYP2C9, CYP3A4 활성변화 가능성
		  와파린, NSAIDs, 항부정맥제, Statin 병용주의

■ 인지저하를 일으킬 수 있는 질환과 관련 건강검진 지표

질환분류	질환	건강검진 지표	필수 체크 포인트
뇌신경	알츠하이머병, 치매 (혈관성, 루이소체, 전두측두엽)	APOE 유전자	치매 가족력
	수면무호흡증	수면다원 검사	불면 시
	파킨슨병, 뇌염, 뇌종양, 외상성 뇌손상, 간질발작		
내분비	갑상선기능저하증	TSH, Free T4	인지저하 가역적 원인
	혈당	공복혈당, HbA1c, 인슐린, HOMA-IR	고혈당, 저혈당 모두 위험
	전해질	Na, K, Ca, Cl	고령, 이뇨제 복용
	간기능	AST, ALT, GGT Ammonia	음주, 간질환 환자
	신기능	Creatine, eGFR, BUN	고령, 다약제 복용, 신질환
	비타민B 결핍	B9, B12, 호모시스테인	고령, 위장질환, 메트포르민 복용
	비타민D 결핍	비타민 D	우울, 불면 동반
	빈혈	Hb, Hct, Ferritin	여성, 고령, 만성질환
	스트레스	Cortisol	만성 스트레스, 수면장애
	고지혈증	LDL-C, HDL-C, TG	혈관 리스크 높은 환자
심장,폐	심부전, 심방세동, 만성폐쇄성 폐질환, 폐렴		
정신 건강	우울증, 불안장애, 양극성 장애, 조현병		
감염질환	염증	hs-CRP	대사증후군, 심혈관질환
	뇌수막염, 뇌염, HIV, 매독, COVID 후 신경인지장애		
환경, 생활습관	음주, 흡연, 중금속, 영양결핍		

7. 인지기능 저하 요인

■ 인지기능 저하 요인 선별 자가체크리스트

지난 2주간의 상태를 떠올리며 O/X를 체크하세요

분류	번호	문항	O/X
1. 혈관/대사	1	고혈압, 당뇨, 고지혈증 등 진단을 받은 적이 있습니까?	
	2	최근 어지럼, 두통이 있었습니까?	
2. 수면	3	잠들기 어렵거나 자주 깨십니까?	
	4	수면시간이 평균 6시간 미만입니까?	
	5	낮에 자주 졸림이 있습니까?	
3. 스트레스	6	최근 2주 이상 우울감이나 무기력감이 지속되었습니까?	
	7	평소보다 예민하거나 흥미가 감소했습니까?	
	8	일상생활에서 쉽게 피로를 느끼십니까?	
4. 약물 관련	9	항히스타민, 항우울제, 과민성방광약, 신경안정제를 복용하십니까?	
	10	최근 1개월 내 약 변경이나 추가가 있었습니까?	
5. 영양결핍	11	최근 체중이 갑자기 감소했거나 식욕이 떨어졌습니까?	
	12	육류 · 생선 · 채소 섭취가 부족하다고 느끼십니까?	
6. 운동부족/ 혈류저하	13	평소 일주일에 150분 이상의 중등도 운동을 하지 않습니까?	
	14	하루 6시간 이상 앉아서 생활하십니까?	
	15	걷기 시 숨이 차거나 쉽게 피로해집니까?	
7. 만성 염증	16	류마티스, 간질환, 신질환, 장질환 등 진단을 받은 적이 있습니까?	
	17	만성 피로나 통증이 지속됩니까?	
8. 감각저하	18	청력이나 시력이 떨어져 대화나 독서에 불편이 있습니까?	
	19	최근 외출이나 사람 만나는 일이 크게 줄었습니까?	
	20	보청기나 안경 처방을 받으셨습니까?	
9. 환경 (음주/ 흡연/중금속)	21	과도한 음주나 장기간 흡연을 하셨습니까?	
	22	중금속, 유기용제 등에 직업적 노출이 있었습니까?	
	23	실내 환기나 햇빛 노출이 부족합니까?	

■ 결과 판정 및 권장 솔루션

아래 9가지 분류 항목 중 'O'가 하나라도 체크된 항목이 환자의 인지기능을 떨어뜨리는
핵심 관리 대상입니다. 해당 번호의 권장 솔루션을 연결하여 상세 상담을 진행하세요.
필요하다면 관련 질환의 체크리스트를 활용해보세요!

분류	권장 솔루션
1. 혈관/대사	심혈관계 관리: 고혈압, 이상지질혈증, 당뇨 등 기저질환에 따른 뇌혈류 저하 체크
2. 수면	수면 질 개선: 수면 시간 부족 및 야간 각성 여부 확인
3. 스트레스	정신건강 케어: 우울, 불안, 만성 피로로 인한 뇌 에너지 고갈 체크
4. 약물 관련	약물 부작용 모니터링: 인지 저하를 유발하는 약물 복용 여부 및 대체 검토 (인지저하를 일으키는 약물과 대체할 수 있는 약 리스트(페이지54) 참고하세요!)
5. 영양결핍	기초 영양 보충: 빈혈, 저혈압 등 영양소 흡수 및 운반 능력 체크
6. 운동부족/ 혈류저하	대사 활성화: 운동 부족으로 인한 뇌 미토콘드리아 기능 저하 체크
7. 만성 염증	면역 및 항염: 장기적인 염증 반응으로 인한 신경세포 손상 체크
8. 감각 저하	감각계 보호: 시각·청각 저하로 인한 뇌 자극 감소 체크
9. 환경 (음주/ 흡연/중금속)	습관 및 독소 관리: 음주, 흡연, 중금속 등 외부 요인에 의한 산화 스트레스 체크

■ 추천 영양요법 & OTC, 약사 상담 포인트

분류 – 목표	추천 영양요법 & OTC	약사 상담 포인트 & 생활지도
1.혈관/대사 – 혈관 내피 기능 　및 인슐린 감수성 　개선	① 오메가-3 : 항염증, 혈관 내피 기능 개선, 　인슐린 분비 촉진 ② 코엔자임Q10 : 항산화, 심근 강화, 어지럼증 및 　두통 감소 보조 ③ 마그네슘 : 인슐린 수용체 감수성 증가 지원	[핵심 상담] • 혈관 건강과 혈당 조절은 　뇌로 가는 영양 공급의 핵심 　통로입니다. • 코엔자임Q10은 세포 에너지를 만들어 　머리를 맑게 하는 데 도움을 줍니다. [주의사항] • 오메가-3: 항응고제, 항혈소판제 　병용 시 출혈위험 • 마그네슘: 칼슘, 철분 등과 2시간 간격

분류 – 목표	추천 영양요법 & OTC	약사 상담 포인트 & 생활지도
2. 수면 – 수면 리듬 조절 및 신경 이완	① 멜라토닌 : 수면 리듬 직접 조절 및 입면 보조 ② 마그네슘 : GABA 작용 보조 및 근육 이완을 통한 수면 질 향상 ③ 비타민 B6, 9, 12 : 세로토닌 및 멜라토닌 합성 원료 공급	[핵심 상담] • 잠을 자는 동안 뇌의 노폐물이 청소됩니다. 수면 부족은 인지 저하의 직격탄입니다. • 비타민 B군은 낮의 활력과 밤의 숙면을 모두 돕는 핵심 비타민입니다. [주의사항] • 멜라토닌: 항응고제(와파린 등) 사용자는 INR 모니터링 필요
3. 스트레스 – 스트레스 조절 및 신경 보호	① 마그네슘 + L–테아닌 : GABA 수용체 안정 및 알파파 유도로 이완 유도 ② 비타민 C + 홍경천 추출물 : 부신 피로 개선 및 스트레스 호르몬(코르티솔) 조절 ③ 카타폴(생지황) : HPA축 억제 및 BDNF 증가로 건망증 개선 보조	[핵심 상담] • 만성 스트레스는 해마 세포를 손상시킵니다. 신경을 보호하고 이완시키는 영양소가 시급합니다. • 의욕이 없고 예민해졌다면 뇌 에너지가 고갈된 상태일 수 있습니다. [주의사항] • L–테아닌: 수면제/항우울제 병용 시 적은 용량부터 시작
4. 약물 관련 – 약물 유발 인지 저하 모니터링	① 인지저하를 일으키는 약물 확인 ② 대체 약물 상담 인지저하를 일으키는 약물과 대체할 수 있는 약 리스트(54페이지) 참고하세요	[핵심 상담] • 최근 복용 약물이 바뀌고 나서 건망증이 심해졌다면 약물 부작용일 가능성이 큽니다. • 특히 과민성 방광약이나 일부 신경 안정제는 인지 기능을 일시적으로 떨어뜨릴 수 있습니다. [생활 지도] • 현재 복용 중인 모든 약물 리스트를 약사에게 정기적으로 점검받으세요.
5. 영양결핍 – 신경전달물질 원료 및 에너지 공급	① 단백질(아미노산) + 소화효소 : 신경전달물질 합성 재료 공급 및 소화 지원 ② 비타민 D : 뇌신경 성장인자 조절 및 항염증 작용 ③ 비타민 B군 : 뇌 에너지 대사 전반 지원	[핵심 상담] • 충분한 단백질 섭취는 뇌 신호를 전달하는 물질을 만드는 기본 원료입니다. • 비타민 D 부족은 치매 발생률을 높이는 위험 요인입니다. [주의사항] • 신부전 환자는 단백질 섭취량을 조절해야하며 BCAA 복용을 권장합니다.

분류 – 목표	추천 영양요법 & OTC	약사 상담 포인트 & 생활지도
6. 운동부족/ 혈류저하 – 뇌 신경 보호 및 기억력 개선	① 홍삼/인삼 : 신경세포 보호, 기억력 개선 및 뇌 노화 억제 ② 코엔자임Q10 : 뇌 미토콘드리아 에너지 생성 ③ 오메가-3 : 신경세포막 구성 및 혈류 개선	[핵심 상담] • 운동은 뇌 혈류를 깨우는 가장 좋은 방법입니다. 홍삼은 뇌세포의 방어막 역할을 해줍니다. [생활 지도] • 일주일에 150분 이상의 유산소 운동은 인지 저하 예방에 필수적입니다.
7. 만성 염증 – 뇌 내 아밀로이드 축적 억제 및 항염	① 커큐민 : 뇌 내 아밀로이드 베타 축적 감소 및 BDNF 증가 지원 ② 오메가-3 + 비타민 D : 신경세포막 안정화 및 면역 조절을 통한 항염 작용	[핵심 상담] • 체내 만성 염증은 뇌 노화를 가속화 합니다. 강력한 항염 영양소로 뇌를 보호해야 합니다. • 커큐민은 전임상 결과 유전성 치매 억제 근거를 가지고 있는 성분입니다. [주의사항] • 커큐민: CYP2C9, CYP3A4 활성변화 가능성 있으므로 와파린, NSAIDs, 항부정맥제, Statin 병용주의
8. 감각저하 – 시력 · 청력 보호 및 미세순환 개선	① AREDS2 포뮬러 : 황반변성 진행 억제 및 항산화 보호 ② 피크노제놀 + 마그네슘 : 청각 세포 보호 및 달팽이관 혈류 개선 ③ 오메가-3 : 망막 및 신경세포막 안정화	[핵심 상담] • 눈과 귀의 감각 자극이 줄어들면 뇌 활동도 위축됩니다. 감각 기관 보호가 인지 유지의 지름길입니다. • 피크노제놀은 미세 혈류를 뚫어 청각 기능을 돕는 데 탁월합니다. [주의사항] • AREDS2의 아연/구리 섭취는 철분 흡수를 방해할 수 있으므로 헴철 복용이 필요할 수 있음 • 피크노제놀: 항응고제, 항혈소판제 병용 시 출혈위험
9. 환경 (음주/흡연/중금속) – 산화 스트레스 감소 및 중금속 배출	① 글루타치온 + 셀레늄 : 납, 수은 등 중금속 결합 배출 및 산화 스트레스 감소 ② 비타민 C + 비타민 B군 : 독성 완화 및 음주/흡연 시 결핍되는 영양소 보충	[핵심 상담] • 음주와 흡연은 뇌의 산화 스트레스를 유발합니다. 글루타치온과 셀레늄으로 해독 능력을 높여야 합니다. • 흡연자는 비타민 C 소모가 매우 빠르므로 적극적인 보충이 필요합니다. [주의사항] • 셀레늄: 비타민 C 고함량(1000mg)과 병용 시 1–2시간 간격

■ 인지저하를 일으키는 약물과 대체할 수 있는 약

복용중인 모든 약물을 리스트로 받아주시고, 다음 약물 있는 지 체크해주세요.

특히 1개월내 변경 약물로 위주로 체크해 주세요.

약물계열	성분 예	인지 관련 부작용	
		급성	만성
항경련제	Carbamazepine, Valproate, Clonazepam, Phenytoin, Primidone, Ethosuximide	주의력, 집행력감소 섬망	주의력, 집행력, 처리능력, 정보습득능력 감소
	Topiramate, Zonisamide	–	기억상실, 언어장애

항우울제

약물계열	성분 예	인지 관련 부작용	
TCA	Amitriptyline Nortriptyline Clomipramine, Doxepine	섬망, 혼란 가능성 높음	학습능력, 기억능력 상실 인지저하, 치매
SSRI	Citalopram, Escitalopram Fluoxetine, Sertraline, Paroxetine	섬망, 혼란 가능성 낮지만 존재	인지 저하 가능성 적지만 존재
Nassa	Mirtazapine		–
SNRI	Duloxetine, Venlafaxine		인지적 유연성 감소
NDRI	Bupropion		

TCA복용 중 인지저하 나타나면 SSRI, Nassa, SNRI, NDRI로 변경 권고

항파킨슨제

약물계열	성분 예	인지 관련 부작용	
Dopamine agonist	Pramipexole, Ropinirole	섬망, 혼란	주의력 감소 일관성 없는 언어 표현
MAO inhibitor	Selegiline, Rasagiline	섬망	–
항정신병약	Haloperidol, Clozapine Olanzapine, Risperidone Paliperidone, Quetiapine Aripiprazole	섬망	처리능력, 언어능력, 집행력, 주의력 감소 치매위험 증가
리튬		주의력, 학습능력 감소, 실어증	
신경안정제	Alprazolam, Clonazepam Lorazepam, Diazepam, Zopiclone, Zolpidem	섬망 전향적 기억상실 정신운동능력 감소	치매확률 증가

신경안정제 복용 중 인지저하 나타나면 Melatonin, Ramelteon으로 변경 권고

약물계열	성분 예	인지 관련 부작용	
		급성	만성
오피오이드	Tramadol, Oxycodone Hydrocodone, Morphine Codeine, Buprenorphine Fentanyl	반응속도, 주의력 감소 섬망 혼란	건망증 치매위험 증가
1세대 항히스타민	Hydroxyzine, Cyproheptadine Diphenhydramine	주의력, 학습능력 감소	기억력 감소
1세대 항히스타민 복용 중 인지저하 나타나면 비강 스테로이드, 코세척병행과 2세대 항히스타민 Loratadine, Fexofenadine, Cetirizine, Levocetirizine으로 변경 권고			
과민성 방광약	Tolterodine, Oxybutynin Solifenacin	섬망	학습기억능력 감소 치매위험증가
과민성 방광약 복용중 인지저하 나타나면 Mirabegron으로 변경 권고			
Proton pump inhibitor	Omeprazole, Esomeprazole Lansoprazole, Pantoprazole	섬망	치매위험증가
스테로이드	Prednisone, Prednisolone Triamcinolone, Betamethasone	섬망	주의력, 집행력 감소 기억력 감소 치매
NSAIDs	Meloxicam, Diclofenac, Naproxen, Ibuprofen, Ketorolac Celecoxib	드물게 치매 섬망	치매 위험 증가
Statins	Atorvastatin, Simvastatin Rosuvastatin, Pravastatin	혼란, 건망증	가역적 치매유사증상
혈압 낮추는 약 전반	성분군 예 ACE inhibitor, AT2 antagonist Calcium blockers, Beta blockers Diuretics, Nitrates SGLT-2 inhibitors	혼란	집행력, 기억력 감소 가역적 치매유사증상
화학요법제	Methotrexate, Mercaptopurine 5-fluorouracil, Gemcitabine Cyclophosphamide, Doxorubicin Cisplatin	인지저하, 주의력, 기억력 집행력 감소	

Ⓑ 에너지 생성 및 부신, 갑상선 기능

1. 피로/부신/자율신경

■ 피로/부신/자율신경 자가체크리스트

만성피로, 부신스트레스 반응, 자율신경 실조패턴을 파악하고

구분하기 위한 체크리스트입니다.

O (2점): 항상 그렇다 / △ (1점): 가끔 그렇다 / X (0점): 거의 그렇지 않다

번호	문항	OΔX
1	충분히 쉬어도 피로가 회복되지 않는다	
2	오후가 되면 에너지가 급격히 떨어진다	
3	스트레스를 받으면 바로 체력과 컨디션이 떨어진다	
4	컨디션 기복이 하루에도 크게 변한다	
5	아침에는 힘들고 밤에 오히려 각성된다	
6	공복시 어지럼, 떨림, 식은땀이 있다	
7	감기, 질병 후 회복이 예전보다 느리다	
8	예전보다 버티는 힘이 줄었다고 느낀다	
9	피로, 컨디션 문제가 지속된 기간이 6개월 이상이다	
10	가벼운 활동 후에도 며칠간 피로가 악화된다	

■ 결과 판정 및 권장 솔루션

판정 기준	위험 등급	권장 솔루션
0 ~ 5점 (1,9,10번 모두 X)	정상 (회복력 있음)	현재 상태 유지. 수면 및 일정 조정, 카페인과 야근 빈도 점검
6 ~ 12점	안정성 감소 시작	스트레스 및 수면 상태 체크. 자극을 줄이고 회복 중심으로 생활 조정
13 ~ 20점	만성 피로 및 소진	장기 관리 필요. 전문가 상담 권장 및 영양 보충
9번: O	만성 피로 고위험 (피로 6개월 이상 지속)	[중요] 피로가 고착화된 상태. 장기적인 영양 요법 계획과 의료진 상담 권장
10번: O	PEM 의심 단계 (활동 후 피로 악화)	[위험] PEM(활동 후 피로 악화) 의심. 운동 금지, 활동 제한 및 절대적 휴식 필요

■ 추천 영양요법 & OTC, 약사 상담 포인트

목표	추천 영양요법 & OTC	약사 상담 포인트 & 생활지도
1. 기초 에너지 생성 및 만성피로 예방 (문항 1, 9번 'O')	① 비타민 B군 : 에너지 대사 활성화 ② 비타민 C : 항산화 보호 ③ 마그네슘 + 오메가-3 : 세포막 안정화 및 　미네랄 보충	[핵심 상담] • 쉬었을 때 회복된다는 것은 아직 몸에 에너지를 　만들 힘이 남아있다는 긍정적인 신호입니다. • 피로가 6개월 이상 길어지기 전에 영양소로 　에너지를 채워야 합니다. [생활 지도] • 일정 조정: 무리한 야근을 점검하고 규칙적인 　수면 시간을 확보하세요. • 카페인 조절: 오후 늦게 섭취하는 카페인은 　부신 리듬을 방해하므로 줄여야 합니다.
2. 부신 건강 및 스트레스 저항력 강화 (문항 3, 5번 'O')	① 비타민 C : 스트레스 호르몬(코르티솔) 　합성 보조 ② 마그네슘 : 근육 이완 ③ 홍경천 추출물 : 스트레스 적응 반응(HPA축) 　정상화 및 피로 저항력 증진	[핵심 상담] • 아침에 힘들고 밤에 각성되는 것은 　부신 호르몬 리듬이 뒤바뀌어 있다는 증거입니다. • 스트레스를 받을 때 몸이 바로 무너진다면 　부신의 방어막을 튼튼하게 해줘야 합니다. [생활 지도] • 자극 최소화: 카페인 등 교감신경을 자극하는 　환경을 줄이고 회복 중심의 생활로 조정하세요.

목표	추천 영양요법 & OTC	약사 상담 포인트 & 생활지도
3. 자율신경 균형 및 혈당 안정 (문항 2,4,6번 'O')	① 마그네슘 + L-테아닌 : 신경 안정 유도 및 　자율신경 실조 패턴 완화 ② 크롬 : 공복 시 어지럼증 및 　저혈당성 스트레스 예방 ③ 코엔자임Q10 : 심장 및 세포 에너지 생성	[핵심 상담] • 오후에 기운이 뚝 떨어지거나 공복에 떨림이 　있다면 '혈당 널뛰기'가 자율신경을 자극하고 있는 　것입니다. • 마그네슘과 크롬은 혈당을 안정시키고 　신경을 진정시켜 기복을 줄여줍니다. [생활 지도] • 소량 다식: 공복 스트레스를 완화하기 위해 　건강한 간식을 소량씩 자주 섭취하세요.
4. 신체 회복력 강화 및 소진 관리 (문항 7,8번 'O')	① 코엔자임Q10 + 오메가-3 : 세포 내 미토콘드리아 활성 　및 혈행 개선 ② L-카르니틴 : 전신 기력 회복 및 　면역력 강화	[핵심 상담] • 예전보다 병 회복이 느리고 버티는 힘이 줄었다면 　몸의 전반적인 에너지 엔진이 노화된 것입니다. • 미토콘드리아의 연료인 코엔자임Q10과 　L-카르니틴으로 기초 체력을 재정비해야 합니다. [생활 지도] • 생활 전반 재정비: 현재의 에너지 소비가 공급보다 　많으므로 활동량을 줄이고 영양 섭취를 늘리세요.
5. 만성 피로 고위험 (문항 9번 'X')	① 마그네슘 : 신경계 안정 및 에너지 대사 　과정의 필수 미네랄 보충 ② 비타민B군 : 뇌와 신체의 에너지 생성 및 　부신 호르몬 합성 지원 ③ 오메가3 : 혈행 개선 및 만성 피로로 　인한 체내 염증 수치 관리	[핵심 상담] • 피로 증상이 6개월 이상 지속되었다면 이는 　일시적인 현상이 아니라 체내 회복 시스템이 　고착된 만성 피로 상태입니다. • 단기적인 해결보다는 꾸준한 영양 공급과 　생활 습관 전반의 장기적인 관리가 필요합니다. [생활 지도] • 장기 관리 계획: 영양 요법과 함께 의료진과의 　상담을 통해 피로의 근본 원인을 파악하는 　정밀 진단을 권장하세요. • 에너지 보존: 무리한 활동은 피하고, 매일 일정한 　휴식 시간을 확보하는 '페이스 조절'이 중요합니다.
6. PEM (활동 후 피로 악화) 및 극심한 소진 관리 (문항 10번 'X')	① NAC(N-아세틸시스테인) : 강력한 항산화 작용으로 　염증성 피로 완화 ② 마그네슘 + 　저용량 코엔자임Q10 : 부드러운 에너지 생성 지원 　및 신경 보호	[핵심 상담] • 가벼운 활동 후 며칠간 몸져눕는다면 세포가 　고갈을 넘어 손상 단계에 와 있다는 신호입니다. • 이 단계에서는 운동보다 '완전한 휴식'이 약입니다. 　에너지를 아끼는 치료가 먼저입니다. [생활 지도] • 활동 제한: 최소한의 일상 활동만 유지하고, 　의료진과의 상담을 통해 장기적인 관리 계획을 　세우세요.

2. 갑상선 기능 저하

■ 갑상선 기능 저하 자가체크리스트

최근 3개월간 지속된 상태를 떠올리며 O/X를 체크하세요

분류	번호	문항	O/X
대사/ 체온	1	(추위) 남들보다 추위를 심하게 타고, 한여름에도 손발이 시리다.	
	2	(체중) 식사량은 그대로거나 줄었는데, 이유 없이 체중이 3kg 이상 늘었다.	
활력/ 정신	3	(만성피로) 자고 일어나도 개운하지 않고, 오후만 되면 몸이 물 먹은 솜처럼 무겁다.	
	4	(무기력) 기억력이 떨어져 자꾸 깜빡하고, 이유 없이 우울하거나 의욕이 없다.	
외모/ 피부	5	(부종) 아침에 얼굴과 눈두덩이가 잘 붓고, 손가락이 꽉 낀다.	
	6	(피부/모발) 피부가 뱀 껍질처럼 건조하고, 머리카락이나 눈썹 끝이 잘 빠진다.	
신체 기능	7	(소화) 예전보다 소화가 잘 안 되고, 변비가 생겼거나 배변 횟수가 줄었다.	
	8	(근육통) 운동을 안 해도 온몸의 근육이 뻣뻣하고 관절 마디마디가 쑤신다.	
	9	(목/성대) 목소리가 허스키하게 쉬거나, 목 앞쪽에 이물감이 들고 부은 것 같다.	
여성	10	(월경) 생리 주기가 불규칙해지거나 생리 양이 감당하기 힘들 정도로 늘었다.	

■ 결과 판정 및 권장 솔루션

O 체크 개수	위험도 평가	권장 솔루션
0 ～ 2개	정상 현재 상태 양호	• 특별한 갑상선 문제는 없어 보임. • 피로감이 있다면 단순 부신 피로일 가능성이 높음.
3 ～ 5개	주의 대사 기능 저하 의심	• 갑상선 호르몬 효율이 떨어져 대사가 느려진 상태. • 호르몬 전환을 돕는 셀레늄, 아연 및 　에너지 대사를 위한 비타민 B군 권장.
6개 이상	위험 병원 검사 및 적극 관리 필요	• 임상적인 갑상선 저하증이 강력히 의심. • TSH 검사를 권유하고, 씬지로이드 복용 여부를 확인 후 　맞춤형 영양요법(흡수율 관리 등) 지도.

■ 추천 영양요법 및 약사 상담 포인트

타겟 목표	추천 영양요법 & OTC	약사 상담 포인트 & 생활지도
1. 붓고 살찜 & 추위 → 대사 활성화	① 셀레늄 + 아연 Se, Zn: T4(비활성) → T3(활성) 전환 효소의 조효소 Se: 항체(Anti-TPO) 수치 조절	[핵심 상담] • 호르몬 약(T4)을 드셔도 피곤한 건 우리 몸이 이걸 활성형(T3)으로 못 바꾸기 때문입니다. 셀레늄이 그 스위치를 켜줍니다. (간/장 상태도 연관) [주의사항] • 과량의 요오드 섭취는 주의하되 부족하지 않도록 적정량 섭취
2. 만성 피로 → 에너지 부스팅	① 비타민 B군 : B1(에너지 대사), B12(빈혈/신경) ② 코엔자임 Q10 : 미토콘드리아 ATP 생성 ③ 태반 제제 : 진액+혈 보충	[핵심 상담] • 갑상선 기능이 떨어지면 위산 분비도 줄어 비타민 흡수가 잘 안 됩니다. • 얇아진 위 점막에 고함량 비타민 B군은 위장장애를 유발하기 쉬우므로 적정량을 식후 낮시간대 복용. 코큐텐도 낮 복용 권장. [생활지도] • 카페인은 부신을 자극하므로 줄이시고, 따뜻한 물을 자주 드세요.
3. 피부 · 탈모 → 보습, 영양 공급	① GLA (달맞이꽃/보라지유) : 항염증 작용(PGE1) 으로 피부 장벽 복구 ② 비오틴 + 약용효모 : 손톱 깨짐과 모발 가늘어짐 개선 ③ 저분자 콜라겐 : 대사 저하로 얇아진 진피층 밀도 보강	[핵심 상담] • 피부속 염증 잡고 무너진 장벽을 복구하는 GLA로 피부에 기름막 코팅 해주세요. [생활지도] • 탈모가 심하면 약용효모(OTC)와 헴철 병용을 고려하고, 씬지로이드와 4시간 간격을 두세요. [주의사항] • 고용량 비오틴은 갑상선 검사 결과에 오류를 줄 수 있으니 채혈 3일 전에는 중단하세요.
4. 소화 · 변비 → 장 운동 정상화	① 유산균 + 소화효소 : 장내 환경 개선 및 소화 부담 완화 ② 베타인, 유기산+NaCl : 저산증(위산 부족) 교정 목적	[핵심 상담] • 대사가 느려지면 위장 운동도 같이 멈춥니다. 유산균으로 장을 깨우고, 부족한 소화력을 효소로 채워야 합니다. [주의사항] • 갑상선 약은 아침 공복, 소화효소/유산균은 식후나 별도 시간에 복용하여 흡수 간섭을 피하세요.

타겟 목표	추천 영양요법 & OTC	약사 상담 포인트 & 생활지도
5. 빈혈 동반 → 어지러움, 숨참	① 헴철 : 저산증(위산부족)에도 흡수 잘되고 위장 장애 최소화	[핵심 상담] • 갑상선 기능이 떨어지면 위산이 적게 나와 일반 철분제는 흡수율이 떨어져서 검은변/변비만 생깁니다. 헴철로 드셔야 피가 만들어지고 탈모에도 도움이 됩니다. [주의사항] • 갑상선 약과 철분제는 최소 4시간 이상 간격을 두세요.

■ 갑상선 저하증의 흔한 동반 질환 및 약사 상담 포인트

갑상선 기능 저하는 전신 대사를 떨어뜨리므로, 갑상선 저하가 원인이 되어 아래 질환들이 결과로 나타나는 경우가 많습니다.

계	동반 질환 및 증상	약사 상담 포인트
심혈관계	• 고지혈증 (LDL 상승) • 고혈압 (이완기 혈압 상승) • 서맥, 심부전	콜레스테롤 약을 먹어도 수치가 잘 안 떨어지면 갑상선 수치(TSH)를 체크해 봐야 합니다. (대사 저하로 배설 지연)
혈액/순환	• 빈혈 (철결핍성, 악성빈혈) • 부종 (점액수종)	위산 분비가 줄어 철분 흡수가 안 됩니다. 어지럽다면 액상 철분제나 헴철을 병용하세요.
정신/신경	• 우울증, 무기력 • 인지기능 저하 (치매 오인) • 수근관 증후군 (손목터널)	우울증 약을 드시기 전에 갑상선 호르몬이 부족한 건 아닌지 먼저 확인이 필요합니다.
소화기계	• 만성 변비 • 위축성 위염 (저산증)	장이 안 움직여서 생긴 변비라, 유산균과 함께 갑상선 수치가 교정되어야 해결됩니다.
여성/생식	• 생리 불순, 월경 과다 • 난임, 유산 위험 증가	임신 준비 중이라면 TSH 수치를 2.5 mIU/L 이하로 엄격하게 관리해야 합니다.

■ 갑상선 호르몬제(T4) 약물 상호작용 및 복약지도

구분	대상 약물 및 식품	약사 복약지도
A. 흡수 저해 (동시 복용 금기)	① 미네랄 제제 (흡착/불용화) : 철분제, 칼슘제, 마그네슘, 알루미늄(제산제) ② 위장약 (pH 변화) : PPI(위산분비억제제), 수크랄페이트(점막보호제) ③ 기타/식품 (물리적 흡착) : 콜레스티라민, 커피, 우유, 두유(콩)	• 갑상선 약은 기상 직후(가능한 일정한 시각) 공복에 드시고, 미네랄/위장약/유제품은 최소 4시간 뒤 점심식사 이후에 드세요. • 커피는 최소 1시간 이상 간격이지만 가능한 줄이시는게 좋습니다.
B. 대사 촉진 (용량 증량 고려)	① 간 효소 유도제 (분해 촉진) : 페니토인, 카바마제핀 (항경련제), 리팜핀 (결핵약) ② 결합 단백질(TBG) 증가 (Free T4 감소) : 에스트로겐 (피임약, HRT)	• 해당 약물을 새로 시작하거나 끊을 때 갑상선 수치(TSH)가 변할 수 있습니다. • 필요시 의사와 상의하고, 수치 변화 모니터링 후 갑상선 약 용량을 늘려야 할 수 있습니다.
C. 갑상선 약 복용 시 다른 약물 효과 변화	① 와파린 (항응고제) : 응고인자 분해 빨라져 출혈 위험 증가 ② 당뇨약 (인슐린, 경구혈당강하제) : 대사 촉진으로 약효 지속 시간이 짧아져 혈당 상승	• 다른 지병 관리에 주의하세요. • 와파린: 멍이 잘 들거나 잇몸 출혈이 생기는지 확인하세요. (INR 체크) • 당뇨: 갑상선 약 드시고 혈당이 오를 수 있으니 측정을 더 자주 하세요.

3. 갑상선 기능 항진

■ 갑상선 기능 항진 자가체크리스트

지난 1–2개월간의 상태를 떠올리며 O/X를 체크하세요

분류	번호	문항	O/X
대사 /열	1	(더위) 남들보다 더위를 못 참고, 조금만 움직여도 땀이 비 오듯 쏟아진다.	
	2	(체중) 식욕이 좋아져서 밥을 많이 먹는데도 살이 계속 빠진다.	
심장 /신경	3	(두근거림) 가만히 있어도 심장이 빨리 뛰거나(분당 100회 이상), 운동한 것처럼 쿵쾅댄다.	
	4	(손떨림) 손이나 손가락이 미세하게 떨려 글씨 쓰기나 컵 들기가 불편하다.	
정신 /수면	5	(성격) 예전보다 성격이 예민해지고, 사소한 일에도 화를 잘 내거나 불안하다.	
	6	(불면) 몸은 피곤한데 정신이 말똥말똥해서 밤에 잠들기가 어렵다.	
외모 /신체	7	(안구) 눈이 튀어나오는 느낌이 들거나, 안구가 건조하고 뻑뻑하다.	
	8	(목) 목 앞쪽(갑상선 부위)이 전체적으로 부어오른 것이 눈에 띈다.	
전신	9	(배변) 대변 횟수가 잦아지거나 설사를 자주 한다.	
	10	(여성) 생리 양이 눈에 띄게 줄었거나, 생리 주기가 길어졌다(또는 무월경).	

■ 결과 판정 및 권장 솔루션

항진증은 저하증보다 응급도(심장 부담)가 높으므로, 기준을 좀 더 엄격하게 잡습니다.

O 체크 개수	위험도 등급	권장 솔루션
0 ~ 2개	정상 일시적 증상 가능성	• 스트레스나 갱년기 증상(홍조 등)과 혼동될 수 있음. 경과 관찰.
3 ~ 5개	주의 초기 항진 의심	• 3번(두근거림)이나 2번(체중감소)이 포함된다면 갑상선 검사 권유. • 영양: 스트레스 완화(마그네슘, 테아닌) 및 항산화제 보조.
6개 이상	위험 병원 진료 필수	• 혈액검사를 강력히 추천. • 그레이브스병 등 질환 가능성 매우 높음. 심부전 위험 경고.

■ 추천 영양요법 및 약사 상담 포인트

목표	추천 영양요법 & OTC	약사 상담 포인트 & 생활지도
1. 안구 보호 & 항산화 (활성산소 방어)	① 셀레늄 (200mcg) : 항산화 효소(GPx) 활성. 그레이브스 안병증(눈 튀어나옴) 진행 억제 및 삶의 질 개선 (임상 입증) ② 오메가-3 (rTG) : 안구 건조 개선 및 전신 염증 완화. 과도한 면역 반응 조절	[핵심 상담] • 항진증은 몸에서 활성산소가 폭발하는 상태라 눈과 심장 세포가 공격받기 쉽습니다. 셀레늄은 눈이 튀어나오거나 붓는 합병증을 막는 가장 중요한 방패입니다. [생활지도] • 흡연은 안병증을 치명적으로 악화시키므로 반드시 금연하세요. [주의사항] • 셀레늄은 과량 섭취 시 탈모/손톱 변형 독성이 있으므로 장기복용 시 일 200mcg이 적절합니다.
2. 증상 완화 & 근육 보호 (대사 조절)	① L-카르니틴 (고함량) : 말초 세포 핵으로 갑상선 호르몬 유입을 경쟁적으로 차단 (천연 길항제 역할). 근력 약화 및 피로감 개선 ② 코큐텐 (CoQ10) : 빈맥(100회 이상)으로 지친 심장 근육의 에너지원. 산화 스트레스 감소	[핵심 상담] • 살이 빠지는 건 지방이 아니라 근육이 녹는 겁니다. 카르니틴은 근육 소실을 막고, 호르몬이 과하게 작용하는 걸 부드럽게 막아줍니다. [생활지도] • 고강도 운동은 오히려 심장에 부담을 주므로, 요가나 가벼운 산책 위주로 하세요.
3. 신경 안정 & 수면 유도 (교감신경 억제)	① 마그네슘 + 테아닌 : 천연 이완제로 교감신경 흥분(두근거림, 떨림) 진정. 뇌파(알파파) 안정 유도로 입면 도움 ② 길초근(Valerian) 등 생약 수면유도제 또는 식물성 멜라토닌 : GABA 수용체 활성화로 중추신경 진정	[핵심 상담] • 몸이 24시간 달리기하는 상태라 잠들기 어렵고 예민해집니다. 심장과 신경을 차분하게 식혀주는 미네랄이 필요합니다. [주의사항] • 이미 병원에서 베타차단제(인데놀 등)를 드시는 경우, 저혈압이 오지 않는지 체크하며 마그네슘을 병용하세요.
4. 뼈 건강 (골밀도 유지)	① 칼슘 + 비타민 D + K2 : 항진증의 빠른 뼈 대사로 인한 골손실 방지	[핵심 상담] • 대사가 빠르다는 건 뼈에서 칼슘이 빠져나가는 속도도 2~3배 빠르다는 뜻입니다. 젊은 분이라도 지금 안 챙기면 나중에 골다공증이 빨리 옵니다. [참고] • 항진증 약(메티마졸 등)은 저하증 약과 달리 칼슘제와 흡수 간섭이 적어 편하게 드셔도 됩니다.

■ 갑상선 항진증의 흔한 동반 질환

계	동반 질환 및 증상	약사 상담 포인트
심혈관계 (가장 위험)	• 심방세동 (부정맥) • 수축기 고혈압 • 빈맥, 고박출성 심부전	가슴이 계속 빨리 뛰면 심장이 지쳐서 혈전이 생기거나 기능이 뚝 떨어질 수 있습니다. 두근거림이 심하면 꼭 말씀해주세요.
근골격계 (장기 손상)	• 이차성 골다공증 • 근감소증 (근육 소모) • 주기성 마비 (하지 위약감)	대사가 빨라 뼈에서 칼슘이 빠져나가는 속도도 3배나 빠릅니다. 뼈와 근육이 녹지 않게 칼슘과 단백질을 꼭 챙기셔야 합니다.
안과 (그레이브스병)	• 갑상선 안병증 • 안구 돌출, 복시 　(사물이 겹쳐 보임) • 심한 안구 건조 및 충혈	눈이 튀어나오거나 뻑뻑한 건 활성산소 때문입니다. 셀레늄 섭취와 함께, 담배는 눈을 망가뜨리는 주범이니 반드시 끊으셔야 합니다.
정신/신경	• 불면증, 신경과민 • 불안장애, 손 떨림 (Tremor) • 집중력 저하	성격이 예민해진 게 아니라 호르몬 때문에 뇌가 흥분 상태인 겁니다. 억지로 참지 말고 미네랄(마그네슘)로 식혀줘야 합니다.
내분비/소화	• 당뇨병 악화 (혈당 조절 난항) • 잦은 배변 (설사), 체중 감소 • 간 수치 상승	대사가 빨라지면 당뇨약도 빨리 분해되어 혈당이 오를 수 있습니다. 평소보다 혈당 체크를 더 자주 하세요.
여성/생식	• 무월경, 희발 월경 • 생리 양 감소 • 난임, 유산 위험	생리가 끊기거나 양이 줄어든 건 호르몬 불균형 때문입니다. 갑상선 수치가 잡히면 자연스럽게 돌아옵니다.

■ 갑상선 항진증 약물(메티마졸/PTU) 상호작용 및 복약지도

구분	대상 약물 및 식품	약사 복약지도
A. 치명적 　부작용 (Red 　Flag) 즉시 　복용 중단 　및 병원 　이송	① 무과립구증 : 메티마졸, 안티로이드 공통. 복용 3개월 이내 호발. 백혈구 급감 → 면역체계 붕괴 ② 간 독성 : PTU (전격성 간염), 메티마졸 　(담즙 정체)	• 감기 증상과 혼동하면 안 됩니다. 약을 드시는 도중에 갑자기 고열, 인후통(목 아픔), 구내염이 생기면, 즉시 응급실이나 병원에 가서 혈액검사 (백혈구 수치)를 확인하셔야 합니다. • 이유 없이 심한 피로감, 황달(눈/피부 노란색), 진한 갈색 소변이 나오면 약을 끊고 바로 병원으로 가세요. (간)
B. 식이/영양제 　(약효 상충)	① 고용량 요오드 (Iodine) ② 음주 (Alcohol)	• 김, 미역국을 식사로 드시는 건 괜찮지만, 고함량 요오드 영양제는 드시면 안 됩니다. • 술은 심장을 더 빨리 뛰게 하고 약물 간 독성을 높일 수 있으니 치료 중엔 금주가 원칙입니다.

구분	대상 약물 및 식품	약사 복약지도
C. 타 약물 영향 (대사 정상화 → 중독 위험)	① 와파린 (Warfarin) ② 디곡신 (Digoxin), 테오필린	• 갑상선 약을 먹고 대사 속도가 느려지면(정상화), 기존에 드시던 심장약이나 천식약, 와파린의 농도가 올라가서 부작용이 날 수 있습니다. • 정기 검진 시 의사 선생님께 드시는 모든 약을 꼭 말씀드리고 용량 조절을 받으세요.
D. 임부 투여 주의	① 메티마졸 : 임신 1분기 태아 기형(피부 결손 등) 위험 ② 안티로이드 (PTU) : 태반 통과가 적어 임신 초기 선호되나 간 독성 주의	• 임신 계획이 있다면 미리 말씀해 주세요. 임신 확인 시 즉시 약물 변경(메티마졸→ PTU)이 필요할 수 있습니다. • 수유 중에는 두 약물 모두 비교적 안전하나, 전문가와 상의 후 복용하세요.

■ 갑상선 기능 관련 혈액 검사 지표

검사 항목	참고 범위	검사 목적 및 시기	해석 핵심	주의사항
TSH	0.4 ~ 5.0 mIU/L (한국인: 0.6 ~ 6.8 임신 1분기: 〈 4.0 Anti−TPO 양성 산모: 〈 2.5)	• 갑상선 기능 평가의 최우선 지표. • 미세한 기능 변화를 가장 먼저 감지. • 임신중에는 태아 두뇌 발달 위해 엄격한 기준 적용.	[TSH↑ + fT4 정상] : 무증상 저하증 (SCH). • TSH 〉 10 이거나 임신 또는 피로감이나 고지혈 증상 있을 때 치료 고려. [TSH↓ + fT4 정상] : 무증상 항진증.	• 고용량 비오틴 복용 시 TSH는 낮게, fT4는 높게 (그레이브스병처럼) 나올 수 있음. • 검사 2~3일 전 비오틴 중단 지도. • 검사 시간(오후 채혈 시 수치 낮아짐) 변동 있음.
Free T4	0.8 ~ 1.9 ng/dL	• TSH 이상 시 실제 갑상선 호르몬 양 확인. • 단백질 결합 영향을 안 받아 총 T4보다 정확함.	[TSH↑ + fT4↓] : 현성 저하증 [TSH↓ + fT4↑] : 현성 항진증	• 씬지로이드 복용 후 채혈하면 일시적으로 fT4가 높게 될 수 있음. • 정확한 평가를 위해 검사 당일 아침 약은 채혈 후 복용 권장.
Free T3	2.0 ~ 4.4 pg/mL	• TSH는 낮은데 fT4가 정상일 때 추가 확인. • 초기 항진증이나 T3 독성증 감별.	[T3만 단독 상승] : T3 Toxicosis. 초기 그레이브스나 독성 결절에서 관찰됨. • 저하증 환자에게는 루틴하게 검사하지 않음.	• 저T3 증후군: 중환자나 기아 상태 (다이어트)에서는 갑상선 질환이 없어도 fT3 만 낮게 나올 수 있음(NTIS).

검사 항목	참고 범위	검사 목적 및 시기	해석 핵심	주의사항
Anti-TPO	〈 35 IU/mL	• 하시모토 갑상선염 진단. • 무증상 저하증 환자의 예후 예측.	[양성 (+)] • 향후 영구적 저하증으로 진행될 확률 높음. • 임신 중 양성이면 산후 갑상선염 위험 증가.	• 임신·가임기 여성 필수 검사
Anti-Tg	〈 20 IU/mL	• 자가면역 질환 보조 진단. • 암 수술 후 Tg 수치 해석의 간섭 요인 확인.	• 이 항체가 있으면 암 추적 검사(Tg) 수치가 부정확해짐 (위음성 유발).	• 갑상선암 수술 환자는 Tg와 Anti-Tg를 반드시 세트로 검사해야 함.
TRAb / TSI	TRAb 〈 1.75 TSI 〈 122%	• 그레이브스병 의 원인 감별 및 확진. • 약물 치료 중단 시점 결정.	[양성 (+)] • 그레이브스병 확진. • 수치가 높을수록 안구 돌출 등 예후가 나쁨. • 임신 시 태아에게 넘어가 일시적 항진 유발 가능.	• 항갑상선제 (메티마졸)를 끊으려면 이 항체 수치가 정상화되어야 재발률이 낮음.
Thyroglo bulin (Tg)	갑상선 전절제 수술 후: 〈1 ng/mL	• 갑상선 전절제 수술 후 암 재발 여부 추적.	[수술 후] • 이론적으로 0에 가까워야 정상. • 수치가 조금씩 오르면 재발 의심.	• 갑상선이 있을 땐 스크리닝 불가. (갑상선만 있어도 수치는 나옴)
Calcitonin	〈 10 pg/mL	• 수질암(MTC) 선별 및 추적. • 가족력이 있거나 결절 환자에서 선별.	• 100 이상 시 수질암 강력 의심. • 림프절 전이 가능성 높으므로 예방적 갑상선 절제 고려.	• 일반적인 유두암/여포암과는 관련 없는 지표. • 신부전이나 PPI, 베타차단제 복용시, 하시모토 갑사선염 등에서 10 초과 가능.
CBC (전혈구) / LFT (간기능)	정상 범위	• 항갑상선제 (메티마졸/안티로이드) 부작용 감시.	[Red Flag] • WBC, ANC 급감: 무과립구증. • AST, ALT 상승: 간독성.	항갑상선제 복용 중 발열·인후통·황달 부작용 시 즉시 진료 권고

4. 저혈압, 빈혈

■ 저혈압 vs 빈혈 감별 자가체크리스트

현재 겪고 있는 증상에 해당하는 곳에 O/X 해 주십시오.

구분	번호	문항	O/X
A형 (순환/ 압력) 저혈압 의심	1	(기립성) 앉았다 일어날 때 눈앞이 핑 돌거나 캄캄해지는 느낌이 든다.	
	2	(체위) 누워 있으면 어지러움이 사라지고 편안하다.	
	3	(오전) 유독 아침에 잠자리에서 일어날 때 몸을 가누기 힘들다.	
	4	(온도) 여름철이나 사우나, 사람이 많은 곳에서 더 어지럽고 쓰러질 것 같다.	
	5	(말초) 손발이 얼음장처럼 차갑고, 혈액순환이 안 되어 저리다.	
B형 (산소/ 성분) 빈혈 의심	6	(운동) 계단을 오르거나 조금만 빨리 걸어도 숨이 차고 심장이 쿵쾅거린다.	
	7	(안색) 눈꺼풀 안쪽(결막)이 하얗거나, 입술과 손톱 색이 창백하다.	
	8	(조직) 손톱이 잘 부러지거나 숟가락처럼 휘고, 입가(구각)가 잘 찢어진다.	
	9	(이식증) 얼음, 생쌀 등을 씹어 먹고 싶은 충동이 든다.	
	10	(지속성) 누워 있거나 쉬어도 피로감이 사라지지 않고 계속 어지럽다.	

■ 결과 판정 및 권장 솔루션

판정 기준	의심 유형	주요 증상	권장 솔루션
A형 우세 (3개 이상)	저혈압형 : 혈액량 부족, 심장 펌프 기능 저하, 자율신경 조절 실패	• 앉았다 일어날 때 핑 도는 현기증. 누우면 호전됨. • 오전 기상 시 무기력. • 손발이 차고 추위를 탐.	• 물 2L 이상과 짭짤한 식사나 소금물 적극 권장 • 기립성 현기증 및 오전 무기력 집중 관리 필요
B형 우세 (3개 이상)	빈혈형 : 헤모글로빈 부족 및 산소 운반 능력 저하	• 조금만 움직여도 숨이 참 (호흡곤란). • 눈꺼풀/입술이 창백함. • 손톱 변형, 얼음 씹어 먹음.	• 운동 시 숨참, 창백함이 특징 • 위장 출혈 여부 확인 및 철분제 장기 복용 지도 (저산증 시 헴철)
A, B 각각 3개 이상	복합형 : 순환과 조절 기능이 동시에 무너진 상태	• 극심한 피로와 어지러움. • 숨도 차고 기립성 어지럼증도 있음. • 소화 기능이 매우 약함.	• 마른 여성, 만성질환 노인에게 빈번 • 소화가 잘되는 제제로 기초 체력과 혈액 생성 동시 케어
각각 2개 이하	일시적 : 수분 부족 또는 일시적 컨디션 난조	• 가벼운 두통이나 피로감.	• 충분한 휴식과 마시는 수액 섭취 권장

■ 저혈압과 빈혈의 영양요법과 상담포인트

타겟/목표	추천 영양요법 & OTC	약사 상담 포인트 & 생활지도
[저혈압] 혈장량· 전해질 확보	① 나트륨/전해질/마시는 수액 : 혈관 내 수분을 잡아 유효 혈액량 확보 ② 아미노산(단백질) : 알부민 삼투압을 높여 혈액량 유지 ③ 피크노제놀/포도씨추출물 : 정맥 탄력 강화로 하지 혈액 저류 방지, 혈관 수축력 복구. (기립성 저혈압 교정)	[핵심 상담] • 싱겁게 드시지 마세요. 저혈압은 소금물이 약입니다. • 어지러울 땐 즉시 이온음료나 마시는 수액을 드세요. [생활 지도] • 물 마시기: 기상 직후 500ml 섭취는 기립성 어지럼증 예방에 탁월. (소금물 추천) • 기립성 관리: 누웠다 일어날 때 천천히, 다리 꼬지 않기. 압박 스타킹으로 다리로 쏠린 혈액을 위로 올려주기. [주의] 심부전, 신장 질환자는 나트륨/수분 제한 필요.
[빈혈] 혈액량· 순환 개선	① 철분 + 비타민 B6,9,12 : 적혈구 생성 및 산소 운반 능력 강화. 저산증이나 위장장애시 헴철 추천. ② 스피루리나/클로렐라 : Green Blood 작용. 헤모글로빈과 엽록소 구조가 유사하여 조혈 작용 보조.	[핵심 상담] • 창백하고 숨이 차면 철분제가 1순위입니다. • 기립성 저혈압의 경우, 혈관 탄력과 혈액량을 함께 케어해야 합니다. • 일반 철분제의 경우 칼슘, 마그네슘, 아연, 탄닌, 카페인, 식이섬유, 위장약, 항생제(퀴놀론, 테트라사이클린)와 동시 복용 피하고 비타민C와 함께 복용 (헴철은 무관). [생활 지도] • 기립성 저혈압 증상이 오기 쉬우니 기립성 관리 병행 추천. [주의] 마그네슘 고용량 단독 섭취 시 혈관 이완으로 혈압이 더 떨어질 수 있음 (칼슘/나트륨 병용 필수).
[공통] 심박출량 증가	① 공진단, 홍삼, 로얄젤리 : 교감신경 자극, 심장 수축력 강화, 활력 증진 ② 경옥고, 태반(자하거), 쌍화탕 : 진액 채워 기혈 쌍보, 체온 상승, 말초 순환 ③ 코큐텐 (CoQ10) : 심장 근육의 수축력 강화 ④ 비타민 B군 : 부신 강화, 심장 에너지 대사	[핵심 상담: 체질별 적용] • 기운이 없으면 심장이 피를 끝까지 못 밀어줍니다. • 어지러움이 심하면 공진단/홍삼류를, 입이 마르고 기운이 없으면(진액) 경옥고/태반이 좋습니다. • 손발이 차고 추위를 타면 갑상선 기능 저하도 체크해보세요. [생활 지도] • 취침 자세: 잘 때 베개를 15도 정도 높게 베면 야간 다뇨를 줄이고 아침 저혈압을 예방. • 금주: 술은 혈관을 확장시키고 탈수를 유발하여 저혈압에 취약. [주의] 고혈압 경계이거나 열이 많은 체질은 홍삼/공진단 섭취 주의.

■ 혈부족(빈혈, 저혈압, 순환저하)의 흔한 동반질환 및 약사 상담 포인트

계	혈부족(혈허) 병태 및 증상	약사 상담 포인트
귀 · 평형기관	• 이명 / 난청 / 메니에르 : 내이(달팽이관)는 미세혈관이 밀집된 곳이라, 혈액(산소) 공급이 조금만 줄어도 세포가 손상되어 소리가 남 • 혈관성 이명: 웅~ 하는 소리(저음)나 삐~ 소리(고음) 동반. • 이석증: 칼슘 대사 및 혈류 장애로 이석 결합력 약화.	• 귀에서 소리가 나는 건 귀 쪽 혈관에 혈액이 부족하다는 (허혈) 신호입니다. • 혈액순환제와 신경비타민 (B12, 아연)을 써서 귀 끝까지 피를 보내줘야 소리가 잡힙니다. 혈액량 부족 시 헴철을 추가합니다.
신경계	• 당뇨병성 자율신경병증 : 고혈당으로 인해 혈관 수축을 조절하는 자율신경이 망가짐 → 일어서도 혈관이 안 조여져 피가 다리로 쏠림(기립성 저혈압). • 파킨슨병 : 병 자체의 자율신경 부전 + 복용 약물 (레보도파)이 혈압을 떨어뜨림. • 미주신경성 실신 : 스트레스/통증 시 부교감신경이 급격히 항진되어 혈관 확장 & 서맥 발생 → 뇌 혈류 차단(실신)	• 당뇨가 오래된 분이 어지러운 건 저혈당뿐만 아니라, 신경이 무뎌져서 혈압 조절을 못 하기 때문입니다. • 파킨슨 약을 드시면 혈압이 더 떨어질 수 있으니, 지팡이를 짚거나 보호자와 동행 하셔야 합니다. • 쓰러질 것 같은 느낌이 오면 버티지 말고 즉시 주저앉거나 누우세요. 그게 머리 를 다치지 않고 뇌에 혈액을 공급하는 방법입니다.
심장 · 혈관	• 허혈성 심질환 : 산소 공급 부족으로 인한 흉통 (협심증 악화). 보상기전으로 빈맥, 두근거림. 심장 성 실신 위험. • 부정맥 / 심부전 : 전해질(Mg, K) 부족 및 자율신경 불안정으로 맥박 불규칙.	• 가만히 있어도 숨이 차고 가슴이 조이면 바로 병원 가셔야 합니다. • 심장병 환자의 빈혈은 심부전을 악화 시키므로 철저한 관리가 필요합니다. • 식은땀, 호흡곤란 동반 시 위험 신호.
신장	• 만성 신장 질환 (CKD 3기 이상) : EPO(조혈호르몬) 생성 감소로 인한 빈혈. 요독성 노폐물 축적으로 적혈구 수명 단축. 수분 조절 실패로 인한 부종과 혈압이 크게 변동.	• 일반 철분제의 흡수가 잘 안되는 상태 이므로 헴철+B12 고용량 복용을 추천 합니다. EPO 부족이 심해지면 주사를 맞아야 합니다.
간	• 간경변 / 만성 간질환 : 응고인자 생성 저하(출혈 경향), 비장 비대로 인한 적혈구 과다 파괴(용혈)	• 어지러우면서 멍이 잘 들고 피가 잘 안 멈추면 간 기능을 체크해봐야 합니다. (황달기 동반) • 간이 지치면 피를 만드는 엽산, B12 저장도 저하.

계	혈부족(혈허) 병태 및 증상	약사 상담 포인트
소화기계	• 식후 저혈압 / 식곤증 : 식후 소화를 위해 혈액이 위장으로 몰리면 뇌/근육 혈류 고갈. • 위축성 위염 / 출혈 : 저산증으로 철분/B12 흡수 실패 / 궤양/ 치질로 인한 만성적 혈액 손실 → 빈혈 유발	• 밥만 먹으면 기절하듯 졸린 건, 뇌로 갈 피가 위장으로 다 쏠려서 그렇습니다. 과식을 피하고 조금씩 자주 드세요. • 변이 까맣게 나오거나 속이 자주 쓰리면서 어지러우면, 어디선가 피가 새고 있거나 못 만드는 겁니다.
내분비계	• 갑상선 기능 저하증 : 대사율 감소 → 심박출량 저하 (저혈압) + 조혈 기능 저하(빈혈) • 부신 피로 : 알도스테론 고갈로 나트륨/수분 유지 실패(탈수, 저혈압) → 기립성 저혈압, 짠 음식 갈망, 만성피로.	• 손발이 차고 추위를 타면 갑상선 저하, 짠게 당기고 아침에 못 일어나면 부신 기능 저하가 의심됩니다. • 철분제뿐만 아니라 대사를 올리는 미네랄(요오드, 셀레늄)이 같이 필요합니다.
여성/ 생식	• 자궁 질환 (근종/선근증) : 생리량 과다로 혈부족 유발. • 임신 : 혈장량 급증으로 피가 묽어짐.	• 생리대에 피가 넘칠 정도면 자궁 문제(또는 갑상선 저하)부터 잡아야 어지러움이 해결 됩니다. • 마른 분의 저혈압 증상은 하체 근육이 적을 때 심해지므로 스쿼트가 큰 도움이 됩니다.
정신/ 심리	• 불안장애 / 공황장애 : 불안으로 과호흡 하게되면 혈중 CO2 감소 → 뇌혈관 수축 → 어지러움, 손발 저림. 심계항진	• 검사상 이상이 없는데 땅이 울렁거린다면, 스트레스로 자율신경이 예민해졌을 수 있습니다. • 커피는 증상을 악화시키니 끊으시고, 마그네슘으로 뇌를 쉬게 해주세요.
기타 만성 염증	• 자가면역 염증성 질환 : 류마티스, 루푸스, 건선, 염증성 장질환 등 • 신부전, 심부전, 만성 간질환 • 비만, 당뇨병 등 전신 만성 염증 • 암, 노화(만성 미세 염증)	• 염증 시 IL-6 증가로 간에서 헵시딘(Hepcidin) 생성: 철분 흡수 저해, 저장된 철분 이동 저해. Ferritin 충분해도 활용 불가. • 헴철+조혈비타민과 염증 관리 영양요법을 꾸준히 병행해야 여러 증상들이 호전 됩니다.

■ 저혈압 유발 가능 약물 및 기전

약물군	대표 약물	기전 및 분자적 배경	임상 주의점
항고혈압제	Enalapril, Losartan Amlodipine	• ACEI/ARB: Ang II 차단 및 Aldosterone 감소 → 혈관 확장 & 수분 배설. • CCB: 혈관 평활근의 L-type Ca2+ 채널 차단 → 강력한 혈관 이완.	• First-dose hypotension: ACEI 첫 복용 시 급격한 혈압 저하 주의. (특히 이뇨제 복용 환자) • CCB: 고령자에서 말초 부종 및 반사성 빈맥 동반 가능성 확인.
베타차단제	Bisoprolol Carvedilol	• β1 차단: 심박수 및 수축력 감소. • Carvedilol: α1 차단 작용을 겸하여 혈관 확장 효과 동반 (저혈압 빈도 높음).	• 보상 기전 억제 : 심박출량이 줄어 운동 시 어지러움이 심해 질 수 있음. • 서맥 동반: 맥박이 60회 미만이면 투여 보류 고려. • 당뇨환자 복용 시 저혈당 증상 (심계항진, 떨림)을 은폐할 수 있으므로 주의.
이뇨제	Furosemide Spironolactone	• Na+ 배설 및 삼투압성 이뇨 → 순환 혈장량 감소 & 전부하 저하.	• 여름철/노인 주의: 탈수 및 전해질 불균형에 의한 기립성 저혈압 위험 1순위 약물. • 늦은 오후 복용 피할 것.
혈관확장제	Nitroglycerin Sildenafil (PDE-5i)	• NO-cGMP 경로: cGMP 농도 증가를 통한 평활근 이완. • PDE-5i는 NO 분해를 막아 혈관 확장을 극대화함.	• 병용 금기: Nitrate 제제와 비아그라류(PDE-5i) 병용 시 치명적 불응성 저혈압 발생. • 최소 24~48시간 간격 엄수지도.
정신과 약물	Amitriptyline (TCA) Trazodone (SARI)	• α1 수용체 차단 : 말초 혈관 수축을 막아 기립 시 혈압 유지 실패.	• 낙상 고위험: TCA/Trazodone은 기립성 저혈압 빈도가 매우 높음. • 취침 전 복용하여 기립 시 어지러움을 최소화.
항정신병약	Quetiapine Olanzapine	• 강력한 α1 길항 작용 : 말초 혈관 저항 감소 및 자율신경계 보상 반응 저하.	• 정맥 환류량이 줄어드니 아침에 일어날 때 천천히 움직이도록 지도. • 고령자 증량 시 낙상 주의.
파킨슨 약물	Levodopa Pramipexole	• 도파민 작용: 도파민 수용체 자극에 의한 혈관 확장. • 파킨슨병 질환 특성 상 자율신경 부전 악화.	• 식후 저혈압 : 식사 직후 약효가 돌 때 저혈압이 심해질 수 있음. • 압박 스타킹 착용이나 수분섭취 강조.

약물군	대표 약물	기전 및 분자적 배경	임상 주의점
전립선 약물	Tamsulosin Doxazosin	• 말초 α1 차단 : 전립선 평활근과 함께 혈관 평활근도 이완 시킴. • 정맥 환류량 감소.	• 첫 복용 날 쓰러지거나 증상이 심할 수 있으니 반드시 취침 전 복용 지도. • 탐스로신은 그나마 혈관 영향이 적음.
근이완제	Tizanidine	• 중추성 α2 효능제: 뇌간에서 교감신경 유출을 차단 • 혈압약처럼 작용하여 서맥 및 혈압 저하 유발.	• 약물 상호작용 : Ciprofloxacin과 병용 시 Tizanidine 농도 급상승 (CYP1A2) → 심각한 저혈압/혼수 위험.
마약성 진통제	Morphine Oxycodone	• 히스타민 분비 : 말초 혈관 확장. • 교감신경 억제: 뇌간 억제로 혈압 조절 능력 저하.	• 복합 위험: 벤조다이아제핀 등 진정제와 병용 시 호흡 억제와 저혈압 시너지 발생.
당뇨 약물	Dapagliflozin Semaglutide	• SGLT2: 당뇨성 이뇨로 혈장량 감소. • GLP-1: 나트륨 배설 촉진 및 체중 감소.	• 이뇨제 병용 시 주의 : 이미 이뇨제를 드시는 노인분은 탈수로 인한 저혈압 위험이 급증함. • 충분한 수분 섭취 지도.
강심제	Digoxin	• Digoxin: 미주신경 톤 증가로 서맥성 저혈압 유발.	• 디곡신 독성: 어지러우면서 시야가 노랗게 보이고 맥박이 느려지면 즉시 병원행.
항 히스타민제	1세대 항히스타민	• 부가적인 α1 차단 효과.	• 감기약 먹고 어지러운 이유 중 하나.

■ 빈혈 유발 가능 약물 및 기전

유형	대표 약물	기전 및 분자적 배경	임상 주의점

면역 매개
용혈성 빈혈
(DIIHA)
	Cephalosporins
	(Ceftriaxone)
	Penicillins
	NSAIDs
		• Hapten 기전 (PC/CS)
		: 약물이 적혈구 막에 붙어 가짜
		  항원이 되고, 이를 공격하는
		  항체가 생성됨.
			• 약물 복용 후 갑자기 어지럽거나
			  소변색이 붉어지면 즉시 중단.
			• 쿰즈 검사(Coombs test) 양성 시
			  확진
			• 투약 중단 시 대부분 회복.

산화적
용혈성 빈혈
(G6PD 결핍)
	Primaquine
	Dapsone
	Nitrofurantoin
	Sulfonamides
	Aspirin(고용량)
		• 활성산소(ROS) 처리 실패:
		  G6PD 결핍으로 NADPH
		  생성이 안 되어, 약물 대사
		  산물이 헤모글로빈을 산화시켜
		  적혈구 내 Heinz body 형성 및
		  용혈 유발.
			• 유전적 소인 체크
			: 과거 약물 부작용 이력 확인.
			• 약물 복용 후
			  갑자기 황달이 오거나
			  콜라색 소변을 보면 즉시
			  응급실.

거대적혈구
빈혈 I
(엽산 대사)
	Methotrexate
	Trimethoprim
	Phenytoin
		• MTX/TMP: Dihydrofolate
		  reductase(DHFR)를 억제하여
		  DNA 합성 차단.
		• PHE: 장내 엽산 흡수 효소를
		  억제하고 대사를 촉진.
			• MTX나 페니토인 장기 복용자
			  는 엽산 보충 필수.
			  활성형엽산 (5-MTHF) 추천
			• 고용량 MTX 요법 (항암) 시에는
			  일반 엽산 대신 Leucovorin
			  (5-formyl THF) rescue.

거대적혈구
빈혈 II
(B12 결핍)
	Metformin
	PPIs
	H2 Blockers
		• Metformin: 회장 말단 Ca2+
		  의존적 B12 흡수 방해.
		• 위산 억제제: 위산 저하로 음식
		  단백질에서 B12를 분리하지
		  못함. 철분 흡수도 저해.
			• 메트포르민 5년 이상 복용자 중
			  빈혈이나 손발 저림
			  (신경병증)이 있다면
			  B12 결핍을 강력히 의심.
			• 일반 종합비타민보다
			  고함량 B12 보충 권장.

재생불량성
빈혈
	Azathioprine
	Carbamazepine
	Chloramphenicol
		• 골수 줄기세포에 대한 직접
		  독성 또는 면역 매개 골수 억제
		  로 적혈구, 백혈구, 혈소판 모두
		  감소 (Pancytopenia).
			• 치명적: 발생 빈도는 낮으나
			  치사율 높음.
			• 단순 어지러움뿐만 아니라
			  출혈 경향성 (PLT↓),
			  잦은 감염 (WBC↓),
			  전신 쇠약시 혈액 검사 필수.

순수적혈구
무형성증
(PRCA)
	Epoetin (EPO)	• 중화 항체 형성: 외부에서
		  넣어준 EPO 주사에 대해
		  항체를 만들어, 본인의 적혈구
		  전구 세포까지 파괴.
			• 신부전 환자가 빈혈 주사(EPO)
			  를 맞는데도 갑자기 Hb 수치
			  급락하면 의심.
			• 즉시 투여 중단 및 면역억제
			  치료 고려.

출혈 유발
(철결핍성
빈혈)
	NSAIDs
	Anticoagulants
	Antiplatelets
		• NSAIDs: COX-1 억제로
		  위,소장 점막 보호막(PG) 파괴
		  → 궤양/출혈 유발.
		• 항응고제: 지혈 기전 억제로
		  만성적 미세 출혈 지속.
			• 대변 색 확인: 검은색(위/십이
			  지장 출혈), 검붉은 색(장 출혈)
			  이면 위, 장관 내 출혈 의심
			• NSAIDs: 식후 복용 원칙.
			• 고위험군은 위(+장) 점막 재생
			  영양요법 병용 권장.

■ 빈혈, 저혈압 관련 혈액 검사 지표

검사 항목	참고 범위	검사 목적 및 시기	해석 핵심	주의사항
Hb (헤모글로빈)	남: 13~17 여: 12~15 (g/dL)	• 빈혈 진단의 절대기준 • 어지러움, 피로 시 1차 확인	• 감소: 빈혈 확진. • 정상인데 어지러움: 기립성 저혈압, 이석증, 자율신경계 이상 의심.	• 10 이하: 병원 진료 등 원인 감별 필요. • 탈수 시 농축되어 수치가 높게 (가짜 정상) 나올 수 있음.
MCV (적혈구 용적)	80~100 (fL)	• 빈혈 원인 분류 • 철분 vs 비타민 결핍 감별	• 〈 80 (소구성): 철결핍성 (가장 흔함). • 〉 100 (대구성): 엽산/B12 결핍, 알코올성.	• 수치가 100 이상이면 철분제가 아니라 엽산/B12 보충 • 당뇨약(메트포르민) 장복자 주의.
RDW (분포폭)	11.5~14.5 (%)	• 적혈구 크기의 균일성 • 잠재적 결핍 조기 발견	• 증가: 크기가 들쑥날쑥함. 초기 철분 결핍 신호.	• Hb 정상 + RDW 증가: 잠재적 빈혈 상태. 철분제 복용 시작 권장 시점.
Ferritin (저장철)	남: 20~300 여: 10~200 (ng/mL)	• 체내 철분 저장량 • 결핍성 vs 염증성 감별	• 감소 (〈20): 확실한 철 결핍 (IDA). • 정상/증가: 만성질환 빈혈 (ACD) 또는 만성 염증 상태.	• 염증 시 수치 상승: 감기, 관절염 등이 있으면 철분이 부족해도 수치가 정상처럼 보임 (가짜 정상 주의).
TIBC (총철 결합능)	240~450 (μg/dL)	• 혈중 트랜스페린 농도와 비례 • 저장철 해석의 보조지표	• 증가: 철분 부족 시 간의 트랜스페린 생산 급증 (보상 기전) • 감소: 염증 시 간에서 트랜스페린 생산 감소 (세균, 암세포에 철분 공급 중단 기전)	• Ferritin은 정상인데 TIBC가 낮으면 영양 결핍이 아니라 염증(헵시딘) 문제.
Vit B12	200~900 (pg/mL)	• 신경병증 및 악성빈혈 • 손발 저림 동반 시 확인	• 〈 200: 결핍. • 200~400: 경계성 결핍 (신경 증상 발현 가능).	• 위산억제제, 당뇨약 장기 복용자는 수치가 정상 범위 하한선이라도 고함량 보충 필요.

검사 항목	참고 범위	검사 목적 및 시기	해석 핵심	주의사항
Albumin	3.5~5.2 (g/dL)	• 혈관 내 혈장량 유지(삼투압) • 노인성 저혈압/부종 원인	• 감소: 혈관 내 수분이 조직으로 샘 → 저혈압 + 부종 동반.	• 식사량 적은 노인의 어지러움은 단백질(아미노산) 부족 또는 복합적 일 수 있음.
Electrolytes (Na / K)	Na: 135~145 K: 3.5~5.0	• 부신 기능 및 탈수 평가 • 만성 저혈압 원인 파악	• Na↓ K↑ : 부신 기능 저하 시사 (알도스테론 부족).	• 저혈압 환자가 짠 것(국물)을 찾는 건 살기 위한 본능 (Na 보충 필요).
Cortisol	5~23 (μg/dL)	• 부신 피로 증후군 • 아침 기상 직후 측정	• 감소: 만성 피로, 아침 기상 곤란, 기립성 저혈압.	• 아침에 못 일어나고 어지러운 환자는 부신 영양 요법이 승압제보다 효과적.
BUN / Cr (eGFR)	GFR 〉 60	• 신성 빈혈 (EPO) 감별 • 빈혈 치료 저항성 원인	• GFR 〈 60: 신장 기능 저하로 인한 빈혈 시작점.	• 신장 수치가 나쁘면 일반 철분제 효과 없음.
CRP (염증단백)	〈 0.5 (mg/dL)	• 만성질환 빈혈 원인 파악 • 철분 흡수 차단 여부	• 증가: 헵시딘 상승 → 철분 흡수 억제 상태.	• 염증 수치가 높으면 일반 철분제는 흡수 안되고 변비만 유발.

5. 어지럼증

■ 어지럼증 원인 감별 자가체크리스트

저혈압과 빈혈을 제외한 어지럼증 원인을 감별하기 위한 체크리스트입니다.

현재 겪고 있는 증상의 특징에 O/X 해 주십시오.

분류	번호	문항	O/X
A. 귀(전정) 회전성 (세상이 돔)	1	(이석증) 아침에 일어나거나, 고개를 돌릴 때 수초~1분 이내로 천장이 빙글빙글 돈다.	
	2	(메니에르) 어지러움과 함께 귀가 먹먹하거나(이충만감), '삐–' 소리(이명)가 동반된다.	
	3	(전정신경염) 극심한 어지러움이 며칠간 지속되며, 멀미하듯 구토가 심하다.	
	4	(특징) 가만히 눈을 감고 있으면 어지러움이 좀 덜한 편이다.	
B. 뇌(중추) 비회전성 (중심 못 잡음)	5	(균형장애) 술 취한 사람처럼 비틀거리고, 한쪽으로 자꾸 몸이 쏠린다.	
	6	(신경증상) 물체가 두 개로 보이거나(복시), 말이 어눌해지고 삼키기가 힘들다.	
	7	(감각이상) 팔다리 한쪽에 힘이 빠지거나 감각이 무디다.	
	8	(두통) 평소와 다른 극심한 두통이 동반되거나, 뒷목이 심하게 뻣뻣하다.	
C. 심리 부동성 (붕 뜬 느낌)	9	(불안) 세상이 도는 게 아니라, 몸이 붕 뜨거나 구름 위를 걷는 듯한 몽롱한 느낌이다.	
	10	(상황) 사람이 많은 곳이나 스트레스를 받을 때 갑자기 어지럽고 숨이 막힌다.	

■ 결과 판정 및 권장 솔루션

체크된 항목이 어느 유형에 속하는지에 따라 이비인후과(귀), 신경과/응급실(뇌), 정신건강의학과(심리)로 안내해야 합니다.

판정 결과	의심 질환	핵심 병태 및 특징	권장 솔루션
A형 (1~4번)	말초성 현훈 (귀) 이석증, 메니에르	• 특징: 세상이 빙글빙글 도는 회전성 어지러움. • 동반: 구역, 구토, 이명, 난청. • 응급도: 낮음 (생명 지장 없음).	• 귀 안쪽 평형기관(전정기관)의 문제 의심. • 이비인후과 진료 권고.

판정 결과	의심 질환	핵심 병태 및 특징	권장 솔루션
B형 (5~8번)	중추성 현훈 (뇌) 뇌졸중, 뇌종양	• 특징: 어지러움 강도는 약해도 비틀거리 거나 말이 어눌함. • 동반: 두통, 마비, 복시. • 응급도: 매우 높음	• 단순 어지러움 보다는 뇌혈관 문제 의심. • 즉시 응급실이나 신경과 진료 강력 권고. • 골든타임을 놓치지 않도록 지도.
C형 (9~10번)	심인성 현훈 (마음) 공황, 불안장애	• 특징: 붕 뜬 느낌, 과호흡. 복잡한 시각 자극에 악화. • 검사: 이비인후과/MRI 검사상 정상. • 원인: 스트레스, 자율신경 실조, 수면 부족 등.	• 귀나 뇌의 구조적 문제가 아니라 스트레스 등으로 인해 신경이 예민해진 상태로 추정, 불안하지 않도록 안심시키는 것이 중요.

■ 추천 영양요법 & OTC, 약사 상담 포인트

의심 질환	추천 영양요법 & OTC	약사 상담 포인트 & 생활지도
A형 말초성 현훈 (귀) 이석증 메니에르 (순환/신경)	① 은행엽 + 비타민 B12 + 아연 : 내이 미세 혈류 개선, 전정신경 회복 및 청신경 세포 보호 ② 디멘히드리네이트 : 급성 어지러움 및 구역, 구토, 멀미증상 완화 ③ 피크노제놀 : 강력한 항산화로 내이 림프액 순환 개선, 혈관 보호	[핵심 상담] • 귓속 평형기관의 피 흐름이 막히거나 림프액이 차서 어지러운 겁니다. 혈액순환제와 신경비타민이 기본입니다. • 이석증은 재발이 잦으니 면역 관리 (아연/비타민D/유산균)도 신경 쓰세요. [생활 지도 – 메니에르] • 저염식: 미세순환이 안되는 상황에서 소금을 한꺼번에 많이 먹으면 귀 안 림프액 압력이 높아져 어지러움이 재발합니다. • 체액이 부족한 분은 소금물을 하루종일 조금씩 나누어 먹어서 체액량을 서서히 늘립니다.
B형 중추성 현훈 (뇌) 뇌졸중 뇌종양 (뇌혈관)	[응급] 급성기에는 즉시 병원 이송 [치료 후 재발 방지 목적] ① 오메가-3 + B9,6,12 : 혈액 점도 개선 및 호모시스테인(혈관독소) 제거 ② 나토키나제, 전칠삼 : 혈전 용해 및 생성 억제, 혈관 보호, 순환 개선. ③ 레스베라트롤 : BBB통과. 뇌신경 세포 및 혈관 보호, 항염, 항노화.	[핵심 상담 – Red Flag] • 말이 어눌하거나 비틀거리면 뇌혈관 문제일 수 있으니 바로 119를 부르거나 큰 병원 응급실로 가세요. 시간이 생명입니다. [주의사항] • 이미 항혈전제(아스피린, 와파린 등)를 처방받은 경우, 나토키나제나 고함량 오메가-3 병용 시 출혈 위험이 있으므로 주의.

의심 질환	추천 영양요법 & OTC	약사 상담 포인트 & 생활지도
C형 심인성 현훈 (마음) 공황장애 불안증 (자율신경)	① 마그네슘 + 테아닌 : 과흥분된 교감신경 진정, 　붕 뜬 느낌과 과호흡 완화 ② 천왕보심단/우황청심원 : 급성 불안 케어. 심장의 　두근거림을 잡고 불안감 해소 ③ 홍경천/아쉬아간다 : 코르티솔 수치 조절, 　스트레스 저항력 강화	[핵심 상담] • 귀나 뇌 검사에서 정상이면, 스트레스로 　자율신경이 지쳐서 땅이 울렁거리는 겁니다. 　큰 병 아니니 안심하세요. • 커피(카페인)는 어지러움과 불안을 3배 　증폭시킵니다. 당분간 끊으시고 마그네슘으로 　뇌를 쉬게 해주세요. [생활 지도] • 복식 호흡: 숨이 찰 때 비닐봉지를 대고 　호흡하거나, 천천히 깊게 내뱉는 연습이 　과호흡성 어지러움을 막습니다.

■ 어지럼증 유발 가능 약물 및 기전 (빈혈/저혈압 제외)

유형	대표 약물	기전 및 분자적 배경	임상 주의점
말초성 어지럼증 (귀/ 전정기관 독성)	Aminoglycosides (Gentamicin, Tobramycin) Platinum계 항암제 (Cisplatin)	• 유모세포(Hair Cell) 파괴: 　내이의 청각 및 전정 유모세포 　내 미토콘드리아에 축적되어 　ROS 유발, 세포 사멸 일으킴. • 비가역적(영구적) 손상 가능성 　높음.	• 전조 증상 모니터링 　: 어지럽기 전에 귀에서 이명이 　들리거나 귀가 먹먹하면 즉시 　알리도록 지도. • 신장 기능 저하 환자 고위험군.
	Loop Diuretics (Furosemide 고용량)	• 혈관조 부종: 내이의 전해질 　균형을 조절하는 이온펌프를 　억제하여 림프액 조성을 　변화시키고 부종 유발.	• 주로 주사제를 급하게 투여할 　때 발생. • 대부분 약물 중단 시 　회복(가역적) 되지만 　다른 이독성 약물과 병용시 　매우 위험.
	Aspirin (고용량) NSAIDs	• 막 전위 변화 / 혈류 감소: 　달팽이관의 전기적 활동성 　(자발 발화)을 증가시켜 이명과 　현기증 유발.	• 용량 의존성 　: 일반 진통 용량보다 류마티스 　등 고용량 요법 시 주로 발생. • 약 먹고 이명/현기증 발생 시 　용량 조절.
중추성 어지럼증 (소뇌/ 뇌간 억제)	Anticonvulsants (Carbamazepine, Phenytoin) (Pregabalin, Gabapentin)	• 소뇌 기능 억제: Na+ 채널 차단 　(CBZ/PHT)이나 GABA 활성 　증가로 평형을 담당하는 소뇌의 　신호 처리를 둔화시킴. • 안구진탕(눈동자 떨림) 동반 　흔함.	• 초기 적응기 술 취한 것처럼 　비틀거리거나 　말이 어눌해질 수 있음. • 비틀거림이 심해지면 　약물 농도 과잉 신호이므로 　혈중농도 확인 필요.
	Benzodiazepines (Diazepam, Lorazepam) Z-drugs (Zolpidem)	• 전정 신경핵 억제 　: 뇌간의 전정 신경핵의 GABA 　수용체에 결합하여 평형 감각 　신호를 강제로 셧다운.	• 낙상 주의: 특히 노인에게서 　근이완 효과와 겹쳐 낙상 골절 　위험 급증.

유형	대표 약물	기전 및 분자적 배경	임상 주의점
심인성 어지럼증 (신경 전달물질)	SSRIs / SNRIs (Escitalopram, Venlafaxine) (특히 중단 시)	• 금단 증후군: 갑작스러운 약물 중단으로 뇌내 세로토닌 농도가 급락하며 전정핵과 소뇌의 세로토닌 수용체 불균형 발생. 머리에 전기 오는 느낌, 찌릿함 동반.	• 복약 순응도 강조 : 임의 중단 절대 금지.
	Anticholinergics (Scopolamine, 항히스타민제)	• 중추 항콜린 작용: 전정기관 억제 효과가 과도하거나, 대뇌 피질의 아세틸콜린을 억제하여 인지 저하성 멍함 유발.	• 노인 주의: 멀미약(키미테 등)이나 콧물약 복용 후 어르신들이 헛소리를 하거나 어지러워하면 즉시 제거/중단.

■ 어지럼증 관련 혈액 검사 지표 (빈혈/저혈압 제외)

검사 항목	참고 범위	검사 목적 및 시기	해석 핵심	주의사항
Vitamin D (25(OH)D3)	30~100 (ng/mL)	• 이석증(BPPV) 재발 위험 평가 • 이석증 치료 후 재발 방지 목적	• 결핍 (〈20): 칼슘 대사 이상으로 이석 결합력 약화 → 이석증 재발률 급증.	• 이석증 재발 방지 위해 40 이상 유지 권장. (고함량 섭취 근거)
아연	70~120 (g/dL)	• 내이 기능 평가 • 이명 동반 어지러움 시	• 감소: 달팽이관/ 전정기관의 항산화 능력 저하. • 내이는 체내 아연 농도가 가장 높은 기관.	• 스트레스성 어지 러움이나 이명이 있을 때 아연 결핍 가능성 높음. • 위장장애 최소화 위해 식후 복용 권장.
Glucose	공복 70~100 (mg/dL)	• 저혈당성 어지럼증 감별	• 〈 70: 뇌 에너지원 고갈로 인한 어지러움. • 식후 급격한 하락: 반응성 저혈당 (혈당 스파이크 후).	• 식은땀과 손 떨림이 같이 오면 저혈당 의심.
Electrolytes (Na, K)	Na: 135~145 K: 3.5~5.0 (mmol/L)	• 전해질 불균형 (뇌세포 부종) 평가 • 여름철 탈수, 이뇨제 복용 노인 확인	• Na 〈 135 (저나트륨혈증): 삼투압 저하로 뇌세포가 부어올라 멍하고 어지러움 유발.	• 땀 많이 흘리고 물만 먹으면 전해질 묽어짐. 이온음료나 마시는 수액, 소금물 등 공급.

검사 항목	참고 범위	검사 목적 및 시기	해석 핵심	주의사항
Homocysteine	5 ~ 15 (mol/L)	• 뇌혈관 및 미세순환 위험인자 • 원인 불명의 만성 어지러움 (+고혈압) 시	• 상승 (>15): 혈관 내피세포 손상 유발 → 내이 및 뇌혈류 순환 장애 (혈관 독소).	• 혈압/지질이 정상이라도 이 수치가 높으면 뇌졸중 위험. • Vit B6, 9, 12 복합제 추천의 강력한 근거.
마그네슘	1.9 ~ 2.5 (mg/dL)	• 전정 편두통 및 신경 과민성 평가 • 두통 동반 어지러움, 눈밑 떨림 시	• 저하: 신경 세포의 과흥분성 유발. (단, 혈중 농도는 조직 내 결핍을 100% 반영 못함)	• 검사 수치가 정상 범위 하단이라도 증상(눈떨림, 편두통)이 있으면 적극적 섭취 권장.
Lipid Panel (LDL/TG)	LDL < 130 TG < 150 (mg/dL)	• 동맥경화성 어지러움(뇌허혈) • 고령자, 고혈압 환자의 만성 어지러움	• LDL>160, TG>200: 혈관이 좁아져 뇌간/소뇌로 가는 혈류량 부족 (추골기저동맥 부전)	• 지질 이상 교정, 혈액 순환 영양요법 권장.
CRP / ESR	CRP < 0.5 (mg/dL)	• 전정신경염 감별 • 감기 기운 후 심한 어지러움 시	• 상승: 바이러스나 세균 감염에 의한 신경 염증 시사. • 빈혈/대사 문제와 구분하는 기준.	• 감기 몸살 후 빙빙 도는 어지러움은 염증 치료와 휴식이 우선.
VDRL / RPR (매독선별)	Non-reactive (음성)	• 이매독 선별 • 치료에 반응 없는 메니에르병 의심 시	• 양성: 매독균이 내이에 침범하여 어지러움과 난청 유발 (드물지만 놓치면 치명적).	• 일반적인 어지러움 약에 전혀 반응이 없고 청력이 계속 떨어질 때 대학병원 정밀 검사 의뢰 포인트.

6. 이명(귀울림)

■ 이명(귀울림) 원인 감별 자가체크리스트

현재 겪고 있는 증상이나 경험에 해당하는 항목에 O/X 해 주십시오.

분류	번호	문항	O/X
A. 혈관성 (박동성)	1	(양상) 귀에서 심장이 뛰는 것처럼 '두근두근' 하거나 '쉭쉭' 하는 물소리가 규칙적으로 들린다.	
	2	(변화) 운동을 하거나 흥분했을 때 소리가 커지며, 목 부위 혈관을 누르면 소리가 잠시 멈추거나 작아진다.	
B. 체성 (턱/목 근육)	3	(턱관절) 입을 크게 벌리거나, 턱을 좌우로 움직이면 이명의 소리 크기나 높낮이가 변한다.	
	4	(연관통) 평소 턱관절에서 딱딱 소리가 나거나, 뒷목과 어깨가 항상 뭉쳐있고(거북목) 뻐근하다.	
C. 신경성 (감각신경)	5	(양상) '삐-' 하는 얇고 높은 금속성 기계음이나, '맴-맴-' 하는 매미 우는 소리가 지속적으로 난다.	
	6	(과거력) 시끄러운 소음(공사장, 콘서트, 이어폰)에 노출된 적이 있거나, 최근 청력이 조금 떨어진 것(가는 귀) 같다.	
	7	(악화) 몸이 피곤하거나 스트레스를 심하게 받을 때, 또는 조용한 밤에 소리가 더 날카롭게 들린다.	
D. 기타	8	(이관개방) 내 숨소리가 귀에서 거칠게 들리거나, 내 말소리가 동굴처럼 웅웅 울려서 들린다.	
	9	(대사성) 최근 다이어트나 질환으로 체중이 급격히 빠졌거나, 평소 빈혈/갑상선 질환이 있다.	
	10	(약물성) 최근 진통제(아스피린/NSAIDs), 항생제 등을 복용하기 시작했고, 양쪽 귀에서 소리가 난다.	

■ 결과 판정 및 권장 솔루션

판정 결과	의심 질환	핵심 병태 및 특징	권장 솔루션
A형 (1~2번) 혈관성 이명	뇌혈관 기형, 동맥류, 고혈압, 혈관 종양	• 특징: 심장 박동과 일치하는 '두근두근', '쉭쉭' 소리 (박동성). • 동반: 목 혈관 압박 시 소리 변화. • 위험도: [매우 높음]	[상급병원 의뢰] • 즉시 상급병원에서 MRI/MRA 검사 받도록 지도.
B형 (3~4번) 체성 이명	턱관절 장애, 거북목 증후군, 근막통증 증후군	• 특징: 턱이나 목을 움직이면 소리가 변함. • 동반: 턱 관절 통증, 어깨 결림, 두통. • 기전: 턱/목 근육의 긴장이 청신경을 자극.	• 과로를 피하고 규칙적인 스트레칭과 휴식 필요. • 근이완+순환 영양요법 병행.
C형 (5~7번) 감각 신경성 이명	소음성/ 노인성 난청, 돌발성 난청(초기), 스트레스성	• 특징: '삐−', 매미 소리 등 고주파 기계음. • 동반: 가는 귀(청력 저하), 불면, 불안. • 기전: 유모세포 손상 및 미세혈류 장애.	• 갑자기 귀가 먹먹하고 안 들리면 즉시 이비인후과 진료 (돌발성난청−응급) • 그 외에는 장기적(3개월 이상) 영양요법 관리 대상.
D형 (8~10번) 대사/ 약물성	이관개방증, 약물 이독성, 갑상선/빈혈	• 이관개방증: 내 숨소리나 말소리가 웅웅 울림 (자성강청). 고개를 숙이거나 누우면 호전. • 약물성: 양측성 이명, 고주파 금속성 기계음. • 대사성: 양측성, 컨디션 따라 변동. 저주파−중주파 기계음이나 바람소리.	• 이관개방증: 급격한 체중감소가 원인. • 약물성: 처방의와 상의해 원인 약물(진통제/항생제) 중단/변경 권고. • 대사성: 빈혈/갑상선 등 기저질환 관리 우선.

■ 추천 영양요법 & OTC, 약사 상담 포인트

유형	추천 영양요법 & OTC	약사 상담 포인트 & 생활지도
A형 혈관성 이명 (뇌혈관)	[응급] 즉시 상급병원 진료 의뢰 [보조 요법: 검사/치료 후 관리] ① 오메가-3 + 마그네슘 : 혈행 개선, 　혈관 탄력 유지 및 혈압 조절 보조 ② 피크노제놀 / 전칠삼 : 강력한 항산화로 혈관 내피세포 보호 및 　림프액 순환 개선 / 뇌혈류 및 내이 혈류 안정화, 혈전 생성 　억제 및 항염.	[핵심 상담 − Red Flag] • 귀에서 심장 뛰는 소리가 들리는 건 귀 문제가 아니라 뇌혈관이 꽈리처럼 부풀거나 막혀 서 나는 소리일 수 있습니다. • 방치하면 뇌졸중 위험이 있으니 대학병원에서 MRI/MRA 검사를 꼭 받으세요. [주의사항] • 병원 처방약(혈압약, 항혈전제) 복용 여부를 반드시 확인 후 상호작용 없는 성분 추천. • 짠 음식, 술, 담배는 절대 금물.

유형	추천 영양요법 & OTC	약사 상담 포인트 & 생활지도
B형 체성 이명 (근육/ 관절)	① 작약감초탕 / 마그네슘 : 턱과 목 주변 근육의 긴장과 경련을 　즉각적으로 해소. / 신경과민을 낮추고 　근육 뭉침 방지 ② 커큐민 / 브로멜라인 : 만성적인 관절, 근육의 미세 염증 완화 및 　통증 제어	[핵심 상담] • 귀는 정상인데 턱이나 목 근육이 뭉쳐서 　청신경을 누르는 경우로 보입니다. • 영양요법과 함께 턱을 괴거나 　이를 악무는 습관과 거북목 자세를 고쳐야 　소리가 멈춥니다. [생활 지도] • 온찜질: 자기 전 귀 밑 턱관절과 뒷목을 　따뜻하게 찜질하면 아침 이명이 줄어듭니다.
C형 신경성 이명 (감각 신경)	① 은행엽 등 혈액순환제 　　+ 아연 + B12 + 코큐텐 : 달팽이관 혈류 개선, 유모세포 보호, 　손상 된 신경 회복, 에너지 공급. ② 아스타잔틴 / 레스베라트롤 : 뇌혈관장벽을 통과하여 　청신경의 산화적 손상 방어 ③ 테아닌 / 마그네슘 등 미네랄 복합제 : 소리에 대한 신경 과민도를 낮추고 　수면 유도	[핵심 상담] • 지친 귀 신경에 영양을 주고 혈관을 뚫어 　줘야 소리가 잡힙니다. • 신경이 되살아나는 데 시간이 걸리므로 　최소 3개월은 꾸준히 드셔야 효과를 봅니다. [생활 지도] • 백색 소음: 너무 조용하면 이명이 더 크게 　들립니다. 잘 때 라디오를 작게 켜두거나 　선풍기 소리 같은 백색 소음을 깔아두세요. • 커피는 신경을 예민하게 하므로 　피하는게 좋습니다.
D형 대사성/ 약물	[이관개방] 수분 + 식사량 증량 : 탈수 교정 및 체중 회복으로 　이관 주변 지방 충전 [약물성] 글루타치온 + 비타민 C : 약물 독성 해독, 배출 촉진 및 청각세포 　방어 [대사성] 비타민 B군 + 베르베린/쿼르세틴 : 에너지 대사 효율 증가, 항염 또는 　원인질환에 맞는 영양요법 특히 혈허- 　헴철, 스타틴 복용 시 - 코큐텐 필수.	[핵심 상담] • (이관개방) 살이 빠지면서 귀 안쪽 지방도 　빠져 관이 열린 겁니다. 물 많이 드시고 　밥 잘 챙겨 드셔야 이관이 닫힙니다. • (약물성) 지금 드시는 약(진통제/항생제) 　때문에 신경이 자극 받은 겁니다. 　의사 선생님과 상의해 약을 바꾸거나 끊고 　항산화 해독제를 드시면 금방 좋아질겁니다. • (대사성) 몸의 대사 균형이 깨진 신호입니다. 　원인질환(혈허/당뇨/갑상선 등)부터 　관리해야 합니다.

■ 이명 유발 가능 약물 및 기전

유형	대표 약물	기전 및 특징	임상 주의점
진통 /소염제	Salicylates (Aspirin 고용량) NSAIDs (Ibuprofen, Naproxen)	• 가역적: 달팽이관의 NMDA 수용체 활성화 및 혈류 감소 유발. • 용량 의존성: 주로 아스피린 1일 3g 이상 등 고용량 복용 시 발생.	• 진통제 고용량 복용 시 삐–소리가 나면 약 농도가 너무 높다는 신호. 약물 중단 후 2~3일 내로 사라짐.
항생제 I (이독성 고위험)	Aminoglycosides (Amikacin, Tobramycin, Gentamicin)	• 비가역적: 내이 림프액에 약물이 축적되어 유모세포를 직접 파괴. • 영구적인 청력 손실과 이명 동반 가능성 높음.	• 청각 모니터링 필수 : 주사제 투여 시 주로 발생.
항생제 II (기타 계열)	Macrolides (Erythromycin) Glycopeptides (Vancomycin)	• 용량/속도 의존성: Erythromycin: 고용량 시 가역적 이명. Vancomycin: 신기능 저하 시 혈중 농도 상승으로 영구적 손상 가능.	• 신기능 체크: 신장 기능이 떨어진 노인 환자에게서 위험도가 급증하므로, 혈중농도 관리 중요.
항생제 III (테트라 사이클린)	Tetracyclines (Doxycycline, Minocycline)	• 전정 기관 (평형)과 청각 신경을 동시에 자극. • 미노사이클린은 어지러움을 더 흔하게 유발함.	• 증상 관찰, 약물 변경 고려.
항암제	Platinum–based (Cisplatin, Carboplatin)	• 비가역적 손상 위험: ROS 생성으로 유모세포 파괴. 가장 빈번한 이명 유발 약물. 다른 이독성 약물과 병용 시 위험 2배.	• 청력 검사 병행: 항암 치료 전후 청력 검사 필수.
이뇨제	Furosemide	• 혈관조(Stria vascularis) 혈관의 밀착 연접 손상 : 이독성 약물의 투과성이 증가	• 다른 이독성 약물(겐타마이신, 반코마이신, 시스플라틴 등)과 병용시 매우 위험.
항 말라리아제	Quinine Chloroquine	• 혈관 수축: 달팽이관으로 가는 혈류량을 급격히 감소시킴. • 고용량에서 영구적 손상 가능성 있음.	• Cinchonism: 이명, 두통, 시야 흐림이 동시에 나타나는 중독 증상 주의. 즉시 중단 시 회복 가능.
베타 차단제	Propranolol	• 이명 감수성 증가 : 중추신경계 작용으로 인해 환자가 느끼는 이명의 강도를 높임.	• 혈압약 변경 후 소리가 커졌다면, 다른 계열 (CCB, ARB 등)로 변경 고려.

1. 위

■ 위 종합 건강 자가 체크리스트

최근 한 달간 상태와 가장 가까운 곳에 체크해주십시오.

※ PPI, H2 차단제 복용시 [PPI 와 H2 차단제 복용으로 인한 체내 고갈 영양소] 표(95페이지)
를 꼭 체크해주세요.

O (2점): 항상 그렇다 / △ (1점): 가끔 그렇다 / X (0점): 거의 그렇지 않다

분류	번호	문항	O△X
위염	1	(가족력) 가족 중 위암, 위궤양 또는 헬리코박터 양성 진단을 받은 사람이 있다.	
	2	(상복부 통증) 공복이나 식후, 혹은 새벽 시간대에 명치 부근 속쓰림이나 통증이 있다.	
	3	(소화 불량) 식사 후 상복부 더부룩함이나 조기 포만감이 4주 이상 지속된다.	
역류성 식도염	4	(흉부 작열감) 식후 2~3시간 이내에 가슴이 쓰리거나 목이 화끈거리는 증상이 있다.	
	5	(역류/이물감) 음식물이나 신물이 입까지 역류하는 느낌이 들거나 목에 무언가 걸린 듯하다.	
	6	(구외 증상) 아침에 목이 따갑거나 쉰 목소리, 원인 모를 기침이 심하다.	
위축성 위염	7	(내시경 소견) 내시경 검사에서 "위점막이 얇아졌다"거나 "위축성 위염/장상피화생" 진단을 받은 적이 있다.	
	8	(감염 이력) 헬리코박터 파이로리균에 감염되었거나 제균 치료를 받은 경험이 있다.	
	9	(식이 습관) 짠 음식, 탄 음식, 가공육을 즐기며 야식 후 바로 눕는 습관이 있다.	
전신 징후	10	(경고 징후) 이유 없는 피로감, 빈혈(철분/B12 결핍), 체중 감소 또는 구취가 심하다.	

■ 결과 판정 및 권장 솔루션

총점 및 주요 문항	위험 등급	권장 솔루션
0~7점	정상 (안정)	• 예방 및 유지 단계 • 일시적 자극 가능성. 규칙적인 식사와 정기 검진 유지 권장
8~5점	주의 (관리 필요)	• 생활 습관 교정 및 집중 관리 단계 • 경도 위염 혹은 역류성 식도염 의심 • 자극적 음식 제한 및 점막 회복 영양소 권장
16~20점	고위험 (전문 진단)	• 즉시 병원 방문 및 내시경 권유 • 만성 위축성 변화 및 활성 감염 가능성 높음. • 적극적인 제균 및 점막 복구 상담 필요
7, 8번 문항 O	만성 위축성 위험	[중요] 위점막 위축 및 장상피화생 의심. 위암 가족력(1번) 동반 시 정기적인 내시경 추적 관찰 필수
10번문항 O	흡수 불량 고위험	[주의] 위장 기능 저하로 인한 철분/B12 결핍 및 전신 쇠약 신호. 단순 피로제로 해결되지 않는 영양 보충 필요

■ 추천 영양요법 & OTC, 약사 상담 포인트

목표	추천 영양요법 & OTC	약사 상담 포인트 & 생활지도
1. 위점막 복구 및 염증 완화 (문항 1,2,3번)	① 아연/MMSC : 손상된 위점막 재생 촉진 및 　염증 완화 ② 감초추출물 : 위점막 보호 장벽 강화 및 　속쓰림 완화	[핵심 상담] • 공복이나 식후 명치 통증은 위점막이 　얇아져 자극을 받고 있다는 신호입니다. • 점막을 재생시키는 원료를 충분히 　공급하여 자생력을 높여야 합니다. [생활 지도] • 자극 차단: 맵고 짠 음식, 탄 음식 섭취를 　금하고 소화가 잘되는 부드러운 음식을 　선택하세요.
2. 역류 방지 및 식도 보호 (문항 4,5,6번)	① 알긴산나트륨 (액상) : 물리적인 보호막을 형성하여 　위산 역류 차단 ② 소화효소제 : 빠른 음식물 배출로 복압을 낮추어 　역류 원인 제거	[핵심 상담] • 가슴 쓰림이나 목의 이물감은 위산이 　식도를 자극하여 생기는 증상입니다. • 단순 제산제보다는 역류를 물리적으로 　막고 소화를 돕는 것이 더 근본적인 　해결책입니다. [생활 지도] • 눕기 금지: 식사 후 바로 눕는 습관과 　야식을 절대 금지하세요. • 상체 높이기: 취침 시 상체를 약간 높게 　유지하는 것이 도움이 됩니다.

목표	추천 영양요법 & OTC	약사 상담 포인트 & 생활지도
3. 제균 보조 및 위 환경 개선 (문항 7,8번)	① S.bouradii, L. reuteri 　(제균 보조 프로바이오틱스) : 헬리코박터균의 활성 억제 및 배출 　보조 ② 매스틱 검 : 위장 보호 및 항균 작용을 통한 　위 건강 유지	[핵심 상담] • 헬리코박터 감염 이력이 있거나 점막이 　얇아진 경우, 제균 치료 후에도 꾸준한 　환경 관리가 필요합니다. • 유익균을 통해 위장 내 환경을 　산성 상태에서 안정화해야 합니다. • <u>헬리코박터 제균치료 중 보조 성분 　리스트(94페이지)를 참고하세요!</u> [생활 지도] • 정기 검진: 위축성 위염 단계에서는 　정기적인 위내시경을 통해 변화를 　관찰하는 것이 가장 중요합니다.
4. 영양 흡수 보충 및 전신 징후 관리 (문항 10번)	① 액상 철분/헴철 + 비타민 B12 : 위장 기능 저하로 인한 결핍 　영양소 보충 ② 아미노산 (단백질) : 소화 흡수력이 떨어진 상태에서 　빠른 에너지원 공급	[핵심 상담] • 위 기능이 떨어지면 철분이나 　비타민 B12의 흡수율이 낮아져 만성 　피로나 빈혈이 올 수 있습니다. • 몸이 무겁고 체중이 감소하는 것은 　영양이 제대로 흡수되지 못하고 있다는 　경고입니다. [생활 지도] • 단백질 섭취: 흡수가 쉬운 형태의 단백질 　위주로 식사하고, 구취 관리를 위해 구강 　위생에도 신경 쓰세요.

■ 위산 과다/저하 구분 체크리스트

최근 한 달간 상태와 가장 가까운 곳에 체크해주십시오.

O (2점): 항상 그렇다 / △ (1점): 가끔 그렇다 / X (0점): 거의 그렇지 않다

분류	번호	문항	O△X
위산 과다	1	(작열감) 식사 후 1~2시간 이내에 속쓰림이나 명치 부근이 타는 듯한 느낌이 자주 있다.	
	2	(공복통) 공복 시 또는 새벽에 통증이나 쓰림이 있고 음식 섭취 후 완화된다.	
	3	(역류감) 속이 타는 느낌과 함께 트림이나 무언가 입쪽으로 역류하는 느낌이 동반된다.	
	4	(소화불량) 식사 직후 상복부 팽만감(더부룩함)이나 메스꺼움이 심하게 나타난다.	
위산 과다	5	(자극제) 카페인, 맵고 짠 음식, 또는 기름진 음식을 섭취한 후 통증이 악화된다.	
	6	(야간/자세) 밤에 누웠을 때 증상이 더 심해지거나 잠에서 깰 때가 있다.	
	7	(심리/피로) 스트레스를 받거나 수면이 부족할 때 속쓰림 증상이 유독 악화된다.	
	8	(기호식품) 음주를 하거나 담배를 피운 후에 속이 쓰린 증상이 더 심해진다.	
	9	(약물반응) 위장약(PPI, 제산제 등)을 복용하면 증상이 일시적으로라도 완화되는 경험이 있다.	
	10	(경고징후) 약을 2주 이상 복용해도 호전이 없거나, 구취 · 빈혈 · 체중 감소 등이 동반된다.	
위산 저하	11	(정체감) 식사 후에 위가 더부룩하고 음식이 오래 남아있는 느낌이 든다.	
	12	(단백질) 고기나 달걀 같은 단백질 음식을 먹은 후 유독 속이 더부룩하다.	
	13	(가스/팽만) 식사 후에 복부 팽만감이 심하거나 트림, 방귀가 자주 발생한다.	
	14	(약물) 장기간 위산억제제(PPI)를 복용했거나 현재 복용 중이다.	
	15	(질환) 위축성 위염 또는 헬리코박터균 감염 진단을 받은 적이 있다.	
	16	(영양) 철분 또는 비타민 B12 결핍(빈혈 등) 진단을 받은 적이 있다.	
	17	(피로) 속이 쓰리지는 않지만 소화가 항상 더디고 만성적인 피로감이 있다.	
	18	(면역) 장내 세균 불균형 등으로 인해 평소 감염성 질환에 자주 걸린다.	
	19	(완화 요인) 소화효소제나 식후 식초 · 레몬즙을 섭취하면 소화 증상이 완화된다.	
	20	(경고) 최근 이유 없는 식욕 저하, 체중 감소, 또는 삼킴 곤란이 나타난다.	

■ **결과 판정 및 권장 솔루션**

위산 과다 점수(1~10번 합계)와 위산 저하 점수(11~20번 합계)를 각각 계산하여
더 높은 점수가 나온 쪽을 우선적으로 관리합니다.

판정 기준	의심 유형	주요 증상	권장 솔루션
위산 과다 우세 (1~10번)	위산 과다형 : 위산 과잉 분비 및 　위 점막 자극	• 식후 1~2시간 내 속 쓰림, 　명치 통증 • 공복 시 쓰림 　(음식 섭취 시 완화) • 신트림, 신물 역류, 　야간 증상 심화	• 규칙적인 식사와 야식 금지 • 카페인, 맵고 짠 자극적 　음식 제한 • 점막 보호 영양소 섭취 　상담 권장
위산 저하 우세 (11~20번)	위산 저하형 : 위산 부족으로 　인한 소화력 저하	• 식후 만성적인 더부룩함 및 　정체감 • 고기 · 달걀 등 단백질 　섭취 시 소화 불량 • 복부 팽만, 잦은 방귀, 　만성 피로	• 식후 식초 · 레몬즙 등 　산도 보조 섭취 • 소화 효소제 보충 및 　장내 환경 개선 • 위축성 위염 및 균 감염 여부 　확인
총점 8~15점	주의 단계 : 생활 습관 교정 　필요	• 일시적인 위 자극 　혹은 경도 위염 • 컨디션에 따른 소화 불량 　증상	• 집중 관리 필요 　(질환 발전 전 단계) • 식단 일기 작성 및 　생활 습관 교정 • 소화 효소 및 　영양소 보충 상담
총점 16~20점	고위험군 : 정밀 검사 권유	• 만성적인 점막 손상 및 　위축성 변화 • 장기적인 약물 복용에도 　증상 지속	• 즉시 전문의 진료 및 　내시경 검사 필요 • 적극적인 의학적 치료 　병행 권장
10번 또는 20번 문항 O	긴급 경고형	• 이유 없는 체중 감소, 　삼킴 곤란 • 약물 반응 없는 구취, 빈혈, 　혈변 등	• 즉시 상급 의료기관 　(종합 병원) 방문 • 기질적 질환(종양 등) 여부 　확인 필수

■ 추천 영양요법 & OTC, 약사 상담 포인트

분류–목표	추천 영양요법 & OTC	약사 상담 포인트 & 생활지도
1. 위산 과다 우세형 (1~10번 점수 높음) –점막방어력 강화 및 산 자극차단	① 위·식도 점막 회복 성분 : MMSC, 아연 ② 알긴산나트륨 (액상) : 역류 증상 시 물리적 보호막 형성 ③ 비타민 C + 마그네슘 + 홍경천 추출물	[핵심 상담] • 공복이나 새벽에 쓰림이 심하다면 위산이 점막을 자극하고 있는 상태입니다. • 피로체크리스트를 통해 자율신경계 상태를 함께 체크해봐야 합니다. [생활 지도] • 공복 관리: 취침 전 3시간은 반드시 금식하세요. • 자극 차단: 카페인, 음주, 자극적인 음식을 엄격히 제한하세요.
2. 위산 저하 우세형 (11~20번 점수 높음) – 적정 위산도 확보 및 소화 효율 증대	① 소화 보조 성분 / 위산 분비 촉진 : 베타인, 천연 발효 식초 ② 복합 소화효소제 : 단백질 소화력 향상 및 음식물 정체 시간 단축	[핵심 상담] • 고기를 먹은 후 속이 더부룩하고 가스가 찬다면 위산이 부족해 소화가 덜 되는 것입니다. • 위축성 위염이나 헬리코박터균 감염 이력이 있는지 확인이 필요합니다. [생활 지도] • 식사법: 음식을 천천히 꼭꼭 씹어 드시고, 식사 중 과도한 수분 섭취는 피하세요. • 산도 조절: 식사 직전 식초나 레몬즙을 섭취하면 소화에 도움이 될 수 있습니다. 속이 쓰리지 않는 낮은 농도부터 시작하세요
3. 양쪽 복합형 (두 점수 모두 높음)	① 점막 회복 성분 + 소화 보조 성분 모두 필요 : 점막 재생과 소화력 보강을 병행 ② 활성 비타민B군 (특히 B12) / 철분 : 위장 기능 저하로 인한 영양 흡수 장애 보충	[핵심 상담] • 만성 위염이 진행되어 점막은 손상되었으나 소화력은 떨어진 복합적인 상태입니다. • 빈혈 여부를 확인하고, 위 점막 회복과 산도 조절 영양소를 세심하게 병용해야 합니다. [생활 지도] • 정기 검진: 위축성 변화가 진행 중일 수 있으므로 반드시 정기적인 내시경 검사를 받으세요.

■ 기능성 소화불량형 자가 체크리스트

최근 한 달간 상태와 가장 가까운 곳에 체크해주십시오.

O (2점): 항상 그렇다 / △ (1점): 가끔 그렇다 / X (0점): 거의 그렇지 않다

분류	번호	문항	O△X
주요 증상	1	(불편감) 최근 3개월 이상 식사 후에 상복부 불편감이 반복적으로 나타난다.	
	2	(조기 포만감) 식사 중 또는 직후에 적은 양으로도 금방 배가 부른 느낌(조기 포만감)을 받는다.	
	3	(통증/화끈거림) 명치 부근의 통증이나 화끈거림이 주 1회 이상 발생한다.	
	4	(동반 증상) 식후에 복부 팽만감, 메스꺼움, 또는 두통 등이 함께 동반될 때가 많다.	
유발 요인	5	(심리적 요인) 스트레스를 받거나 긴장되는 상황에서 위장 증상이 유독 악화된다.	
	6	(식이 습관) 불규칙한 식사나 과식을 한 후에 증상이 심해지는 경향이 있다.	
	7	(자극제) 카페인이나 탄산음료를 섭취한 후 속이 더 더부룩하거나 불편하다.	
상태 및 반응	8	(기질적 질환) 위 내시경 검사 결과, 위염 등 특별한 기질적 질환이 없다는 진단을 받았다.	
	9	(심리 상태) 평소 수면 부족이나 불안한 심리 상태가 지속되는 편이다.	
	10	(약물 반응) 소화제나 프로바이오틱스를 복용하면 증상이 일시적으로라도 호전된다.	

■ 결과 판정 및 권장 솔루션

총점 범위	위 건강 등급	권장 솔루션
0 ~ 7점	정상	• 불편감이 일시적일 가능성 • 규칙적인 식사 시간 유지 및 천천히 씹기 권장.
8 ~ 15점	주의	• 생활 습관 및 스트레스 관리 필요 • 식사량을 평소의 70%로 조절하고 식후 걷기 습관화 • 스트레스, 피로 체크리스트를 통한 상담 권장.
16 ~ 20점	위험	• 만성적 기능 저하 및 정밀 진단 권유 • 삶의 질 저하 및 동반 질환 감별 필요 • 적극적인 위장 운동 촉진 및 심리 안정 상담 필요.

■ 추천 영양요법 & OTC, 약사 상담 포인트

목표	추천 영양요법 & OTC	약사 상담 포인트 & 생활지도
1. 위 운동 기능 저하 개선 (문항 1, 2, 3, 10번)	① 위장운동 촉진 성분 (생강추출물, 아티초크추출물, 소화효소, 마그네슘) : 위 배출 능력을 높여 조기포만감 및 팽만감 개선 ② 비타민 B군 (특히 B1) : 위장 근육의 수축력을 돕고 에너지 대사 지원	[핵심 상담] • 적은 양을 먹어도 배가 금방 부르거나 식후 불편감이 오래간다면 위장이 제대로 움직이지 못하는 상태입니다. • 위장의 움직임을 깨우는 성분이 소화시간을 단축해 줄 수 있습니다. [생활 지도] • 식후 산책: 식사 후 바로 앉지 말고 15분 정도 가볍게 걸어 위장 운동을 물리적으로 도우세요.
2. 자율신경 균형 및 스트레스 완화 (문항 5, 9번)	① 마그네슘 + L-테아닌 : 뇌-위장 축을 안정시켜 예민해진 위장 진정 ② 비타민C + 마그네슘+ 홍경천 추출물 : 부신피로 영양제, 스트레스 저항력을 높여 신경성 위염 양상 개선	[핵심 상담] • 긴장하거나 스트레스를 받을 때 증상이 심해진다면 위장 자체가 아니라 '신경계'가 원인일 수 있습니다. • 마음이 안정되어야 위장의 경련과 감각 예민도가 줄어듭니다. [생활 지도] • 심리 안정: 식사 전 짧은 명상이나 복식호흡으로 부교감 신경을 활성화한 뒤 식사하세요.
3. 효소 부족 및 위산 환경 개선 (문항 6, 7, 10번)	① 위산 분비 촉진 및 소화 보조제 : 부족한 위산 환경을 보조하여 단백질 분해 지원 ② 복합 소화효소제 : 식이 습관으로 인한 소화 부담을 직접적으로 해소	[핵심 상담] • 불규칙한 식사나 카페인 섭취가 잦다면 음식을 분해하는 효소가 고갈되었을 가능성이 큽니다. • 효소를 직접 보충하여 위장이 할 일을 덜어주는 것이 중요합니다. [생활 지도] • 식이 조절: 과식과 탄산음료를 피하고, 음식을 천천히 30번 이상 꼭꼭 씹어 드세요.
4. 기질적 질환 감별 및 경고 관리 (문항 8번)	① 정기적인 내시경 확인 권고 : 기질적 질환이 없음을 주기적으로 확인 ② 고함량 영양 보충 : 장기적인 소화 불량으로 인한 체중 감소 방지	[핵심 상담] • 내시경 상 문제가 없는데도 증상이 있다면 '기능성' 문제입니다. 하지만 체중이 줄거나 구토가 지속되면 반드시 재검사를 받아야 합니다. • 심리적 안정과 규칙적인 생활 리듬이 치료의 핵심임을 인지해야 합니다.

■ 위 관련 약물 및 상담 포인트

● 헬리코박터 제균치료 중 보조 성분

성분	작용 원리	기대 효과	사용 시점	주의사항 / 상담 포인트
프로바이오틱스 (S. boulardii, L. reuteri)	H. pylori 부착 억제, 항생제 유발 장내균총 붕괴 완화	제균 성공률 ↑ 설사 · 복부불편 ↓	제균하는 동안 & 종료 후 2 – 4주	항생제와 2시간 이상 간격
아연	점막 결합 → 재생 촉진– 염증 억제	위염 · 통증 감소 제균 후 회복 촉진		장기 고용량 아연 주의 – 점막 보호 목적임을 설명
비타민 C (저~중용량)	항산화 작용 위 점액 환경 개선	제균 보조 효과	제균하는 동안	고용량은 위 자극 가능
락토페린	철 결합 → 균 성장 억제	항생제 감수성 ↑ 가능	제균하는 동안	가이드라인 필수 성분은 아님

● 위·식도 점막 자극 가능 약물

약물 계열	대표 성분명	위 · 식도 자극 기전
NSAIDs	Ibuprofen, Naproxen, Diclofenac, Aspirin	프로스타글란딘 합성 억제 → 점막 보호 ↓
아스피린 · 항혈소판제	Aspirin, Clopidogrel, Cilostazol	점막 미세출혈 + 혈소판 기능 억제
스테로이드	Prednisolone, Dexamethasone	위산 분비 증가 + 점막 회복 지연
비스포스포네이트	Alendronate, Risedronate	식도 점막 직접 자극
칼륨 제제	염화칼륨	고농도 화학적 자극
특정 항생제	Doxycycline. Tetracycline, Clindamycin	약물 정체 시 점막 화상
철분제	황산철, 푸마르산철	산화 자극 + 국소 염증
항콜린성 약물	Diphenhydramine, Oxybutynin	LES 이완 + 위 배출 지연
1세대 항히스타민	Chlorpheniramine	항콜린성 작용
카페인 함유 제제	카페인 포함 약물, 드링크	LES 이완 + 산 분비 증가

● 위장운동을 저하시킬 수 있는 약물

약물 계열	대표 성분명	위장운동 저하 기전
항콜린성 약물	Diphenhydramine, Oxybutynin	아세틸콜린 차단 → 위 연동운동 ↓
1세대 항히스타민	Chlorpheniramine	항콜린성 작용
삼환계 항우울제 (TCA)	Amitriptyline, Nortryptyline	항콜린성 + 평활근 억제
오피오이드 진통제	Codeine, Tramadol, Morphine	μ-수용체 자극 → 위·장 연동 억제
칼슘통로차단제 (CCB)	Verapamil, Diltiazem, Amlodipine	평활근 이완 → 위 배출 ↓
항정신병 약물	Haloperidol, Risperidone, Olanzapine	도파민 차단 → 위장 신경조절 저하
파킨슨병 치료제	Levodopa	위 배출 지연
GLP-1 수용체 작용제	Tirzepatide, Semaglutide, Dulaglutide, Liraglutide	의도적 위 배출 지연
항파킨슨성	Benztropine	강한 항콜린성

● PPI 와 H2 차단제 복용으로 인한 체내 고갈 영양소

체내 영양소	고갈 기전	임상적 문제	약국 관리 포인트
비타민 B12	위산 억제 → 단백결합 B12 분리 ↓	빈혈, 피로, 손발저림, 인지저하(장기)	3개월 이상 복용자 선별 → 활성형 B12 복용 추천
마그네슘	장 흡수 저하	근육경련, 심계항진, 불안	유기산 마그네슘 복용 추천
칼슘	탄산칼슘 흡수 ↓ (산 의존)	골밀도 저하 위험	칼슘, 비타민D, K2 복합제 복용 추천
철분	$Fe^{3+} \rightarrow Fe^{2+}$ 전환 저해	철결핍성 빈혈	액상철분/헴철 복용 추천
아연(Zn)	흡수 환경 변화	미각저하, 면역저하	3개월이내 아연 복용 추천
장내균총 변화	위산 장벽 소실	설사, 감염 위험 증가	프로바이오틱스 선별 사용

2. 장

■ 장 건강 & 배변 유형 자가체크리스트

최근 한 달간 상태와 가장 가까운 곳에 체크해주십시오

O (2점): 항상 그렇다 / △ (1점): 가끔 그렇다 / X (0점): 거의 그렇지 않다

분류	번호	항목	O△X
변비	1	일주일에 대변을 보는 횟수가 3회 미만이다.	
	2	대변이 딱딱하고 덩어리져서 나오거나 토끼똥 같은 형태다.	
	3	변을 볼 때 과하게 힘을 주거나 10분 이상 오래 걸린다.	
	4	볼일을 보고 난 후에도 배 속이 묵직한 잔변감이 느껴진다.	
설사	5	대변이 묽고 형태가 없으며, 하루 3회 이상 자주 간다.	
	6	신호가 오면 참기 힘들고 화장실로 직행해야 하는 긴급성이 있다.	
소장내 세균 과다증식 (SIBO)	7	식사 직후 또는 1~2시간 내에 배가 빵빵하게 가스가 찬다.	
	8	양파, 마늘, 사과 등을 먹으면 유독 속이 불편하고 가스가 심해진다.	
	9	평소 배에서 물소리나 꾸르륵 소리(복명)가 크게 자주 난다.	
	10	충분히 쉬어도 풀리지 않는 만성 피로나 어지러운 빈혈 증상이 있다.	
	11	대변이나 방귀에서 코를 찌르는 지독한 부패취가 난다.	
과민성 대장증후군 (IBS)	12	복통이 있다가 배변을 하고 나면 통증이 완화되거나 변한다. (IBS)	
	13	스트레스를 받거나 긴장하면 바로 배가 아프고 화장실을 찾게 된다.	
유당 불내증	14	우유, 치즈 등 유제품이나 기름진 음식을 먹으면 바로 설사한다.	
장누수 증후군 (LGS)	15	장 상태가 안 좋을 때 머리가 멍하고 집중력이 떨어지는 현상이 있다.	
	16	이유 없는 피부 트러블, 가려움증, 두드러기가 자주 발생한다.	
	17	항생제, 진통제, 위산억제제를 장기간 혹은 습관적으로 복용한다.	
생활 습관	18	음식을 30번 이상 충분히 씹지 않고 급하게 식사하는 편이다.	
	19	하루에 마시는 물의 양이 적고 식이섬유(채소/과일) 섭취가 부족하다.	
경고 신호	20	대변에 피나 끈적한 점액이 섞여 나온다.	

■ 결과 판정 및 권장 솔루션

판정 기준	의심 유형	주요 증상	권장 솔루션
변비 우세형	이완성/경련성 변비 : 장 운동성 저하 및 수분부족	• 주 3회 미만 배변 및 과도한 힘주기 • 변이 딱딱하고 토끼똥 같은 형태 • 배변 후에도 남아있는 잔변감	• 장 운동 활성화 : 마그네슘, 유산균 • 수분 및 식이섬유 : 불용성 섬유질 섭취 • 규칙적인 복부 마사지 및 유산소 운동
설사 우세형	과민성 설사 (IBS-D) : 대장 민감도 증가 및 운동 이상	• 식후 즉각적인 신호 및 묽은 변 • 긴장하거나 스트레스 시 복통 · 설사 • 대변 후 복통이 일시적으로 완화됨	• 장 점막 복구 : L-글루타민, 아연 • 심신 안정 : 마그네슘, 테아닌 • 자극적인 음식 (매운 맛, 유지방) 제한
가스/ 팽만형	소장내 세균 과다증식 (SIBO) : 소장 내 균 증식 및 가스발생	• 식후 1~2시간 내 배가 빵빵해짐 • 잦은 방귀와 트림, 복부 팽만감 • 식이섬유 · 유산균 섭취 시 오히려 악화	• 저포드맵 식단 필수 • 천연 항생/정화 : 베르베린, 오레가노 오일 • 소화 기능 강화 (베타인 HCl, 소화효소)
8 ~ 15점	주의 단계 : 장벽 손상 진행 중 장누수 증후군 의심	• 간헐적인 복부 불편감과 피부 트러블 • 음식에 따른 소화 기복이 심함	• 집중 장벽 관리 • 가공식품 및 정제당 섭취금지 • 장내 환경 개선을 위한 영양 상담 필요
16 ~ 20점	고위험군 : 만성 장 기능 저하	• 일상생활이 힘들 정도의 배변 장애 • 만성 피로 및 영양 흡수 불량 동반	• 전문의 진료 및 대장 내시경 권고 • 장기적인 식단 및 영양 요법 병행
20번 O	긴급 경고형	• 혈변, 점액변, 이유 없는 체중 감소 • 밤에 잠을 깨우는 심한 복통	• 즉시 상급 의료기관 방문 • 염증성 장 질환(IBD) 등 기질적 질환 확인

■ 추천 영양요법 & OTC, 약사 상담 포인트

분류 – 목표	추천 영양요법 & OTC	약사 상담 포인트 & 생활지도
IBS – 장신경 안정 및 근육 이완 (문항 12, 13번)	① L–테아닌 + 마그네슘 : 심리적 이완 및 장–뇌 축 안정 유도 ② 페퍼민트 오일 : 장 평활근의 경련 및 복통 완화	[핵심 상담] 장의 예민도는 마음의 긴장과 연결 됩니다. 장–뇌 축(Gut–Brain)을 안정시키고 경련을 잡아주어야 합니다.
유당불내증 – 유제품 소화력 강화 및 부패방지 (문항 14번)	① 유당분해효소 : 유제품의 유당을 직접 분해하여 부패 방지 ② 맞춤 유산균 : 장내 균총 개선 및 유해 가스 억제	[핵심 상담] 유제품 소화 효소가 부족하여 음식이 부패하고 있습니다. 부족한 효소를 직접 채워주는 것이 시급합니다.
SIBO – 소장내 균 환경 정화 및 가스 배출 (문항 7, 8, 9, 11, 18번)	① 베타인 HCl + 복합 소화효소 : 위산 지원 및 단백질 부패 방지 ② 포스트바이오틱스 + 천연항균제 : 소장 내 유해균 억제 및 환경 정화	[핵심 상담] 지독한 부패취(11번)는 단백질이 장에서 썩고 있다는 신호이므로 소화 정화가 최우선입니다. [생활 지도] 식사 사이 4시간 공복과 저녁– 아침식사 사이 긴 공복시간을 유지하여 소장 내 유해균 가스를 배출하는 소장 청소 운동(MMC)을 깨워야 합니다.
+10번:O	+ 비타민 B12 & 철분 : 소장 유해균에 의해 탈취된 영양소 보충	[핵심 상담] 부패취가 심하고 피곤하다면 소장 유해균이 비타민 B12와 철분을 가로채고 있을 가능성이 높습니다.
LGS – 장점막 장벽 복구 및 전신 염증 차단 (문항 15, 16, 17번)	① L–글루타민 + 아연 : 헐거워진 장 점막의 밀착 연접 복구 ② 퀘르세틴 + 비타민 D : 장벽 면역 강화 및 전신 염증 억제	[생활 지도] 장벽을 손상시키는 술, 밀가루를 완전히 끊는 '장벽 재건기'가 3개월 정도 점막 복구를 위해 반드시 필요합니다.
+15 : O	L–글루타민 요법 최우선 적용 : 손상된 장 점막 세포에 핵심 영양 공급	[핵심 상담] 브레인 포그나 피부 트러블이 있다면, 유산균보다 장벽 복구를 최우선 순위로 두어야 합니다.

분류 – 목표	추천 영양요법 & OTC	약사 상담 포인트 & 생활지도
변비 우세형 – 배변 리듬 및 연동운동 활성화 (문항 1–4번)	① 마그네슘 + 차전자피 : 변의 부피를 키우고 수분 함량 조절 ② 비타민 B5 : 장의 연동 운동을 위한 에너지 대사지원	[핵심 상담] 변비를 호소하더라도 가스 팽만이나 부패 취가 있다면 소화 정화 요법을 반드시 병행 하세요.
설사 및 긴급형 – 장벽보호 및 수분 흡수 리듬 회복 (문항 5, 6번)	① 고함량 유산균 + 아연 : 장내 수분 흡수 조절 및 면역 강화 ② L–글루타민 : 장벽 방어막 강화로 자극원에 대한 저항력 증대	[핵심 상담] 장의 흡수력이 떨어지고 방어막이 헐거워진 상태입니다. 장벽 보호와 수분 흡수 리듬을 회복해야 합니다.

■ 장질환 추가 상담 포인트

● Bristol Stool Form Scale

대변의 외형을 보고 장의 운동성과 수분 조절 능력을 평가하는 전 세계 표준 지표입니다.

이 척도를 활용하면 환자의 장 상태가 이완성(느림)인지 경련성/염증성(빠름)인지를

객관적으로 구분할 수 있습니다.

Type 1		Separate hard lumps	VERY CONSTIPATED
Type 2		Sausage-shaped but lumpy	SLIGHTLY CONSTIPATED
Type 3		Sausage-shaped with cracks on the surface	NORMAL
Type 4		Looks like smooth and soft sausage or snake	NORMAL
Type 5		Soft blobs with clear-cut edges	LACK OF FIBER
Type 6		Mushy, fluffy pieces with ragged edges	INFLAMMATION
Type 7		Liquid consistency with no solid pieces	INFLAMMATION AND DIARRHEA

유형	단계	대변의 형태 및 상태	해석
변비	Type 1~2	토끼똥처럼 딱딱하고 끊어지는 형태 (1단계) 혹은 소시지 모양이지만 울퉁불퉁하고 딱딱한 형태 (2단계)	장내 체류 시간이 길어 수분이 과도하게 흡수된 상태
정상	Type 3~4	겉면이 살짝 갈라진 소시지 모양 (3단계) 혹은 매끈하고 부드러운 바나나 모양 (4단계)	건강하고 이상적인 장 상태
설사	Type 6~7	형태가 흐물흐물하고 진흙 같은 상태 (6단계) 혹은 형태가 전혀 없는 완전한 액체 상태 (7단계)	장 운동이 과하게 빠르거나 염증·감염으로 수분 흡수가 안 된 상태

● 변비 유발 약물 및 기전

약물 계열	대표 성분 또는 성분군	유발 기전	상담 포인트
마약성 진통제	Codeine, Tramadol, Oxycodone	장관 내 mu-수용체에 결합하여 장 운동을 강력하게 억제합니다.	'OIC(마약성 변비)'로 불리며, 일반 하제에 반응이 적을 수 있습니다.
항콜린성 약물	항히스타민제, 항파킨슨제	부교감 신경을 억제하여 장 근육의 수축력을 떨어뜨립니다.	고령 환자의 경우 구강 건조와 함께 만성 변비의 주원인이 됩니다.
항우울제	삼환계 항우울제(TCA)	강력한 항콜린 작용으로 장 통과 시간을 지연시킵니다.	변비 증상 발생 시 상대적으로 작용이 적은 SSRI 등으로 전환 검토.
혈압약 (CCB)	Verapamil, Diltiazem	장 평활근의 칼슘 채널을 차단하여 장 수축력을 약화시킵니다.	마그네슘 등 장 운동 보조 영양소 병용이 효과적일 수 있습니다.
미네랄 제제	철분제, 칼슘제, 알루미늄 제산제	철분은 장내 산화 스트레스를, 알루미늄은 장 근육 이완을 유도합니다.	변비가 심할 경우 액상 철분이나 흡수율이 높은 헴철 제형 권장합니다.
이뇨제	Loop diuretics, Thiazide	체내 수분 배출을 늘려 대장 내 수분을 과도하게 재흡수하게 합니다.	충분한 수분 및 전해질 섭취 가이드가 필수적입니다.

● 설사 유발 약물 및 기전

약물 계열	대표 성분 및 성분군	유발 기전	상담 포인트
항생제	Amoxicillin, Cephalosphorin	유익균 사멸로 담즙산 대사가 변하고 유해균(C.diff 등)이 증식합니다.	항생제 연관 설사(AAD) 예방을 위해 S. bouradii 병용 권장.
당뇨약	Metformin	담즙산 재흡수 저해 및 GLP-1 분비 자극으로 장 운동을 촉진합니다.	초기 부작용이 흔하며, 식사 도중 또는 직후 복용하여 증상 완화.
PPI	Omeprazole, Rabeprazole	위산 저하로 살균 기능이 약해져 소장내 세균 과다증식(SIBO)을 유발합니다.	장기 복용 시 만성 설사 및 마그네슘 부족을 점검해야 합니다.
통풍약	Colchicine	장 상피세포의 분열을 억제하여 점막 손상 및 흡수 장애를 일으킵니다.	치료 지수가 좁으므로 수성 설사 발생 시 용량 조절이 시급합니다.
고지혈증약	Statin	드물게 장 상피세포의 콜레스테롤 합성을 저해해 막 구조 변화를 줍니다.	근육통 외에 소화기 부작용 여부도 정기적으로 체크해야 합니다.
마그네슘	산화마그네슘 (고함량)	삼투압 작용으로 장관 내 수분을 끌어들여 설사를 유발합니다.	하제 목적이 아니라면 흡수율이 높은 유기염으로 변경 권장합니다.

● 장내 미생물 불균형 유발 약물 및 기전

약물 계열	대표 성분 및 성분군	유발 기전	최신 연구 근거 (2020~2025)
광범위 항생제	Quinolone, Clindamycin	미생물 다양성을 급격히 감소시키며 복구에 수개월이 소요됩니다.	단기 복용만으로도 장내 미생물 총의 영구적 변형 가능성 경고.
PPI	Omeprazole, Lansoprazole	장내 pH를 높여 구강 유래 세균이 대장까지 생존하게 합니다.	PPI 복용자의 장내 미생물이 위암/대장암 위험 지표와 유사해짐.
NSAIDs	Ibuprofen, Naproxen	장내 담즙산 농도를 변화시켜 특정 유익균 (Bifidobacterium)을 감소시킵니다.	장내 미생물 불균형이 NSAID 유발 장병증을 악화시키는 악순환 확인.
인공감미료	사카린, 수크랄로스	약물은 아니나 건기식 부형제로 함유 시 유익균 대사를 저해합니다.	내당능 장애를 유발하는 미생물 환경으로의 변화 보고.

약물 계열	대표 성분 및 성분군	유발 기전	최신 연구 근거 (2020~2025)
경구 피임약	에스트로겐 포함 제제	담즙 대사와 면역 반응에 관여하여 장내 균총의 성질을 변화시킵니다.	칸디다균 과증식 및 염증성 장질환(IBD) 위험도 상승과 연관.
항정신병 약물	Risperidone, Olanzapine	미생물 총을 비만형(Firmicutes 우세)으로 변화시켜 체중 증가를 유발합니다.	'Pharmacomicrobiomics' 분야의 핵심 연구 대상으로 부각.

● 장누수 증후군 (LGS) 유발 약물 및 기전

약물 계열	대표 성분 및 성분군	유발 기전	상담 포인트
NSAIDs	Diclofenac, Ibuprofen	프로스타글란딘 합성을 차단하여 장 점막 보호막을 파괴합니다.	가장 강력한 LGS 유발 인자로. 장벽 보호제 병용이 필수적입니다.
스테로이드	Prednisolone, Dexamethasone	장 점막 세포의 재생을 억제하고 점액 생산을 감소시킵니다.	장기 복용 시 L–글루타민 등으로 점막을 보수하는 영양 요법 권장.
항암제	5–FU, Methotrexate	빠르게 분열하는 장 상피세포를 공격하여 점막염을 일으킵니다.	심한 설사와 함께 독소 혈류 유입 위험이 매우 높으므로 집중 관리.
PPI	Rabeprazole, Esomeprazole	미소화 단백질이 장내로 유입되어 장벽에 면역 자극을 가합니다.	소화되지 않은 큰 분자가 장벽을 자극하여 알레르기를 유발함.
알코올	모든 주류	아세트알데히드가 장벽 세포 결합 단백질을 직접 파괴합니다.	술과 약물을 병용할 경우 장벽 손상 시너지가 발생합니다.
철분제	황산제일철 등	장 점막에 산화적 손상을 주어 상피세포의 투과성을 높입니다.	위장 장애가 심한 환자는 이미 장벽 손상이 진행 중일 수 있습니다.

● 소장내 세균 과다증식 (SIBO), 과민성 대장증후군 (IBS), 장누수 증후군 (LGS)의 간단비교

구분	소장내 세균 과다증식 (SIBO)	과민성 대장 증후군 (IBS)	장누수 증후군 (LGS)
핵심 기전	소장 내 세균의 이상 증식 및 부패	장-뇌 축 불균형 및 감각 예민	장 점막 밀착 연접의 손상 및 누수
주요 증상	식후 즉각 팽만, 지독한 부패취	스트레스 시 복통 및 배변 변화	브레인 포그, 만성 피부 질환
임상 특징	비타민 B12, 철분 등의 영양소 약탈	기질적 결함 없는 기능적 이상	전신 자가면역 및 염증 반응의 시발점

● 장질환별 식단관리의 차이점

분류	SIBO 식단	IBS 식단	LGS 식단
목표	소장 청소 및 세균 먹이 차단	장내 삼투압 조절 및 가스 억제	장벽 점막 복구 및 항원 차단
핵심 전략	밤 공복 12시간 이상 유지, 식사 사이 4시간 이상의 공복 시간 유지	저FODMAP(포드맵) 식단	제한 및 제거 (술, 밀가루)
상담 포인트	공복 시간 확보로 MMC 활성화	특정 당분에 의한 발효 억제	'장벽 재건기' 동안 염증원 완전 차단

● 포드맵 (FODMAP)이란?

장에서 잘 흡수되지 않고 미생물에 의해 쉽게 발효되어 가스팽만)를 만들고 수분을 당겨 설사를 유발하는 짧은 사슬 탄수화물을 말합니다.

IBS와 SIBO 환자에게 포드맵 조절은 장의 물리적 팽창을 막는 가장 빠른 방법입니다.

분류	주의할 식품 (High FODMAP)	권장할 식품 (Low FODMAP)
곡류/채소	밀가루, 양파, 마늘, 잡곡, 콩류	쌀밥, 감자, 고구마, 토마토
과일/유제품	사과, 수박, 배, 우유, 아이스크림	바나나, 딸기, 포도
감미료	꿀, 인공감미료(자일리톨, 소르비톨 등)	설탕, 메이플 시럽, 스테비아

3. 간

■ 간 건강 유형 자가체크리스트

최근 한 달간 상태와 가장 가까운 곳에 체크해주십시오

O (2점): 항상 그렇다 / △ (1점): 가끔 그렇다 / X (0점): 거의 그렇지 않다

분류	번호	문항	O△X
1.간 기능 및 피로	1	아침에 일어나도 피로감이 남아 있고 무기력하다.	
	2	식사 후 나른하거나 졸음이 자주 쏟아진다.	
	3	우상복부(늑골 아래 간 부위)가 묵직하거나 불편함이 느껴진다.	
	4	소변색이 평소보다 진하거나 변 색이 연하게 보일 때가 있다.	
2.지방간 및 대사	5	복부 비만이 있다. (남 ≥ 90cm, 여 ≥ 85cm)	
	6	단 음식, 정제 탄수화물(흰빵, 음료 등) 섭취가 잦다.	
	7	혈당 수치가 높거나 중성지방/콜레스테롤 수치가 높다는 말을 들었다.	
3.음주	8	주 2회 이상 술을 마시거나 한 번에 소주 3잔 이상 마신다.	
	9	숙취가 24시간 이상 지속되거나 술 마신 다음 날 설사를 한다.	
4.약물	10	진통제, 혈압약, 고지혈증약 등 장기 복용 약물이 3가지 이상이다.	
	11	건강기능식품이나 고농축 즙, 한약 등을 3종 이상 매일 섭취 중이다.	
5.소화	12	기름진 음식을 먹으면 더부룩하거나 소화가 유독 더디다.	
	13	입맛이 쓰거나 입냄새가 자주 나고 트림, 가스가 자주 생긴다.	
6.해독	14	흡연 중이거나 간접흡연, 미세먼지 등 유해 환경에 자주 노출된다.	
	15	피부가 칙칙하고 트러블이 잦으며 항산화제를 복용하지 않는다.	
7.단백 합성	16	얼굴이나 발목이 자주 붓고(부종) 멍이 쉽게 드는 경향이 있다.	
	17	근육량이 줄고 상처가 잘 아물지 않으며 손톱/머리카락이 약해졌다.	
8.호르몬	18	생리 전 부종, 유방통이 심하거나 향수/음식 냄새에 매우 예민하다.	
	19	피임약 또는 호르몬제를 복용 중이며 생체 리듬이 불규칙하다.	
경고	20	이유 없는 체중 감소나 구토, 황달(피부/눈) 증상이 나타난다.	

■ 결과 판정 및 권장 솔루션

점수	단계	권장 솔루션
0 ~ 10점	안정	• 양호한 상태 • 규칙적인 수면 리듬 유지 및 기본 수용성 비타민 섭취 권장.
11 ~ 24점	주의	• 간 대사 부하 상태 • 간 해독 경로(Phase I, II) 과부하 관리 및 식이요법 병행.
25 ~ 40점	위험	• 간 기능 저하 고위험 • 집중적인 간세포 보호, 암모니아 해독 및 세포 재생 상담 시급.
20번 문항 O	긴급	• 기질적 질환 가능성 • 영양 요법 이전에 즉시 병원 진료 및 정밀 검사 권고.

■ 추천 영양요법 & OTC, 약사 상담 포인트

분류 – 목표	추천 영양요법 & OTC	약사 상담 포인트 & 생활지도
간 기능 및 피로 – 에너지 생성 및 부신 피로 회복	① 푸르설티아민 : 높은 흡수율로 BBB를 통과하여 　뇌 피로를 즉각 회복함. ② 비타민B2 : Phase1 해독과정의 전달전달체 　(FAD)로 작용 ③ 홍경천 : 코르티솔 조절로 부신 피로 완화 및 　간 과부하 방지.	[핵심 상담] 에너지 스위치를 켜는 비타민입니다. [생활지도] 23시 이전 취침하여 간 재생 시간을 확보하세요.
지방간 및 대사 – 간 내 지방 축적 억제 및 대사 정상화	① 베타인 : 메틸기 공여로 간 내 지방 축적 억제 　및 호모시스테인 조절 ② 레시틴 : 지방 운반체(VLDL) 형성을 도와 　간 내 지방을 제거함. ③ 오메가-3 : 간 내 중성지방 합성을 억제하고 　염증 반응을 낮추어 　비알코올성 지방 간염을 개선	[핵심 상담] 간에 낀 기름을 씻어내고 혈관 건강을 잡습니다. 계란 알레르기를 확인하세요. [생활지도] 저탄수화물 식이요법으로 인슐린 저항성을 개선해야 합니다.

분류 – 목표	추천 영양요법 & OTC	약사 상담 포인트 & 생활지도
음주 – 아세트 알데히드 해독 및 숙취 제거	① UDCA : 알코올로 인한 담즙 정체를 해소하고 간세포 보호 및 독성 담즙산 배출을 촉진 ② 비타민 B12 : 알코올로 소모되는 신경 비타민 보충 및 신경 독성 예방. ③ 커큐민 : 강력한 항염 작용으로 알코올성 지방간염으로의 진행을 억제하고 담즙 분비를 돕습니다 ④ 타우린 : 아세트알데히드 분해 보조 및 간세포 삼투압 조절.	[핵심 상담] 술은 B12 흡수를 직접 방해합니다. 음주 전후 필수 영양소입니다. [생활지도] 주 5일 이상 휴간일을 설정하여 간을 쉬게 하세요.
약물 – 약물 독소 차단 및 간세포 보호	① 실리마린 : 간세포 외부 막을 보강하여 약물 독소 침입을 방지함. ② NAC :글루타치온의 가장 효율적인 전구체 ③ 셀레늄 : 해독 효소의 핵심 구성 성분으로 활성산소 제거.	[핵심 상담] 약물로부터 간벽을 튼튼하게 세워줍니다. [생활지도] 불필요한 즙/엑기스 섭취를 중단하여 대사 부담을 줄이세요.
소화 – 담즙 분비 촉진 및 지방 소화력 개선	① UDCA : 담즙 유동성을 개선하여 담관 상피세포 보호 및 담석 용해 보조. ② 아티초크 : 시나린 성분이 담즙 생성을 촉진하고 소화기 평활근 이완. ③ 복합 소화효소 :간과 담낭의 소화 부담을 직접 덜어줌	[핵심 상담] 막힌 담즙 길을 뚫고 지방 소화를 돕습니다. 담도 폐쇄 시 사용 금기입니다 [생활지도] 규칙적인 식사와 저지방 식단으로 소화 부담을 덜어주세요.

분류 – 목표	추천 영양요법 & OTC	약사 상담 포인트 & 생활지도
해독 – 유해 독소 배출 및 산화적 스트레스 제거	① 글루타치온 : Phase II 포합제로 독소를 수용성으로 바꿔 배출함. ② 설포라판 : Nrf2 활성화로 간의 자가 해독 효소 생성 능력을 극대화함. ③ 아연 :항산화 효소인 SOD의 코팩터, 간세포의 섬유화를 막는 대사 과정에 필수적	[핵심 상담] 간의 최종 쓰레기 처리반입니다. [생활지도] 가공식품을 금지하여 산화적 스트레스 발생원을 차단하십시오.
단백 합성 – 간 재생 에너지 지원 및 단백질 합성 보조	① L–오르니틴/L–아스파르트산: 요소회로를 돌려 뇌 독성 물질인 암모니아를 즉각 제거함. ② BCAA: 간 대사를 거치지 않고 근육에서 바로 쓰임, 간의 재생 에너지 소모 억제. ③ 실크 아미노산: 간의 알부민 합성을 직접 지원함.	[핵심 상담] 간의 합성 능력을 보조하여 부종과 근육 손실을 막아줍니다. [생활지도] 부종 시 저염식을 실천하고 양질의 단백질을 매끼 섭취하세요.
호르몬 – 호르몬 독소 정화 및 재흡수 방지	① 활성 비타민 B6,9 : 에스트로겐 해독 경로 활성화 ② 감마리놀렌산 (GLA) :간 대사 과정에서 PGE1 생성을 도와 호르몬 균형에 도움 ③ 프로바이오틱스 : 장내 유해균의 호르몬 재흡수 효소 억제 ④ 차전자피 : 호르몬 독소 장에서 재흡수 막음	[핵심 상담] 호르몬 독소를 치워주는 청소부입니다. 소변색 변화는 안심하셔도 됩니다. [생활지도] 플라스틱 용기 자제 및 변비 해결이 호르몬 해독의 핵심입니다.

■ 간질환 추가 상담 포인트

● 간 부담 및 간독성 유발 물질

[의약품]

분류	주요 성분명	비고 및 주의사항
해열/ 소염진통제	Acetaminophen(AAP), Diclofenac, Naproxen, Aspirin	AAP는 일일 4g 이상 시 위험, NSAIDs는 담즙 정체 가능성.
항생제	Amoxicilliln/clavulanate, Tetracycline, Sulfonamide, Nitropurantoin	특히 아목시실린/클라불란산은 지연성 간독성 주의.
항진균제	Ketoconazole, Itrazonazole, Fluconazole, Terbinafine	경구제 장기 복용 시 간수치(ALT) 주기적 모니터링 필수.
항결핵제	Isoniazide, Rifampin, Pyrazinamide	결핵약은 대표적인 간독성 약물로 고령자에서 위험도 증가.
심혈관계 약물	Stain류, Amiodarone,	아미오다론은 지방간염과 유사한 조직학적 변화 유발 가능.
호르몬제	Anabolic steroid, 경구 피임약, Tamoxifen	경구 피임약은 담즙 정체성 황달을 유발할 수 있음.
정신신경계 약물	Valproic acid, Phenytoin, Carbamazepine, Chloropromazine	발프로산은 소아 및 대사 질환자에서 급성 간부전 위험.
기타	Methotrexate, PTU, Allopurinol	MTX는 장기 복용 시 간섬유화 및 간경변 위험.

[건강기능식품]

분류	주요 성분 및 추출물	간 부담 기전 및 특징
다이어트/ 체지방	녹차추출물(EGCG), 가르시니아(HCA), 마황(에페드린), 시네프린	고농축 카테킨은 미토콘드리아 독성을 유발할 수 있음.
여성 갱년기	블랙코호시(서양승마), 승마, 레드클로버	유럽에서 간독성 보고가 잦아 간질환자 금기 성분.
항염/면역/ 기타	노니, 컴프리, 카바카바, 알로에(라텍스 성분)	컴프리는 피롤리지딘 알칼로이드 성분으로 간정맥폐쇄질환 유발.
전통 약재류	백선피(봉삼), 하수오(적하수오), 감초(고용량), 반하	하수오는 안트라퀴논 유도체에 의한 간세포 손상 보고가 많음.
기타 농축액	즙(즙 형태의 고농축액), 다이어트 한약, 검증되지 않은 민간요법	특정 성분보다 농축 과정에서 독성이 강화되거나 오염 가능성.

[영양소]

성분명	안전 용량 대비 주의사항	간에 미치는 영향
비타민 A (레티놀)	10,000 IU/day 이상 장기 복용 주의	간의 이토세포(Ito cell)를 비대하게 하여 간문맥압 상승 및 섬유화 유발.
비타민 B3 (니아신)	2,000mg/day 이상 (특히 서방정 형태)	고용량 니아신은 간세포 괴사와 수치 상승의 원인이 됨.
철분	만성적인 과량 섭취 시 (철분제 남용)	간 내 철 침착(Siderosis)으로 인한 산화적 스트레스 및 간세포 파괴.
구리	아연과의 균형이 깨진 과량 섭취	윌슨병과 유사하게 간 내 구리 축적으로 인한 독성 발생 가능.
레드 이스트 라이스	모나콜린 K (천연 스타틴 성분)	스타틴과 동일한 기전으로 간수치를 높일 수 있음.

● 주요 CYP 효소별 약물 상호작용

CYP 효소	주요 특징	주요 기질 (대사되는 약물)	강력 억제제 (기질 농도 증가 / 부작용 위험)	강력 유도제 (기질 농도 감소 / 효과 저하)
CYP3A4	가장 중요. 전체 약물의 약 50% 대사 담당.	Atorvastatin, Simvastatin, Amlodipine, Benzodiazepine, Macrolide계 항생제 Tacrolimus	자몽, Azole계 항진균제, Clarithromycin, Ritonavir	Rifampin Phenytoin Carbamazepine, St. Johns wart
CYP2D6	유전적 변이가 많음. 억제 시 코데인의 진통 효과 소실 (모르핀 전환 불가).	SSRI, TCA, Beta-blocker, Codeine	Fluoxetine, Paroxetine, Quinidine, Bupropion	(유도제 영향 적음)
CYP2C9	좁은 치료역 약물을 담당하여 정밀한 모니터링 필요.	Warfarin, NSAIDs Sulfonylurea계 당뇨약	Fluconazole, Amiodarone, Sulfamethoxazole	Rifampin
CYP1A2	생활 습관 (흡연, 식습관) 에 의한 대사 변화가 큼.	Caffeine, Theophylline, Clozapine, Olanzapine	Ciprofloxacin, Fluvoxamine	흡연, 숯불구이 음식, 십자화과 채소(브로콜리 등) 과량
CYP2E1	유도 시 아세트 아미노펜의 간독성 경로 (NAPQI 생성) 활성화.	Acetaminophen	–	에탄올(만성 음주), Isoniazid

● 간 관련 혈액검사 지표

분류	항목	참고치	해석 및 임상적 유의성
간세포 손상	AST (GOT)	0 ~ 40 U/L	간, 심장, 골격근, 신장 등에 존재. AST 단독 상승 시 심근경색/근육 질환 감별 필요. 반감기 약 17시간 (급성 손상시 변동)
	ALT (GPT)	0 ~ 40 U/L	간 특이성 지표. 간 손상을 예민하게 반영, 만성 간염, 지방간 확인의 핵심 지표. 반감기 약 47시간 (지속적 손상 확인)
	AST /ALT Ratio	–	Ratio 〉 2: 알코올성 간질환 가능성 Ratio 〈 1: 바이러스성 간염, 비알코올성 지방간
담즙 정체 및 담도계	gamma-GTP (GGT)	남: 11~63 여: 8~35	담관 상피세포에 존재하며 담즙 정체 시 상승. 알코올 및 특정 약물에 의해 유도되므로 금주 확인 지표로 활용.
	ALP	40 ~ 120 U/L	담도 폐쇄/담즙 정체 시 상승. 성장기 소아, 임산부, 골질환 시에도 상승하므로 gamma-GTP와 함께 해석 필요.
합성 능력 및 만성도	T. Protein	6.6 ~ 8.3 g/dL	알부민+글로불린. 탈수 시 위양성 상승, 영양 결핍이나 만성 간질환 시 감소.
	Albumin	3.5 ~ 5.2 g/dL	간 기능의 진성 지표. 간에서만 합성되며 반감기가 길어(20일) 만성적인 저하 및 예후 판정의 핵심. 저하 시: 간경변, 신증후군, 영양불량에 의한 부종 가능
	Globulin	2.3 ~ 3.5 g/dL	만성 간질환(자가면역성 간염, 간경변)에서 IgG 합성이 대상성으로 증가하여 수치 상승.
	A/G ratio	1.2 ~ 2.0	Albumin/Globulin 비율. 간경변 진행 시 Albumin 감소, Globulin 증가로 인해 1.0 이하로 역전됨.
빌리루빈 대사	T. Bilirubin	0.2 ~ 1.2 mg/dL	황달의 척도. 2.0~2.5 mg/dL 이상 시 공막 및 피부에 황달 증상 발현.
	D. Bilirubin (Direct)	0.0 ~ 0.4 mg/dL	포합 빌리루빈. 담도 폐쇄, 담석증, 간경변증 등으로 담도로 배설되지 못할 때 증가.
	I. Bilirubin (Indirect)	0.2 ~ 0.8 mg/dL	비포합 빌리루빈. 적혈구 파괴 증가(용혈성 빈혈) 또는 간의 포합 능력 저하(길버트 증후군 등) 시 상승
기타 지표	LDH	120 ~ 250 U/L	비특이적 손상 지표. 간염뿐 아니라 악성 종양, 심근경색, 용혈 시에도 상승. Subtype 중 LDH-5는 간세포 손상 시 주로 상승하나 보조지표로 활용

● 간 혈액수치에 따른 추천 성분

분류	관련 지표	추천 영양소	추가 추천 영양소
세포 보호/항염	AST, ALT	실리마린, 비타민 E	셀레늄, 커큐민, 아연, 레스베라트롤
담즙/담도 케어	gamma-GTP, ALP	UDCA, 타우린	아티초크, 민들레뿌리, 콜린
해독/대사 지원	ALT, 피로도	글루타치온(NAC), 비타민 B군	메티오닌, 알파리포산, 설포라판, 마그네슘
지방/섬유화 방지	(지방간 초음파)	레시틴, 오메가-3	베타인, 이노시톨, 베르베린
질소 노폐물 해독	LDH, Albumin	아르기닌, 오르니틴	BCAA, 아스파르트산, 시트룰린

Ⓓ 대사 및 순환 (심혈관, 당뇨, 혈액순환)

1. 고혈압

■ 고혈압 원인 자가체크리스트

건강검진에서 혈압이 높게 나왔다면, 그 원인이 무엇인지 체크해 보세요.

최근 한 달간 상태와 가장 가까운 곳(O/X)에 체크해주십시오.

분류	번호	문항	O/X
A. 응급신호 (뇌/심장 합병증 의심)	1	(두통) 평소와 달리 뒷목이 심하게 뻣뻣하거나, 아침에 일어날 때 뒷머리가 깨질 듯이 아프다.	
	2	(흉통/호흡) 가끔 가슴이 조이듯 아프거나(협심증 의심), 계단을 조금만 올라도 숨이 차고 두근거린다.	
	3	(신경학적) 갑자기 눈앞이 흐려지거나, 말이 어눌해지고 팔다리에 힘이 빠지는 느낌이 든다.	
B. 조절방해 (생활습관)	4	(식습관) 국물 요리(찌개, 라면)를 좋아해서 국물까지 다 먹거나, 젓갈/김치 없이는 밥을 못 먹는다.	
	5	(수면/코골이) 잠잘 때 코를 심하게 골거나, 자다가 숨이 턱 막혀서 깬 적(수면무호흡)이 있다.	
	6	(음주/흡연) 일주일에 3회 이상 술을 마시거나, 현재 담배를 피우고 있다.	
C. 약물/기타 (이차성)	7	(진통제) 관절염이나 두통 때문에 진통제를 거의 매일 먹고 있다.	
	8	(기타약물) 최근 비염약/코감기약을 오래 먹었거나, 스테로이드(피부과/관절주사) 치료를 받았다.	
	9	(가정혈압) 병원에서 재면 높은데 집에서는 정상이거나(백의), 반대로 집에서 잴 때만 높다(가면).	
	10	(동반질환) 당뇨병이나 고지혈증이 있거나, 신장(콩팥) 기능이 나쁘다는 소리를 들었다.	

■ 결과 판정 및 권장 솔루션

판정 유형	핵심 문제 및 특징	권장 솔루션
A형 (1~3번) 고혈압성 위기	• 단순 고혈압이 아니라 뇌졸중, 　협심증, 고혈압성 뇌증 등 　타겟 장기 손상이 의심되는 상황.	[응급] 즉시 병원 진료 권고 (혈압이 180/120 이상일 가능성 높음)
B형 (4~6번) 생활습관성	• 나트륨 과다: 혈액량 증가 　→ 혈압 상승. • 수면무호흡: 교감신경 항진 　→ 야간 고혈압의 주범	• 국물 남기기(저염식), 체중 감량 권고. • 수면무호흡: 혈압약이 잘 안듣는 　가장 흔한 원인이므로 교정 필요.
C형 (7~10번) 약물/이차성	• NSAIDs: 프로스타글란딘 억제로 　혈관 수축 & 나트륨 저류 　→ 혈압약 효과 상쇄. • 감기약(슈도에페드린) 　: 교감신경 흥분.	• 병용약물 점검 필요. • 측정마다 오차 큰 경우: 가정용 혈압계로 　기상 직후/취침 전 2번 측정하여 기록해 　오도록 지도.

■ 고혈압 임상 유형별 맞춤 영양요법 & 상담 포인트

유형 (Type)	추천 영양요법 & OTC	약사 상담 포인트
1. 체액 저류형 (나트륨 과다) • 짜게 먹는 식습관 • 부종 동반 • 이뇨제 처방 환자	① 칼륨 & 마그네슘 　: 나트륨 길항 작용으로 체액량 감소 　및 평활근 이완. ② 퀘르세틴: 양파 추출물. 강력한 혈관 확장 및 신장 보호 효과. ③ 올리브잎 추출물: 천연 ACE 억제 　효과 및 칼슘 채널 차단 유사 작용.	[나트륨 배출 & 혈관 이완] • 혈압약(이뇨제)을 드셔도 짠 음식을 　많이 드시면 약효가 반감됩니다. 　소금이 물을 끌어당겨 혈관을 　빵빵하게 만듭니다. • 칼륨과 마그네슘이 소금을 소변으로 　배출하고 혈관 힘을 빼줘서 혈압을 　낮춥니다. • 신장질환자 칼륨 섭취 주의
2. 혈관 경화형 (대사증후군) • 고지혈증/당뇨 　동반 • 맥압(수축-이완) 　큼 • 노인성 단독 　수축기	① 피크노제놀 / 포도씨추출물 : 혈관 내피세포에서 eNOS 활성을 높여 　혈관 확장 물질인 NO 생성 촉진. ② 나토키나제 / 전칠삼 + 오메가-3: 　혈액 점도 개선 및 혈전 생성 억제. ③ 레스베라트롤 　: 혈관의 노화 방지(Sirtuin 활성). 　딱딱해진 동맥벽의 탄성도를 　회복시키고 염증 억제.	[혈관 탄력 & 내피세포 재생] • 혈관이 낡은 고무호스처럼 　딱딱해져서 압력이 오르는 겁니다. 　혈압약으로 누르기만 할 게 아니라 　혈관 자체를 탄력있게 만들어야 　합니다. • 피크노제놀이 혈관 내벽을 튼튼하게 　코팅해서 자연스럽게 길을 　넓혀줍니다. • 뒷목이 뻣뻣할 때에는 막힌 길을 　뚫어서 압력을 낮추는 전칠삼도 　효과가 좋습니다.

유형 (Type)	추천 영양요법 & OTC	약사 상담 포인트
	④ L-아르기닌 + 코큐텐 : 아르기닌은 NO 전구체로 혈관 　확장 물질의 원료, 코큐텐은 스타틴 　등으로 고갈된 심장 에너지를 채우고 　내피세포 방어.	• 아르기닌은 단독복용시 효율 낮지만 　eNOS 활성화시키는 피크노제놀/ 　레스베라트롤/커큐민 등과 함께 　복용시 효율 극대화. 　(헤르페스 포진 자주 생기는 환자는 　아르기닌 장기복용 피하기)
3. 교감신경 항진형 (스트레스성) 　• 두근거림/불면 　• 뒷목 뻐근함 　• 백의 고혈압	① 마그네슘 (고함량) : 천연 칼슘 채널 차단제(CCB) 역할. 　교감신경 과흥분 억제. ② 테아닌 : 스트레스 완화 및 깊은 수면 도움. ③ 흑마늘 / 숙성마늘 : 숙성 과정 생성된 GABA 성분이 　뇌신경 흥분 가라앉히고 　S-allylcysteine이 혈관 이완.	[신경 이완 & 심장 안정] • 성격이 급하거나 스트레스를 받으면 　혈관도 같이 긴장해서 쪼그라듭니다. • 마그네슘으로 뇌와 혈관의 긴장을 　풀어줘야 혈압이 안 튑니다. 잠을 푹 　주무셔야 혈압이 떨어집니다.
4. 호모시스테인형 (혈관 독소) 　• 가족력 　• 약이 잘 안 들음 　• 마른 고혈압	① 비타민 B군 (B6, 9, 12) : 혈관 내피를 긁어 손상을 입히는 　호모시스테인 수치를 낮춤. ② 안토시아닌 : 강력한 항산화 작용으로 　호모시스테인이 유발하는 혈관 　산화와 염증 방어 ③ 항산화제 (Vit C, E) : 산화 스트레스로부터 혈관벽 보호 　시너지. ④ 비트 : 식이 질산염이 체내에서 　NO(산화질소)로 변환되어 즉각적인 　혈관 확장.	[혈관 독소 제거] • 피 속에 호모시스테인이라는 독소가 　혈관벽에 상처를 내서 딱지가 앉고 　좁아진 겁니다. • 이 독소를 없애는 비타민 B군이 　들어가야 혈관이 깨끗해지고, 　혈관이 다치지 않게 안토시아닌으로 　보호해주세요. • 아침에 꾸준히 비트를 드시면 　혈압 관리에 큰 도움이 됩니다.
5. 복합형 (대부분)	기본: 마그네슘+비타민 B군 + 증상별 위 영양요법 적절히 조합	[증상별 추가 추천 파이토케미컬] • 부으면 퀘르세틴 • 노인성 레스베라트롤 • 잠 못자면 테아닌 • 술/담배 등 독소에는 안토시아닌.

■ 고혈압 주요 동반 질환 및 약사 상담 포인트

장기	동반 질환	약사 상담 포인트
심장	**좌심실 비대 & 심부전** • 높은 압력을 이겨내고 피를 짜내느라 심장 근육이 두꺼워짐(비대) → 점차 딱딱해지고 지쳐서 펌프 기능 상실. • 혈압약 장기 복용자의 숨참/부종 원인.	• 혈압이 높으면 심장이 무거운 짐을 지고 뛰는 것과 같습니다. 심장 근육에 에너지를 주는 코엔자임Q10과 이완을 돕는 마그네슘이 필수입니다.
	협심증 / 심근경색 • 높은 압력이 관상동맥 내피세포를 손상시켜 죽상경화를 가속화. • 혈관이 좁아지거나 막힘.	• 혈압 때문에 혈관 내벽에 상처가 나고 찌꺼기가 낍니다. 오메가3/항산화제로 혈관을 깨끗하게 유지해야 합니다.
뇌	**뇌졸중** • 뇌출혈: 높은 압력을 못 이겨 미세 혈관이 터짐. • 뇌경색: 동맥경화로 좁아진 혈관이 막힘. • 수축기 혈압과 가장 강력한 상관관계.	• 약 하루 빼먹는 걸 가볍게 여기시면 안 됩니다. 뇌혈관은 예고 없이 터질 수 있습니다. • 혈관 관리 영양요법이 뇌 혈관까지 보호해줍니다.
	혈관성 치매 • 뇌의 작은 혈관들이 지속적인 고혈압으로 좁아져(세동맥 경화) 뇌세포에 산소 공급이 부족해짐.	• 고혈압환자는 기억력 감퇴도 혈압과 혈관 문제일 수 있습니다.
신장	**만성 신장 질환 [사구체 고혈압]** • 콩팥의 모세혈관(사구체)에 높은 압력이 가해져 필터가 망가짐. • 단백질이 새어 나옴(단백뇨/거품뇨). • 고혈압 ↔ 신부전의 악순환.	• 소변에 거품이 낀다면 콩팥 필터가 터지고 있다는 신호입니다. 진통제(NSAIDs) 복용을 피하시고, 신장 보호를 위해 오메가3/ 퀘르세틴 섭취를 고려하세요.
눈	**고혈압성 망막병증** • 눈의 미세 혈관이 압력을 못 이겨 터지거나 막힘. • 시력 저하 및 실명 위험.	• 혈압이 조절 안 되면 눈 혈관부터 터집니다. 안과 검진 꼭 받으시고 미세혈관을 보호해주는 영양요법을 함께 하시는게 좋습니다.
말초/ 기타	**성기능 장애 [내피세포 기능 저하]** • 발기에 필요한 산화질소(NO) 생성이 안 됨. • 음경 혈관의 동맥경화. • 심혈관 질환의 전조 증상.	• 혈관이 막히기 시작하면 발기부전이 시작될 수 있습니다. 아르기닌과 항산화제로 혈관을 넓혀주면 혈압과 활력에 모두 좋습니다.
	대사증후군 • 고혈압 + 고지혈증 + 당뇨 + 비만. • 인슐린 저항성이 공통 분모.	• 이 네 가지 대사질환은 뿌리가 하나(내장지방/인슐린저항성)입니다. 식단과 식이섬유/베르베린으로 뿌리를 뽑아야 합니다.

■ 고혈압 유발/악화 가능 약물 및 기전

분류	주요 성분	기전	임상 주의점
NSAIDs (가장 흔함)	Ibuprofen Naproxen Celecoxib	• Prostaglandin 합성 억제 → 신장 혈관 수축 & 나트륨/수분 저류. • 혈압약(ACEi, ARB, 이뇨제)의 효과를 직접적으로 상쇄.	• 통증 조절 시 아세트아미노펜 우선 권장 • 염증이 심하면 국소용 파스/겔 사용 권장 • 장기 복용 시 혈압 모터 • Triple Whammy 주의: ACEi/ARB + 이뇨제 + NSAIDs 병용 시 급성신부전 위험 급증.
스테로이드	Prednisolone Dexamethasone Hydrocortisone	• 미네랄코르티코이드 작용 → 신장에서 나트륨과 수분을 재흡수하여 체액량 증가	• 장기 복용 시 이뇨제 용량 조절 필요 가능성. • 부종 체크, 저염식 지도. • 감초 고용량 장기복용 시 위알도스테론증 주의
비충혈 제거제 (교감신경 흥분제)	Pseudoephedrine Phenylephrine	• α1 수용체 자극 → 말초 혈관 수축 및 심박수 증가.	• 고혈압 환자의 코감기엔 항히스타민제 단일제나 비강 분무액 대체 권장. • 혈압 조절 안 될 때는 일반약 감기약도 주의.
항우울제	SNRI Venlafaxine, Duloxetine TCA Amitriptyline, Nortriptyline MAOI Isocarboxazid, Tranylcypromine	• SNRI/TCA: 노르에피네프린(NE) 재흡수 억제로 교감신경 활성. • MAOI: 티라민 분해 억제 → 고혈압성 위기 가능.	• MAOI 복용 시 티라민 함유 식품(치즈, 훈제육, 와인 등) 과다 섭취 피해야. • 벤라팍신 고용량 복용 시 혈압 모니터링 필수.
중추신경 흥분제	Phentermine Methylphenidate Amphetamine	• 교감신경 직접 자극 → 노르에피네프린 방출 촉진, 강력한 혈관 수축 및 심박수 증가.	• 식욕억제제나 ADHD약 복용자가 가슴 두근거리고 혈압 오르면 즉시 약 중단. • 젊은 층 고혈압 원인 1순위 약물.
조혈제 (EPO)	Erythropoietin Darbepoetin	• 혈액 점도 증가 (Hematocrit 상승). • 혈관 내피세포 직접 작용으로 혈관 수축 및 저항성 증가.	• 신장 내과에서 빈혈 주사(EPO) 맞는 분들은 혈압 관리가 더 타이트해야 함을 주지. • 혈압 급상승 시 의료진에게 알리도록 지도.
면역 억제제	Cyclosporine Tacrolimus	• 신장 혈관 수축 및 나트륨 배설 감소.	• 이식 환자의 혈압약으로 신장 혈관을 넓혀주는 DHB계 CCB(암로디핀 등)가 주로 쓰이는 이유.
호르몬제	경구 피임약 (Estrogen 함유)	• RAAS 시스템 활성화 → 안지오텐시노겐 농도 증가.	• 혈압이 계속 높으면 Progestin 단일제나 비호르몬 피임법 권장.

■ 고혈압 관련 혈액 검사 지표

검사/측정 항목	참고 범위	검사 목적	해석 핵심	주의사항
수축기 혈압 (SBP)	• 전단계: 130~139 • 고혈압 1기: 140~159 • 2기: ≥ 160 mmHg	• 노인성 고혈압의 주지표.	• 심장 수축력 & 대동맥 탄력성 반영.	• 가정혈압은 병원보다 기준이 낮음 (135/85 이상 시 고혈압).
이완기 혈압 (DBP)	• 전단계: 80~89 • 1기: 90~99 • 2기: ≥ 100 mmHg	• 젊은 층, 비만, 스트레스성.	• 말초 혈관 저항성 반영.	• 맥압(위-아래 차이)이 클수록 혈관 경화가 심한 것.
Serum Cr (크레아티닌) eGFR	• Cr: 0.5~1.2 mg/dL • eGFR: 〉60	• 고혈압성 신장 손상 여부. • 약물 (NSAIDs, RAAS 억제제) 부작용 감시	• Cr 상승/ 정상 범위라도 eGFR이 60 미만이면 신부전 초기.	• 근육 많은 남성은 Cr 수치가 높게 나올 수 있음 (eGFR 확인 필수).
칼륨 (K)	3.5~5.5 mEq/L	• 이차성 알도스테론증 감별. • 약물 부작용 이뇨제(↓) / ACEi, ARB(↑).	• 3.5 미만: 이뇨제 과다 혹은 알도스테론증 (이차성 고혈압) 의심. (근육통/쥐남) • 5.5 초과: 콩팥 기능 저하. 칼륨 섭취 제한 필요.	• 이유 없는 저칼륨혈증은 호르몬 이상(부신 종양) 의심. • 빠른 채혈 시 적혈구 용혈되면 가짜로 높게 나올 수 있음(위양성).
Uric Acid	남 〈 7.0 여 〈 6.0	• 대사증후군 지표. • 이뇨제 (Thiazide) 부작용.	• 상승 시: 이뇨제 때문에 요산이 쌓여 통풍 위험 증가 • 요산 미세 결정이 혈관 내피세포를 손상시켜 고혈압 악화.	• 술, 고기 섭취 직후 일시 상승 가능. • 이뇨제 복용자는 필수 체크.
Lipid Panel (TG, HDL)	• TG 〈 150 • HDL 〉 40(남) /50(여)	• 고지혈증 여부 확인. • 동맥경화 위험도 평가.	• TG/HDL 비율: 수치가 높을수록 인슐린 저항성이 심하고 혈액이 끈적함. • LDL보다 중성지방과 혈압의 상관관계가 큼.	• 최소 9~12시간 공복 필수.

검사/측정 항목	참고 범위	검사 목적	해석 핵심	주의사항
HbA1c (당화혈색소)	〈 5.7%	• 당뇨병 및 내당능장애 선별.	• 혈관 손상 가속화 인자. • 5.7~6.4% : 당뇨 전단계여도 혈관 합병증은 이미 진행 중.	• 빈혈이 있거나 적혈구 수명이 짧은 경우 수치가 낮게 나올 수 있음(가짜 정상).
Homocysteine	5~15 μmol/L	• 비타민 B군 결핍 및 유전적 대사 이상 확인.	• 혈관 독소 • 조기 동맥경화 & 저항성 고혈압.	• 일반 검진엔 빠져있는 경우가 많음 (별도 확인).
Micro albumin (소변)	〈 30 mg/g	• 고혈압성 신장 손상의 가장 빠른 지표. • 혈액 Cr이 오르기 전에 먼저 검출됨.	• 양성 시: 혈압이 높아서 신장에서 단백질 유출 • 혈압 조절 목표를 더 엄격하게 잡아야.	• 고강도 운동, 발열, 요로감염 시 위양성 가능.
Renin / Aldosterone	비율(ARR) 확인	• 약물로 조절되지 않는 저항성 고혈압 원인 감별. • 젊은 환자 필수.	• 알도스테론 ↑ + 레닌 ↓ : 일차성 알도스테론증 (부신 종양 등). • 수술적 치료가 필요한 케이스 선별.	• 검사 전 혈압약 조절 필요.

2. 이상지질혈증

■ 이상지질혈증 원인 자가체크리스트

건강검진에서 콜레스테롤이나 중성지방이 높게 나왔다면, 그 원인이 무엇인지 체크해 보세요

최근 한 달간 상태와 가장 가까운 곳(O/X)에 체크해주십시오

분류	번호	문항	O/X
A. 유전성 (LDL 위주)	1	부모님이나 형제 중 55세(남)/65세(여) 이전에 심근경색, 뇌졸중이 온 가족력이 있다.	
	2	나는 살이 찌지 않았고 고기도 별로 안 좋아하는데 총콜레스테롤/LDL 수치만 유독 높다.	
	3	눈꺼풀에 노란 지방 덩어리(황색종)가 있거나, 검은자위 테두리에 흰 띠(각막환)가 보인다.	
B. 식이성 (TG 위주)	4	(탄수화물) 밥, 빵, 떡, 면, 과일, 믹스커피 등 정제 탄수화물과 단 음식을 주식으로 먹는다.	
	5	(음주) 일주일에 2~3회 이상 술을 마시고, 한 번 마실 때 안주를 많이 먹는 편이다.	
	6	(복부비만) 팔다리는 가는데 배만 볼록 나온 (내장비만) 체형이다.	
C. 2차성 (대사/약물)	7	(폐경) 최근 폐경(완경)이 되면서 체중이 늘고 콜레스테롤 수치가 급격히 올랐다.	
	8	(갑상선) 갑상선 기능 저하증 약(씬지로이드 등)을 복용 중이거나 늘 피곤하고 추위를 탄다.	
	9	(약물) 스테로이드(피부/관절), 여드름약(이소트레티노인), 이뇨제 등을 장기 복용 중이다.	

■ 결과 판정 및 권장 솔루션

판정 결과	의심 원인 및 특징	권장 솔루션
A형 (1~3번) 고콜레스테롤 (LDL 상승형)	[간 대사 문제] • 간에서 콜레스테롤을 처리(재흡수)하는 능력이 유전적으로 떨어짐. • 식이요법만으로는 수치 개선이 어려움.	병원 처방약 복용하거나 적극적인 영양요법으로 관리
B형 (4~6번) 고중성지방 (TG 상승형)	[한국형 고지혈증] • 탄수화물/알코올 과잉 섭취가 간에서 중성지방으로 변환됨. • 피가 끈적해지고 췌장염 위험 증가.	식단 조절과 규칙적인 운동을 병행하며 영양요법 권장.

판정 결과	의심 원인 및 특징	권장 솔루션
C형 (7~9번) 이차성/복합	[호르몬 & 혈관보호] • 폐경: 에스트로겐(LDL 방어막) 소실. • 갑상선: 대사 속도 저하로 지질 분해 둔화. • HDL 저하 동반.	다른 원인질환을 우선적으로 또는 동시에 관리.

■ 추천 영양요법 & OTC, 약사 상담 포인트

유형	추천 영양요법 & OTC	약사 상담 포인트
1. LDL 상승형 (콜레스테롤) 유전성/체질	① 홍국 : 모나콜린K가 스타틴과 동일하게 　간 HMGCR억제. 병원약 미 복용자 1차 권장. 　(스타틴과 중복 복용 금지, 임신 수유부 금기) ② 아티초크 + 식물성스테롤 • 아티초크: 담즙 분비를 4배 늘려 　콜레스테롤 배출과 지방 소화 도움. • 식물성스테롤: 장에서 콜레스테롤의 흡수 　저해, 대변 배출 도움. 　(홍국과 병용 시 시너지 최상) ③ 식이섬유 : 장내에서 담즙산을 흡착하여 콜레스테롤의 　대변 배출 증가, 간이 새로운 담즙을 만들기 　위해 혈중 LDL을 끌어다 쓰게 유도.	[생성 억제 + 배출 촉진] • 간에서 많이 만들기도하고, 　배출이 안 돼서 쌓인 겁니다. • 홍국으로 공장 가동을 줄이고, 　아티초크/스테롤로 잉여 　콜레스테롤을 대변으로 짝 빼내야 　수치가 잡힙니다. • 홍국도 스타틴처럼 콜레스테롤 　생성을 저해하므로 코큐텐, 　비타민D, 실리마린 병용 추천.
2. TG 상승형 (중성지방/ 대사성)	① 오메가-3 : 간에서 중성지방 합성을 막고 분해를 촉진. 　1일 2,000mg 이상 고용량 섭취. 　(항응고제 병용 시 주의) ② 커큐민 / 녹차 추출물 • 커큐민: 비만세포의 만성 염증 억제 및 　지방간 보호. • 녹차(카테킨): 탄수화물의 지방 전환 억제 및 　대사량 증진. ③ 베르베린 : AMPK를 활성화해 지방과 당을 태워 없앰. 　인슐린 저항성을 개선하여 뱃살과 중성지방 　동시 케어. (비타민 B군과 병용 시 효과 증대)	• 밥과 술이 피를 끈적하게 만들고 　있습니다. 이게 다 내장지방으로 　쌓입니다. • 오메가3로 피를 청소하고, 　커큐민으로 간의 기름때와 염증을 　제거해야 살도 빠지고 수치도 　좋아집니다. • 비타민B3도 지질 개선 효과 　좋지만 안면 홍조나 혈당 상승, 　요산 수치 상승 등의 부작용 　위험이 있으므로 주의

유형	추천 영양요법 & OTC	약사 상담 포인트
3. 산화 방지형 (동맥경화 예방)	① 피크노제놀 / 레스베라트롤 • 피크노제놀: 혈관 내피세포를 보호하고 산화된 LDL이 들러붙지 않게 코팅. • 레스베라트롤: 혈관 석회화 방지 및 노화 억제. ② 아스타잔틴 / 라이코펜 : 초강력 항산화제로 LDL의 산화 자체를 차단. ③ 비타민 C, E + 코엔자임Q10 : 지질 과산화 방지 네트워크 형성.	• 콜레스테롤 수치보다 무서운 건 기름이 산화되어 혈관을 막는 겁니다. • 강력한 항산화제들로 혈관 안쪽을 매끄럽게 코팅해줘야 찌꺼기가 끼지 않고 뇌졸중을 막습니다.
4. 스타틴 복용형 (약물 부작용)	① 코엔자임Q10 • 스타틴이 생성 저해하는 심장/근육 에너지원 보충. • 근육통 예방 및 심장 기능 유지. ② 마그네슘 + 비타민 D : 근육 이완 및 인슐린 저항성 개선 (당뇨 부작용 예방). ③ 밀크씨슬 (실리마린) : 스타틴 장기 복용에 따른 간 피로도 관리.	• 고지혈증 약이 콜레스테롤 생성을 억제하면서 심장과 근육 영양소(코큐텐)도 고갈됩니다. • 고지혈증 약을 평생 드시려면 코큐텐과 비타민D, 마그네슘으로 관리해주셔야 근육 피로와 통증이 좋아집니다.

■ 이상지질혈증의 동반질환과 약사 상담포인트

분류	동반 질환	약사 상담 포인트
1. 대사 /내분비	제2형 당뇨병 [당뇨성 이상지질혈증] • 인슐린 저항성 증가 → 지방 분해 증가 → 간으로 지방산 유입 증가. • 중성지방(TG)↑, HDL↓, Small dense LDL(악성)↑.	• 당뇨 환자는 혈관 속 기름 입자가 작고 단단해서 혈관벽을 더 잘 파고듭니다(sdLDL). 그래서 수치 관리를 더 엄격하게 해야 합니다.
	대사증후군 [인슐린 저항성] • 복부비만, 고혈압, 고혈당, 고지혈증이 동시에 발생. • 내장지방에서 분비되는 염증성 아디포카인이 전신 혈관을 공격.	• 내장지방에서 염증물질이 분비됩니다. 내장지방을 빼지 않으면 약을 먹어도 수치가 널뜁니다.
	갑상선기능저하증 • 갑상선 호르몬 부족 → LDL 수용체 발현 감소 → 간에서 LDL을 처리하지 못함. • 2차성 고지혈증의 대표 원인.	• 원인 질환 치료/관리 우선 • 갑상선 대사가 느려져서 기름 처리를 못 하는 겁니다. 갑상선 수치(TSH)가 잡히면 고지혈증도 같이 좋아집니다.

분류	동반 질환	약사 상담 포인트
2. 심혈 관계 (직접적 결과)	고혈압 [상호 악순환] • 고지혈증(죽상경화) → 혈관 좁아짐/탄력 저하 　→ 혈압 상승. • 고혈압(혈관 손상) → 손상 부위에 콜레스테롤 　침착 → 죽상경화 가속.	• 산화된 기름이 염증이 되어서 혈관이 　좁아지니 혈압이 오를 수밖에 없습니다. 　혈관 관리가 핵심입니다.
	협심증 / 심근경색 [죽상경화반 파열] • 산화된 LDL이 혈관벽에 쌓여 플라크 형성. • 플라크가 터지면 혈전이 되어 관상동맥을 막음.	• 수치가 중요한 게 아니라, 　혈관벽에 붙은 찌꺼기(플라크)가 　터지지 않게 관리하는 게 중요합니다 　(항산화/항염증).
3. 간/ 소화기	지방간 (NAFLD/MASLD) • 혈중 잉여 중성지방이 간세포에 축적 →과부하 • 지방간은 간에 생긴 대사증후군. • 지방간 환자의 심혈관 사망 위험 급증.	• 피에 기름이 많으면 간에도 기름이 　낍니다. 간이 기름에 쩔어 있으면 　피로가 안 풀립니다.
	담석증 [콜레스테롤 과포화] • 담즙 내 콜레스테롤 비율이 높아지면 　결정화되어 담석이 생김.	• 콜레스테롤 수치가 높고 　담즙이 정체되면 담낭에 찌꺼기가 뭉쳐 　돌이 되기 쉽습니다.
4. 기타	발기부전 • 음경 혈관은 관상동맥보다 가늘어서 막히는 　증상이 가장 먼저 나타남. • 심혈관 질환의 전조 증상으로 해석.	• 남성 기능은 혈관 문제입니다. 　비아그라보다 혈관 청소가 먼저입니다.
	통풍 • 고지혈증(특히 고TG) 환자는 　요산 배설이 저해됨. • 인슐린 저항성이 공통 원인.	• 술과 고기를 즐기시면 　고지혈증과 통풍은 세트로 옵니다. 　요산과 중성지방을 같이 낮춰야 합니다.

■ 이상지질혈증 유발/악화 가능 약물 및 기전

분류	주요 성분	기전	임상 주의점
Retinoids	Isotretinoin Acitretin	• 간에서 VLDL 합성 및 Apo-B 발현 증가. • LPL(지단백분해효소) 억제로 지방 분해 저해.	• TG 급상승 주의 • 복용 환자의 약 25~40%에서 중성지방(TG) 급등. • 여드름 약 먹는 동안엔 술/기름진 음식 피하고, 2~3개월마다 피검사 하도록 지도.
이뇨제	Thiazide 계열 Loop 이뇨제	• 인슐린 저항성 증가로 인한 VLDL 분해 감소. • 반사적 교감신경 항진.	• 고용량 장기 복용 시 TG 및 총콜레스테롤 상승. • 대사증후군 환자에게는 주의가 필요하며, Indapamide는 상대적으로 영향이 적음.
베타차단제	Propranolol Atenolol Bisoprolol Metoprolol	• LPL(지단백분해효소) 활성 억제. • 말초 혈액순환 감소로 인한 지질 대사 저하.	• TG 상승, HDL 감소가 특징적. • 지질 대사 영향이 적거나 없는 Carvedilol, Nebivolol (혈관확장성 BB)로 변경 고려.
스테로이드	Prednisolone Dexamethasone Methylpredni- solone	• 지방 조직의 지방 분해 증가 → 간으로 지방산 유입 증가 → VLDL 합성 과다. • 인슐린 저항성 유발.	• LDL, TG 모두 상승하고 HDL은 감소. • 만성 질환(류마티스 등)으로 장기 복용 시 위험 증가.
면역억제제	Cyclosporine Tacrolimus Sirolimus (mTOR)	• 담즙산 합성 억제 및 LDL 수용체 결합 방해 (배설 감소). • LPL 활성 억제.	• 이식 환자에게 흔함. • 고지혈증 치료 시 스타틴 (CYP3A4 대사)과 상호작용으로 근육병증 위험이 크므로 용량 조절 필수 (Pitavastatin 등 선호).
호르몬제	Estrogen Progestin Anabolic Steroids	• Estrogen: VLDL 생산 증가 (TG 상승). • Progestin/Androgen: LPL 활성 촉진으로 VLDL은 줄지만 HDL을 강력하게 감소시킴.	• 경구용 에스트로겐이 TG를 많이 올림. (패치제는 영향 적음) • 피임약 드시고 건강검진 하면 중성지방이 높게 나올 수 있습니다.
항정신병약	Olanzapine Clozapine Quetiapine	• 식욕 증가 및 체중 증가. • 직접적인 인슐린 저항성 유발 및 대사증후군 악화.	• 비정형 항정신병약물(2세대)에서 뚜렷함. • 체중과 허리둘레, 지질 수치를 정기적으로 모니터링. (Aripiprazole 등으로 변경 고려)

■ 이상지질혈증 관련 혈액 검사 지표

검사/측정 항목	참고 범위	검사 목적	해석 핵심	주의사항
Total Cholesterol	〈 200 mg/dL	• 전반적인 지질 대사 상태 1차 스크리닝.	• 고콜레스테롤혈증 : ≥ 240 mg/dL • 경계 (200~239) : 식이/운동 요법 필요 • 저콜레스테롤혈증 (〈140): 영양불량, 간경변, 갑상선항진증, 악성 종양 가능성 고려 필요. • 한계: LDL, HDL, VLDL의 단순 총합이므로 단독 심혈관 위험 예측도는 낮음.	• 식사 영향이 적으나 TG 측정을 위해 공복 권장. • TC가 높아도 HDL이 아주 높아서인 경우는 괜찮음.
LDL-C	조절 목표 저위험군: 〈 160 당뇨/중등도: 〈 100 심혈관질환자: 〈 70 초고위험: 〈 55	• 약물 치료의 1차 기준.	• 고LDL혈증: ≥ 160 mg/dL • 경계 (130~159): 위험 인자에 따라 스타틴 고려. • FH 의심: 190 이상일 경우 유전성 가족력 의심.	• TG가 400 이상이면 계산값이 부정확하므로 직접 측정법을 써야 함.
HDL-C	• 남 〉 40 mg/dL • 여 〉 50 mg/dL (60 이상이 이상적)	• 복부비만 및 인슐린 저항성과 동반된 대사 이상 유무 판별.	• 저HDL혈증: 〈 40 mg/dL • 독립적 위험인자: LDL 수치와 무관하게 남 〈40, 여 〈50일 경우 그 자체로 심혈관 위험 증가. • 기능 저하: 〉 90 mg/dL 초고농도에서는 오히려 항산화/항염증 기능이 소실되어 심혈관 위험이 증가할 수 있음 (U-shaped curve).	• 약물로 올리기 매우 어려움.
Triglycerides (TG, 중성지방)	〈 150 mg/dL	• 식이성/대사성 요인 파악. • 췌장염 예방/응급도 평가.	• 고중성지방혈증: ≥ 200 mg/dL • 경계 (150~199): 적극적인 식이조절 (금주/저탄수) 요망. • 고위험 (200~499): 심혈관 위험 증가. VLDL 입자 증가 시사. • 응급 (≥ 500): 급성 췌장염 발병 위험군. 지질강하제(Fibrate/Omega-3) 즉시 투여 고려.	• 최소 12시간 이상 철저한 공복 상태 채혈 필수. (비공복 시 +20~30 상승). • 식사 영향이 매우 큼.

검사/측정 항목	참고 범위	검사 목적	해석 핵심	주의사항
Non-HDL Cholesterol	LDL 목표 + 30	• TG ≥ 200 또는 비만/ 당뇨 환자의 잔여 위험 평가.	• 고Non-HDL혈증 : ≥ 190 mg/dL • TC − HDL = 동맥경화 유발 위험이 있는 모든 지질 (LDL + VLDL + IDL + Lp(a)) 의 총량. • 고중성지방혈증 환자에서 LDL보다 심혈관 질환 예측 정확도가 더 높음.	• 비공복 채혈 시 가장 신뢰도 높음.
TG / HDL Ratio	〈 2.0 (이상적) 〉3.0~3.5 (위험)	• 대사증후군 및 당뇨병 진행 위험도 예측.	• sdLDL 표지자 : 비율이 3.5 이상이면 입자가 작고 단단한 sdLDL이 혈액 내에 다량 존재함을 시사. • 인슐린 저항성: 수치 상승 시 HOMA-IR 등 인슐린 저항성 지표와 강력한 양의 상관관계.	• 별도 검사 없이 기본 수치로 계산 가능하므로 상담 시 유용.
Lipoprotein (a)	〈 30 mg/dL (or 〈 75 nmol/L)	• 조기 심혈관 질환 가족력 확인. • LDL 조절 후에도 반복되는 CVD 시.	• LDL 수치와 독립적으로 작용하는 유전적 위험인자. • 〉30 mg/dL: 혈전 생성 및 죽상경화 위험이 유의하게 높은 상태. • ≥ 50 mg/dL: 위험이 매우 높은 상태. 적극적인 생활습관 및 항혈전 관리 필요.	• 평생 1~2번만 검사하면 됨 (수치 변동 적음). • 스타틴 투여 시 약 10~20% 상승 가능.
Apo B	〈 90 mg/dL (고위험군 〈 65)	• LDL 농도와 실제 입자 수의 괴리 평가. • sdLDL 입자가 많을 때.	• 입자 수 과다 : LDL-C 농도는 정상이지만 Apo B가 130 mg/dL 이상인 경우, 실제 혈관 침투 입자 수가 많아 고위험군으로 재평가. • 대사증후군 환자의 위험도를 가장 정확히 반영.	• 일반 검진에는 잘 포함되지 않음. (보험 급여 기준이 제한적)
AST / ALT	〈 40 IU/L	• 투약 전 간질환 확인. • 스타틴 유발 간손상 평가.	• 정상 상한치(ULN)의 3배 이상 (〉120) 상승 시 스타틴 중단 고려. • 경미한 상승(〈3배) : 약물 독성보다는 동반된 비알코올성 지방간(MASLD)에 의한 상승일 가능성이 높음. (투약 지속하며 모니터링)	• 운동 직후나 음주 후 측정 시 상승 가능.

검사/측정 항목	참고 범위	검사 목적	해석 핵심	주의사항
CPK	남 〈 170 여 〈 145	• 스타틴 부작용 (근육병증/ 횡문근융 해증) 모니터링 지표.	• 횡문근융해증 위험: 정상 상한치의 5~10배 이상 상승 + 근육통/갈색뇨 동반 시 즉시 투약 중단 및 응급 조치 필요. • 단순 상승: 무증상 단순 상승은 임상적 의미가 적음.	• 격렬한 근력 운동 후에는 정상인도 수치가 급등 (수천 단위). • 운동 여부 문진 필수.

3. 당뇨, 인슐린저항성

■ 당뇨, 인슐린저항성 자가체크리스트

최근 한 달간 상태와 가장 가까운 곳(O/X)에 체크해주십시오

분류	번호	문항	O/X
체형/ 피부	1	(체형) 팔다리는 가늘어지는데 배만 볼록 나오는 거미형 체형이다.	
	2	(피부) 목, 겨드랑이, 사타구니가 때가 낀 것처럼 검게 변하거나(흑색가시세포증), 쥐젖이 늘어난다.	
식습관/ 혈당	3	(식곤증) 밥을 먹고 나면 참을 수 없을 정도로 심하게 졸리거나 정신이 멍해진다.	
	4	(반응성 저혈당) 식사 때를 놓치거나 오후 3~4시쯤 되면 손이 떨리고, 식은땀이 나며 참을 수 없이 예민해진다.	
	5	(탄수화물 갈망) 밥을 배불리 먹고도 금방 빵, 떡, 믹스커피 등 단 것이 당겨서 또 먹는다.	
대사/ 염증	6	(다뇨/다갈) 자다가 소변 때문에 1번 이상 깨거나, 이유 없이 목이 자주 마르다.	
	7	(재생력) 상처가 잘 낫지 않거나, 잇몸에서 피가 자주 나고 염증이 잘 생긴다.	
	8	(수면 무호흡) 코를 심하게 골거나 자고 일어나도 개운하지가 않다.	
위험인자	9	(동반 질환) 건강검진에서 지방간, 고지혈증(특히 중성지방), 고혈압 중 하나라도 있다고 들었다.	
	10	(가족력) 부모님이나 형제자매 중에 당뇨병 환자가 있다.	

■ 결과 판정 및 권장 솔루션

체크 개수	위험도 평가	권장 솔루션
0 ~ 2개	정상 건강 유지 단계	• 혈당 조절 시스템이 건강하게 작동 중입니다. • 방심하지 말고 현재 상태를 유지하세요.
3 ~ 5개	주의 인슐린 저항성 의심	• 당뇨 전단계의 경고등이 켜졌습니다. • 지금 관리하지 않으면 5년 내 당뇨병이 올 수 있습니다.
6개 이상	위험 당뇨병 진행 고위험	• 이미 당뇨가 진행 중이거나 대사증후군이 심각합니다. • 지체 없이 내과를 방문하여 당화혈색소 등 정밀 검사를 받으세요.

■ 추천 영양요법 & OTC 및 약사 상담 포인트

목표	추천 영양요법 & OTC	약사 상담 포인트
1. 인슐린 저항성 개선	① 베르베린 • AMPK 효소를 활성화하여 세포 내 포도당 흡수 촉진 (Metformin 유사 기전). • 지질 대사 개선 동시 효과. ② 마이오-이노시톨 (Myo-Inositol) : 인슐린 신호 전달 체계를 복구하여 세포가 인슐린에 민감하게 반응하도록 유도. ③ 마그네슘 & 크롬 : 인슐린 수용체(Tyrosine kinase) 활성화 및 포도당 이동 통로(GLUT4) 기능 향상.	• 지금 혈당이 높은 건 췌장이 일을 안 해서가 아니라, 세포 문이 닫혀서(저항성)입니다. • 베르베린과 이노시톨이 닫힌 문을 열어줘서 약효가 잘 듣게 도와줍니다. (베르베린은 설사 부작용 주의)
2. 식후 혈당 억제 (스파이크 방지)	① 바나바잎 : 포도당 수송체(GLUT4)의 이동을 촉진하여 식후 혈당 상승 억제. ② 식이섬유 (구아검/차전자피) : 위장관에서 당 흡수 속도를 물리적으로 지연. ③ 미숙 여주 추출물 : P-인슐린 성분이 식물성 인슐린 작용.	• 밥 먹고 나서 졸음이 쏟아지는 건 혈당 스파이크 때문입니다. • 바나바잎과 식이섬유가 탄수화물이 천천히 흡수되게 막아주어 췌장의 부담을 줄입니다.
3. 합병증 방어	① 벤포티아민(비타민 B1) + B12 • 최종당화산물(AGEs) 생성 억제. • 미세혈관 손상 방지 / 신경 수초 재생 ② GLA + 오메가-3 : 혈류 개선 및 혈관 염증 억제 (망막/신장 보호). ③ 피크노제놀 (+ 은행잎) • 강력한 항산화력으로 혈관 내피세포 보호 및 부종 개선. • 당뇨병성 망막병증에 근거 다수.	• 혈당이 높으면 신경 혈관이 좁아져 손발이 찌릿하고 감각이 무뎌집니다. • 큰 혈관보다 막히기 쉬운 얇은 혈관(눈, 신경)을 뚫어주고 보호해줘야 합니다.
4. 약물 고갈 영양소	① 비타민 B12 + 엽산 : 메트포르민 장기 복용 시 회장에서 B12 흡수 저해 → 빈혈, 신경병증 악화, 호모시스테인 상승. ② 코엔자임 Q10 : 당뇨약 병용 및 대사 질환 자체로 인한 미토콘드리아 기능 저하 보충. ③ 다양한 미네랄 + 비타민 • SGLT-2 억제제: 삼투압성 이뇨 작용으로 Mg, K, 수용성비타민 손실 • TZD: 특히 여성 당뇨 환자의 골다공증 및 골절 위험 증가하므로 Ca, Mg, 비타민 D, 비타민 K	• 메트포르민이 비타민 B12 흡수를 막습니다. 이게 부족하면 빈혈이 오고 손발 저림이 더 심해집니다. • 비타민B군과 마그네슘 등 드시는 약 때문에 고갈되는 영양소들을 꼭 채워주세요.

■ 당뇨, 인슐린 저항성 주요 동반질환 및 약사 상담 포인트

계	동반질환 및 병태	약사 상담 포인트
대혈관 합병증	**고혈압** • 고인슐린혈증이 신장에서 나트륨 배설을 억제하여 체액량 증가. • 혈관 내피세포 기능 저하(NO 감소)로 인한 혈관 수축 및 경직. • 당뇨 환자의 50~60% 동반.	• 혈당이 높으면 혈액이 끈적해져 혈압이 오릅니다. 혈압 관리가 안 되면 콩팥과 눈이 더 빨리 망가집니다. • 미세알부민뇨 예방을 위해 ARB/ACEi 계열 복용 순응도 강조.
	이상지질혈증 • 인슐린 저항성으로 인해 지방세포의 지방분해 증가 → 간으로 유입. • 전형적 패턴: 고중성지방(TG), 저HDL, 작고 단단한 sdLDL 증가.	• 당뇨 환자의 혈관벽은 당독소와 염증 때문에 콜레스테롤 찌꺼기가 훨씬 잘 달라붙습니다. • TG 관리(오메가3, 식단, 운동 등)의 중요성 강조.
미세혈관 합병증	**당뇨병성 신경병증** • 고혈당으로 인한 폴리올(Polyol) 경로 활성화 → 신경세포 내 소르비톨 축적 및 부종. • 미세혈류 장애로 신경에 산소 공급 차단. • 증상: 양측성 대칭, 손발 끝 저림/화끈거림/ 무감각.	• 혈액순환은 물론 신경을 보호하는 적극적인 영양요법이 필요합니다. • 상처가 나도 모를 수 있으니 발 감각을 매일 체크하고 보습에 신경 쓰세요.
	당뇨병성 신증 • 고혈당이 사구체 내 압력을 높임 → 사구체 기저막이 손상되어 단백질(알부민)이 소변으로 누출. • 투석 원인 1위.	• 소변에 거품이 난다면 콩팥 필터가 뚫리고 있다는 뜻입니다. • 소염진통제를 습관적으로 드시면 콩팥이 급격히 나빠지니, 안전한 통증관리가 필요합니다.
	당뇨병성 망막병증 • 망막 미세혈관이 막히면 보상적으로 신생혈관(약한 혈관)이 생김. • 이 혈관이 쉽게 누출되고 터져 출혈 및 시력 상실 유발.	• 혈당 관리가 잘 되어도 눈 합병증은 별개로 진행될 수 있습니다. • 년에 한 번 안저 검사는 필수이며, 항산화제 (루테인/피크노제놀 등)로 미세혈관을 보호해야 합니다.
기타 / 감염	**치주질환** • 타액 당 농도 증가로 세균 번식 용이. • 고혈당이 백혈구 기능을 억제하여 염증 치유 지연. • 잇몸 염증은 다시 혈당을 높이는 악순환 유발.	• 당뇨가 있으면 잇몸이 잘 붓고 피가 납니다. • 잇몸에 염증이 있으면 전신 염증이 증가해서 혈당도 올라갑니다. • 혈당과 잇몸 관리를 함께 철저히 해야 악순환의 고리를 끊을 수 있습니다.
	비알코올성 지방간(MASLD) • 간은 인슐린 저항성이 시작되는 첫 번째 장기. • 간세포 내 지방 축적 → 염증(NASH) → 간경화 진행 위험.	• 간과 췌장은 운명공동체입니다. • 술을 안 마셔도 인슐린 저항성이나 당뇨 때문에 지방간이 옵니다. 지방간이 해결되어야 혈당 조절도 잘 됩니다.

■ 당뇨, 인슐린 저항성 관련 혈액 검사 지표

임상적 의미	기준	관리 목표 및 의미	해석 핵심 및 주의사항
공복혈당 (FPG)	• 정상: 〈 100 mg/dL • 전단계: 100 ~ 125 • 당뇨: ≥ 126	[최적: 75~85] • 당뇨 환자 목표: 80 ~ 130	• [스트레스성 상승] 전날 수면 부족, 과음, 스트레스 시 코르티솔 영향으로 일시 상승 가능. • [회색지대] 90~99 구간도 안심 금물(베타세포 기능 저하 시작).
식후 2시간 혈당 (PP2 / OGTT)	• 정상: 〈 140 mg/dL • 전단계: 140 ~ 199 • 당뇨: ≥ 200	[최적: 〈 120] • 당뇨 환자 목표: 〈 180	• [숨은 당뇨 색출] 공복은 정상인데 식후만 튀는 '내당능장애'가 심혈관 위험 더 큼. • [타이밍] 식사 마친 후가 아니라 첫 숟갈 뜬 시점부터 2시간.
당화혈색소 (HbA1c)	• 정상: 〈 5.7% • 전단계: 5.7 ~ 6.4% • 당뇨: ≥ 6.5%	[최적: 4.6~5.3%] • 당뇨 환자 목표: 〈 6.5~7.0%	• [가짜 수치 주의] 빈혈, 출혈, 용혈 시 적혈구 수명이 짧아져 수치가 실제보다 낮게 나옴. • [평균의 함정] 저혈당과 고혈당이 반복돼도 평균은 정상으로 나올 수 있음(혈당 변동성 못 봄).
당화알부민 (GA)	• 정상: 11 ~ 16%	• 단기(2~3주) 평균 혈당. • HbA1c 대체 지표.	• [특수 상황용] 임신성 당뇨, 만성 신부전(투석), 빈혈 환자에서 HbA1c보다 정확. • 식후 고혈당(변동성)을 더 예민하게 반영함.
공복 인슐린 (Fasting Insulin)	• 참고: 2 ~ 25 μIU/ mL • 〉 10: 저항성 • 〈 2: 분비 저하	• 최적: 2~5 μIU/mL • 인슐린 분비능 평가. • 저항성 유무 감별.	• [조기 경고] 혈당이 정상이라도 인슐린이 높으면(고인슐린혈증) 당뇨 전단계 중에서도 가장 위험한 상태. • 용혈된 검체에서는 수치 오류 가능.
C-펩타이드 (C-peptide)	• 〈 0.5~0.6 : 인슐린 분비 고갈 • 〉 2.0 : 인슐린저항성 의심 • 〉 3.0 : 과다 분비 (비만/ 저항성)	• 최적: 1.0~1.8 ng/mL • 췌장의 실제 인슐린 생성 능력 (내인성).	• [1형 감별] 외부 인슐린 주사를 맞아도 이 수치는 변하지 않으므로 췌장 생존 여부 확인에 씀. • 신부전 환자는 배설 지연으로 수치가 높게 측정됨(해석 주의).
HOMA-IR (인슐린 저항성)	• 정상: 〈 1.9 • 위험: 〉 2.5	• 공식: (공복혈당 × 인슐린)/405 • 저항성 정량 평가.	• [근본 원인 파악] 비만형 당뇨인의 체질 개선 지표로 활용. • 2.5 이상이면 약물(메트포르민/ Pioglitazone) 반응이 좋고, 살을 빼야 수치가 잡힘.

임상적 의미	기준	관리 목표 및 의미	해석 핵심 및 주의사항
TyG Index (TG−혈당 지수)	• 정상: 〈 8.0 ~ 8.4 • 위험: 〉8.5 ~ 8.8	• 공식: ln [TG×공복당/2] • 인슐린 없는 저항성 지표.	• [경제적 지표] 인슐린 검사 없이 중성지방과 혈당만으로 계산 가능. • 한국인 대상 연구에서 당뇨 예측 정확도가 매우 높음.
신장 기능 (ACR / eGFR)	• 정상 ACR 〈 10 mg/g • 30 이상: 미세단백뇨 • 정상 eGFR ≥ 90	• ACR: 조기 손상 발견. • eGFR: 약물 용량 기준.	• [골든 타임] Cr 수치는 콩팥이 50% 망가져야 오름. ACR(소변 알부민)이 가장 빠른 조기 경보기. (연 1회 이상 검사 필수) • eGFR 45~60 미만 시 메트포르민 용량 감량/금기 확인 필수.
지질 대사 (Lipid Panel)	당뇨/고위험군 목표 • LDL 〈 70 • TG 〈 150 • TG/HDL 비율 〈 2.0	• 심혈관 위험 평가. • sdLDL 추정.	• [비율의 중요성] TG/HDL 비율이 3.5 이상이면 검사에 안 나오는 sdLDL(작고 단단한 콜레스테롤)이 혈관을 공격 중이라는 뜻. • TG는 반드시 12시간 공복 후 측정.
간 / 염증 (ALT / hs−CRP)	정상수치 • ALT 〈 30 • hs−CRP 〈 1.0 • 요산 〈 6.0~7.0	• 지방간 및 전신 염증. • 대사증후군 표지자.	• 음주력 없이 ALT, GGT가 높다면 지방간일 확률 90%. • hs−CRP 상승은 동맥경화 진행 신호 (스타틴/항산화제 필요).

4. 대사증후군

■ 대사증후군 건강체크리스트

대사증후군은 고혈압, 당뇨, 고지혈증, 복부비만이 한꺼번에 찾아오는 상태를 말하며, 심뇌혈관 질환의 '뿌리'가 됩니다.

아래 항목을 체크하여 현재 나의 대사 위험도를 점검해보세요.

최근 3달간의 상태와 가장 가까운 곳(O/X)에 체크해주십시오

분류	번호	문항	O/X
A. 진단 기준	1	(복부비만) 허리둘레가 남성 90cm, 여성 85cm 이상이다.	
	2	(혈압) 수축기 130 / 이완기 85mmHg 이상이거나, 고혈압 약을 복용 중이다.	
	3	(혈당) 공복 혈당이 100mg/dL 이상이거나, 당뇨병 약을 복용 중이다.	
	4	(중성지방) 중성지방(TG)이 150mg/dL 이상이거나, 고지혈증 약을 복용 중이다.	
	5	(HDL 콜레스테롤) 좋은 콜레스테롤이 남성 40mg/dL, 여성 50mg/dL 미만이다.	
B. 악화 요인 (생활습관)	6	(식단) 국물 요리, 젓갈 등 짠 음식을 좋아하거나(나트륨), 밥 · 빵 · 면 위주의 식사를 한다.	
	7	(운동) 숨이 찰 정도(중강도)의 유산소 운동을 일주일에 150분(30분×5일) 미만으로 한다.	
	8	(수면/스트레스) 하루 수면이 7시간 미만이거나, 스트레스를 받으면 먹는 것으로 푼다.	
	9	(음주/흡연) 일주일에 2회 이상 술을 마시거나(특히 고지혈증), 담배를 피운다.	
C. 위험 신호	10	(심뇌혈관) 가끔 가슴이 쥐어짜듯 아프거나(흉통), 한쪽 팔다리에 힘이 빠지고 말이 어눌해진 적이 있다.	
	11	(말초 혈관) 발에 상처가 나면 잘 낫지 않거나(괴사 의심), 손발 끝이 심하게 저리고 감각이 무디다.	

■ 결과 판정 및 권장 솔루션

판정 기준	의심 유형	주요 증상	권장 솔루션
고위험군 (A항목 3개 이상 or C항목 체크)	대사증후군 및 합병증 위험형	• 심혈관 질환 발병 위험이 일반인의 2~3배 높음 • [Red Flag] C항목 체크 시 뇌졸중, 협심증, 족부괴사 등 응급상황 가능성	• 즉시 병원 진료 및 정밀 검사 의뢰 • 약물 순응도 점검 및 필수 미네랄(Drug Muggers) 보충 • 적극적인 항산화/혈관 영양요법 및 엄격한 식이/운동 병행 (합병증 예방)
주의군 (A항목 1~2개 or B항목 다수)	대사증후군 전단계	• 대사 흐름이 깨지기 시작한 상태 • 혈압, 혈당, 지질 중 하나라도 무너지면 도미노처럼 합병증 동반 • 나쁜 생활 습관 지속 시 100% 질환 진행	• 생활습관 교정 (B항목 집중) 및 영양 보충 • '3-3-3 법칙' 실천 지도 (페이지135) 참조 • 부족한 대사 효소 및 영양소 보충으로 질환 진행 차단
관리군 (A항목 0개)	정상 (유지 관리형)	• 현재 대사 지표가 양호한 상태 • 연령 증가에 따른 대사 속도 저하에 대한 주의 필요	• 현재의 건강한 생활 습관 유지 격려 • 정기적인 건강검진(연 1회) 권장

■ 유형별 생활 지도

유형 – 목표	추천 영양요법 & OTC/생활지도	약사 상담 포인트
1. 혈압관리 – 혈관 이완	① 마그네슘 : 혈관 평활근 이완 및 혈압 조절. ② 코엔자임 Q10 : 혈압 강하 및 심장 에너지 생성 보조 ③ 오메가-3 : 혈행 개선 및 염증 완화	[핵심 상담] 혈압약은 혈관 보호를 위한 기초 공사이며 약을 드셔도 혈관이 딱딱하면 위험합니다. 마그네슘으로 혈관 긴장을 풀어주고, 코큐텐으로 심장 힘을 채워주세요.
	생활지도 [식사] 국물은 건더기만 드세요 (나트륨↓). • 찍먹 실천: 소스나 장류는 붓지 말고 살짝 찍어 먹기 • 칼륨(채소)이 소금을 배출합니다. (신장 질환자 제외) [운동] 무거운 것 들 때, 순간적으로 힘쓰는 운동시 숨 참지 마세요 (발살바 효과* 주의). "후~" 내뱉으세요. [생활] 스트레스 관리 (교감신경 안정)	

유형 – 목표	추천 영양요법 & OTC/생활지도	약사 상담 포인트

2. 혈당관리
– 인슐린
저항성
	① 바나바잎 / 여주
	: 코로솔산이 식후 혈당 상승 억제.
	
	② 비타민 B군 (B12)
	: 메트포르민 장기 복용 시 고갈 보충.
	
	③ 크롬 / 아연
	: 인슐린 민감도 증가
		[핵심 상담] 식후 30분 걷기가 최고의
		혈당약입니다.
		• 당뇨약(메트포르민)을 오래 드시면
		  비타민B12가 부족해져 손발이 저림.
		  꼭 따로 채워주셔야 합니다.

	생활지도
	[식사] '거꾸로 식사법': 채소 → 단백질 → 밥 순서로 드시면 혈당이 덜 오릅니다.
	• 단순당 제한: 과일도 '당'입니다. 식사라 생각하고 줄이세요.
	  (음료수, 믹스커피, 과일주스 금지)
	• 복합 당질: 흰 쌀밥 대신 잡곡/통곡물 섭취
	[운동] 식후 30분 뒤 유산소 운동 (혈당 골든타임), 공복이나 식전 운동 피하기 (저혈당 위험).
	• 식후에 가만히 앉아 계시면 혈당이 튑니다. 허벅지 근육이 우리 몸의 설탕 창고이니
	  스쿼트를 꼭 하세요.
	• 망막병증시 머리를 숙이거나 충격이 큰 운동 피하기.
	[수면] 잠이 부족하면 스트레스 호르몬이 나와 혈당을 올립니다. 7시간 숙면하세요.
	[생활] 맨발 걷기 주의 (상처 감염 위험–편한 신발)	

3. 지질관리
– 혈행/청소
	① 오메가–3
	: 중성지방(TG) 합성 억제 및 혈행 개선.
	
	② 홍국
	: 모나콜린 K가 콜레스테롤 합성 저해,
	  지질수치 개선 (스타틴 유사)
	
	③코엔자임 Q10
	: 혈중 지질 관리 조절 및 스타틴 근육통
	  예방.
		[핵심 상담] 콜레스테롤 약은 혈관
		청소부입니다
		• 고지혈증 약(스타틴)이 기름때를
		  벗겨내지만, 근육 힘(코엔자임Q10)도 같이
		  뺄 수 있습니다.
		  근육통이 있다면 코엔자임Q10을 같이
		  드세요.

	생활지도 [식사] 술은 '마시는 지방'입니다. 중성지방엔 금주가 필수입니다. • 단순당 제한: 믹스커피, 과일주스 등이 중성지방(TG)의 주범입니다. • 포화지방 제한: 삼겹살 비계, 버터, 팜유 섭취 줄이기 • 트랜스지방 금지: 튀김, 마가린, 과자류 회피 • 불포화지방 권장: 등푸른 생선, 견과류, 들기름/올리브유 [운동] 유산소 운동(빨리 걷기)을 주 150분 이상 해야 지방이 탑니다. 유산소(지방 연소) + 허벅지 근력운동	

■ 대사증후군 탈출을 위한 통합 관리 팁

상담 시 환자분께 아래 핵심 수칙을 전달해 주세요

구분	주요 수칙	세부 실천 전략 및 기대 효과
1. 데이터 관리	숫자에 민감해지기	허리둘레, 혈압, 혈당 수치를 매일/매주 기록하는 것이 치료의 시작입니다.
2. 영양 보충	처방약에 의한 체내 영양소 고갈 방지 + 적극적 영양요법	• 혈압/당뇨/고지혈증 약 복용 시 고갈되는 비타민 B군, 마그네슘, 코엔자임Q10 보충해주세요. • 이유없는 피로감이나 쥐가 나는 증상이 처방약에 의한 이 영양소들의 고갈 때문일 수 있습니다. • 복합 대사증후군 시 각 질환별 추천 영양요법을 적극 활용해서 관리하시는게 좋습니다.

3-3-3법칙 (식사–운동–생활에서 지킬 3가지 수칙)

구분	주요 수칙	세부 실천 전략 및 기대 효과
3. 식사 습관	식사 시 3가지 지키기	① 채소 먼저 먹기 (거꾸로 식사법): 채소 → 단백질 → 탄수화물 순서로 섭취하여 혈당 스파이크 방지, 포만감 상승 및 뱃살 감소 ② 국물은 남기기: 나트륨 섭취량 감소 ③ 야식 먹지 않기: 저녁 7시 이후 금식 실천
4. 운동 습관	운동 시 3가지 기억하기	① 유산소: 하루 30분 이상 숨이 찰 정도로 빨리 걷기 ② 근력: 주 3회 근력 운동 실천 (허벅지는 '설탕 저장고' 역할) ③ 타이밍: 혈당 조절 골든타임인 식후 30분 뒤에 움직이기
5. 생활 수칙	생활에서 3가지 버리기	① 담배: 혈관의 적 ② 과음: 간과 뱃살의 적, 중성지방 상승의 원인 ③ 스트레스: 혈압과 혈당 상승의 근원

■ 고혈압 환자 특별 주의사항: 발살바 효과(Valsalva Effect)

항목	내용
정의	무거운 물건을 들거나 배변 시 숨을 들이쉰 후 숨을 참으며 배에 강한 힘을 주는 동작
위험성	숨을 내뱉을 때 수축기 혈압이 순간적으로 200~300mmHg까지 급상승하여 고혈압 환자, 뇌동맥류 환자의 경우 뇌출혈, 망막 출혈, 실신 유발 가능
예방 호흡법	운동 중 힘을 쓸 때 숨을 내뱉는 것이 핵심, 무거운 것을 들 때도 숨을 참지 말고, 힘을 줄 때 입으로 '후~' 하고 내뱉는 습관을 들여 혈압 스파이크 방지 필요

5. 체지방, 비만

■ 기초 비만도 및 대사질환 자가체크리스트

현재 신체 수치와 동반 질환 여부를 체크하여 비만의 위험도를 평가합니다

최근 3달간의 상태와 가장 가까운 곳(O/X)에 체크해주십시오.

분류	번호	문항	수치 – O/X
신체 계측	1	체질량지수(BMI): 체중(kg) ÷ [신장(m)]² (※ 25 이상: 비만 / 30 이상: 고도비만)	____kg/m²
	2	허리둘레: 배꼽 기준 측정 (※ 남성 90cm, 여성 85cm 이상: 복부비만)	____ cm
대사 지표	3	혈압이 높거나(130/85mmHg↑) 약을 복용 중이다.	
	4	공복 혈당이 높거나(100mg/dL↑) 당뇨 약을 복용 중이다.	
	5	건강검진상 중성지방 수치 (TG)가 높거나, 좋은 콜레스테롤(HDL)이 낮다. (TG: 150mg/dL↑, HDL: 남성40mg/dL, 여성50mg/dL↓)	
생활 습관	6	식사 속도가 빠르고(15분 이내), 배불러도 계속 먹는 경향이 있다.	
	7	일주일에 3회 이상 야식이나 음주를 즐긴다.	
	8	숨이 찰 정도의 운동을 거의 하지 않는다 (주 2회미만).	

■ 비만 유형별 원인 분석 체크리스트

비만의 원인은 사람마다 다릅니다. 비만의 원인 유형을 체크해보세요.

최근 3달간의 상태와 가장 가까운 곳(O/X)에 체크해주십시오.

분류	번호	문항	O/X
A. 대사성/ 내장지방	1	밥, 빵, 면, 떡 등 탄수화물 위주의 식사를 선호한다.	
	2	식사 후 돌아서면 금방 배가 고프거나, 식곤증이 심하다. (공복혈당 장애, 다음, 다뇨 증상)	
	3	전체적으로 살이 찌기보다 배만 볼록 나온 '올챙이 배' 체형이다.	
	4	가족 중에 당뇨, 고혈압, 고지혈증 환자가 있다.	

분류	번호	문항	O/X
B. 신경성/ 스트레스	5	스트레스를 받으면 맵거나 단 음식, 야식이 당긴다.	
	6	명치 아래 윗배가 단단하게 뭉쳐 있거나 나와 있다.	
	7	평소 예민하고 불면증이 있거나 자고 일어나도 개운하지 않다.	
	8	배가 고프지 않아도 기분 전환을 위해 무언가를 먹는다.	
C. 순환/ 호르몬	9	아침보다 저녁에 다리가 심하게 붓고 신발이 꽉 낀다.	
	10	상체보다 엉덩이와 허벅지가 굵은 하체 비만 체형이다.	
	11	(여성) 생리 불순이 있거나 생리 전 식욕 폭발/부종이 심하다.	
	12	짠 음식(국물 요리)을 좋아하고 손발이 차다.	

■ 판정 결과 및 권장 솔루션

● 비만 및 대사 건강 통합 판정표

판정 유형	위험도 평가 및 특징	권장 솔루션
고위험군 (병원 진료 의뢰)	• BMI 35 이상의 초고도 비만 • 조절되지 않는 혈압/혈당 동반 • [Red Flag] 　– 갑작스런 흉통, 호흡곤란, 　　심한 심계항진 등 심혈관 의심증상 　– 약물 치료시 저혈당증상 　　(식은땀, 손떨림, 어지러움, 　　두근거림) 　– 심각한 무기력증, 자살충동	• 즉시 병원 진료 필요 • 약물 치료(GLP-1 주사제 등)와 　전문적인 의학적 개입 우선 • 임신 확인시 약물 즉시 중단 • 약국에서는 처방약 복약지도 및 예상 　고갈 영양소 보충 관리
주의군 (약국 집중 상담)	• BMI 25~34 (비만/고도비만) • 허리둘레 기준 초과 • 특정 유형(A, B, C) 증상 뚜렷함 • A,B,C 3가지 그룹중 "O" 표시가 가장 　많은 그룹이 핵심 유형임.	• 약국 내 통합 케어 대상 • 유형별 맞춤 건기식 + 일반의약품 　병용 권장 • 1:1 생활 습관(식단/운동) 교정 　프로그램 시작
관리군 (예방 및 유지)	• BMI 23~24 (과체중) • 미용 목적의 다이어트 희망	• 유지 관리 및 예방 • 기초 대사량 증진 및 체중 유지 목적의 　영양 요법 • 건강한 식습관 지도

● 원인 유형별 세부 분석

분류	유형	주요 증상	맞춤 솔루션
A형	대사성/ 내장지방 (탄수화물 중독 & 인슐린 저항성) 사과형(Apple, Android shape)	• 탄수화물 위주 식사 및 식후 식곤증 심함 • 먹는 것에 비해 살이 잘 찜 • 내장지방 축적으로 배만 볼록 나온 '올챙이 배'	• 인슐린 감수성 개선 : 당질 제한 식단 유도 • 혈당 변동성 조절 영양소 권장
B형	신경성/스트레스 (감정적 허기 & 코르티솔 과다)	• 스트레스 시 단 것, 매운 것, 야식 당김 • 윗배가 단단하게 뭉침, 불면증 동반	• 코르티솔 관리: 가짜 허기 통제 및 수면 개선 • 부신 피로 회복 영양소 보충
C형	순환/호르몬 (부종 & 하체 비만) 배형(Pear, Gynoid Shape)	• 저녁 하체 부종 심함 • 피하지방 축적으로 엉덩이, 허벅지에 살이 잘찜 • 짠 음식 선호, 손발 차고 생리 불순	• 순환 개선: 저염식 및 림프 순환 촉진 • 미세혈류 순환 개선제 상담

■ 추천 영양요법 & OTC 및 약사 상담 포인트

유형 – 목표	추천 영양요법 & OTC	약사 상담 포인트 & 생활지도

A. 대사성/
내장지방
– 인슐린
저항성 개선
& 지방 연소
	① 베르베린 / 바나바: 천연 혈당 조절제, 인슐린 저항성 개선
	
	② 미토콘드리아 켜주는 영양소
	  – 비타민 B군: 에너지 대사 부스팅에 필수
	  – 크롬: 인슐린 수용성 감수성 증가
	  – CoQ10: 미토콘드리아 에너지 생성
	  – 비타민: 인슐린 감수성 개선
	
	③ 유산균 (BNR17 등)
	: 장내 뚱보균 억제, 장내 세균총 개선
	
	④ 녹차추출물, 콜레우스포스콜리, CLA
	: 체지방분해 촉진제
	
	⑤ L–카르니틴, 캡시노이드
	: 에너지대사 연소 촉진제
	
	⑥ 가르시니아 캄보지아
	: 탄수화물의 지방 합성 억제
	
	[OTC]
	– 구미반하탕: 대사촉진, 지방대사 배출
	– 방풍통성산: 소화기열증, 순환기, 대사질환 동반시
		[핵심 상담]
		대사증후군이나 심혈관질환 위험으로 인슐린 기능이 고장 나면 에너지가 제대로 소비되지 않는 상태입니다. 무작정 굶기보다 미토콘드리아를 활성화하는 영양소를 보충해야 합니다.
		
		[식이 요법]
		• 저탄수화물 식단 필수 (밥, 빵, 면 줄이기) 또는 간헐적 단식
		• 식사 순서 바꾸기
		: 채소 → 단백질 → 탄수화물
		
		[운동/생활]
		• 식후 30분 걷기 (혈당 스파이크 방지)
		• 허벅지 근력 운동 (포도당 소모)

유형 – 목표	추천 영양요법 & OTC	약사 상담 포인트 & 생활지도
B. 신경성/ 스트레스 – 스트레스 호르몬 안정 & 식탐 억제	① 테아닌 / 락티움: 스트레스 긴장 완화 ② 마그네슘: 신경 안정 및 수면 개선 ③ 홍경천 (로디올라) : 피로 회복 및 코르티솔 조절 ④ 트립토판: 세로토닌 생성지원 ⑤ 글루코만난, 가르시니아 캄보지아, 　트립토판, 사프란: 식욕조절, 포만감 　유도제 [OTC] – 대시호탕: 스트레스 해소 – 도핵승기탕: 신경성 섭식이상, 어혈 　혈행장애 감소	[핵심 상담] 살이 찌는게 아니라 스트레스 때문에 붓는 겁니다. 의지로 참지 마세요. 수면과 스트레스를 잡아야 가짜 식욕이 사라집니다. 잠을 잘 자야 살이 빠집니다. [식이 요법] • 카페인 섭취 줄이기 　(교감신경 자극 최소화) • 규칙적인 식사 시간 지키기 • 스트레스성 폭식 또는 간식 과다 섭취 　주의 [운동/생활] • 하루 7시간 이상 충분한 수면 • 명상 및 심호흡, 반신욕으로 이완하기
C. 순환/ 호르몬 – 림프/혈액 순환 & 부종 배출	① 센텔라 / 포도씨추출물 : 정맥/림프 순환 ② 오메가–3 : 혈행 개선 및 염증 완화 ③ 브로멜라인 : 부종 및 염증 제거 ④ 칼륨 / 마그네슘: 나트륨 배출 지원 [OTC] – 월비가출탕: 수분대사 실조, 부종시 – 방기황기탕:수습정체 해소 – 구미반하탕가미, 도핵승기탕 　: 하복부 어혈 배출	[핵심 상담] 지방이 아니라 붓기입니다. 순환제를 같이 드셔야 꽉 낀 신발이 헐렁해지고 바디 라인이 잡힙니다. [식이 요법] • 저염식 (국물 요리 건더기만 먹기) • 수분 섭취는 식사 전후 30분 피하기 [운동/생활] • 꽉 끼는 옷 피하고 압박 스타킹 활용 • 걷기보다는 L자 다리, 폼롤러 마사지

※ **단백질 보충제(유청단백, 분리유청단백, 가수분해유청단백 등):**

단순한 근육 증강제가 아니라, 식욕조절 호르몬과 대사 효율을 교정하는

비만환자의 식욕조절과 요요방지(대사유지)를 위한 치료보조제로 전략적 도구로 섭취 고려.

■ 비만 치료제별 필수 보충 영양소

약물군 (성분명/제품명)	고갈되는 영양소	보충이 필요한 이유
GLP-1 수용체 효능제 (위고비, 마운자로, 삭센다)	단백질, 수용성 비타민, 전해질	• 급격한 식욕 저하로 섭취량이 줄어 근손실과 탈모가 오기 쉽습니다. • 단백질, 종합비타민, 유산균 보충이 필수적입니다.
지방흡수 저해제 (오르리스타트)	지용성 비타민 (A, D, E, K), 베타카로틴	• 지방의 흡수를 차단할 때 지용성 영양소도 함께 배출됩니다. • 약 복용 2시간 전후로 고함량 지용성 비타민을 따로 섭취해야 합니다.
교감신경 자극제 (디에타민, 큐시미아)	비타민 B군, 마그네슘, 코엔자임Q10	• 대사를 강제로 끌어올려 에너지 소모가 커지므로 에너지 생성에 필요한 비타민 B군과 마그네슘이 빠르게 소모됩니다.
항경련제 성분 (토피라메이트/큐시미아 성분)	엽산(B9), 비타민 D, 칼슘	• 장기 복용 시 비타민 D 대사를 방해하여 골밀도에 영향을 줄 수 있으므로 칼슘과 엽산 보충이 권장됩니다.

6. 당독소

■ 당독소 및 식습관 건강상담체크리스트

평소 식습관과 조리법을 체크하여 내 몸의 노화와 염증 위험도를 확인해보세요.

최근 3달간의 상태와 가장 가까운 곳(O/X)에 체크해주십시오.

분류	번호	문항	O/X
A. 섭취습관 – 혈당 스파이크	1	(식사 속도) 식사 시간이 15분 이내로 매우 빠르거나, 거의 씹지 않고 삼키는 편이다.	
	2	(섭취 순서) 채소나 반찬보다 '흰 쌀밥'부터 한 숟가락 뜨고 식사를 시작한다.	
	3	(식후 습관) 식사 직후 입가심으로 과일, 믹스커피, 주스 등을 습관적으로 먹는다.	
B. 조리법 – 외인성 당독소	4	(고온 조리) 삶거나 찐 고기보다, 바삭하게 튀기거나 직화로 구운 고기(삼겹살, 치킨 등)를 훨씬 좋아한다.	
	5	(갈변 반응) 빵, 과자, 케이크 등 오븐에 구워 노릇노릇한(갈색) 간식을 자주 먹는다.	
	6	(가공 식품) 햄, 소시지, 베이컨 등 훈제되거나 가공된 육류를 일주일에 2회 이상 먹는다.	
C. 증상 – 축적 신호	7	(피부 노화) 또래보다 피부 탄력이 떨어지고 주름이나 검버섯이 눈에 띄게 늘었다.	
	8	(염증/통증) 이유 없이 여기저기 쑤시거나(만성 염증), 당뇨 수치(당화혈색소)가 잘 안 떨어진다.	

※ 당독소란?

- 단백질이나 지방이 당과 결합하여 변성된 물질

  (최종당화산물, AGEs; Advanced Glycation End-products)

- 음식 조리과정뿐 아니라 체내 대사과정, 장내 세균 활동 등을 통해 만들어짐.

- 혈관과 장기를 끈적하게 만드는 접착제로 혈관벽 염증 유발, 신장 기능 저하, 피부 노화, 인슐린 저항성 악화. 최근 당뇨 합병증의 주범으로도 지목됨.

■ **결과 판정 및 권장 솔루션**

판정 유형	위험도 평가 및 특징	권장 솔루션
안전 단계 (0 ~ 2개)	유지 관리 단계 • 현재 식습관과 당독소 유입이 안정적인 상태. • 혈관 노화 속도가 정상 범위	[유지 요법] • 현재의 '삶기/찌기' 위주 조리법 유지 격려. • 기본 항산화 관리(종합비타민, 유산균) 권장.
주의 단계 (3 ~ 5개)	적극 교정 필요 • 혈관이 조금씩 끈적해지고 있음. • 인슐린 저항성이 악화되기 시작하여, 식후 피로감이나 뱃살이 늘어날 수 있음.	[식습관 교정 + 영양 요법] • 체크된 항목 중 '조리법' 1가지부터 교정 제안. • 당독소 생성 억제 영양소(항산화제) 추가 권장.
위험 단계 (6개 이상)	강력 중재 필요 • [합병증 경고] 과도한 당독소 축적으로 미세혈관(눈, 콩팥, 신경) 손상 위험 큼. • 만성 염증 상태 가능성 높음.	[병원 진료 + 고강도 해독] • 당화혈색소(HbA1c) 및 미세알부민뇨 정밀 검사 권고. • 당독소 분해 및 배출을 위한 고함량 비타민B 요법 필수. • 튀김/직화구이 섭취 즉시 중단 지도.

■ **추천 영양요법 & OTC 및 약사 상담 포인트**

목표 유형	추천 영양요법 & OTC	약사 상담 포인트
1. 생성 억제 (당화 차단)	① 벤포티아민 • 일반 비타민 B1 대비 생체이용률 우수하며 당독소 생성의 주요경로를 원천 차단. ② 비타민 B6 (피리독신) • 단백질과 당의 결합(Glycation) 억제, AGEs 형성을 막음	[핵심 상담] • 혈당이 높으면 피가 설탕물처럼 변해 혈관을 망가뜨립니다. • 일반 비타민보다 벤포티아민이 끈적한 당독소가 만들어지는 길목을 차단해줍니다. 당뇨가 있으시거나 탄수화물을 좋아하신다면 필수입니다. • 단백질 대사를 돕고 신경 손상을 예방합니다.
2. 손상 방어 (항산화/해독)	① 알파리포산 • 인슐린 감수성 개선 및 강력한 항산화 작용. • 당뇨병성 신경병증 증상 완화. ② 글루타치온 / NAC • 산화 스트레스로부터 세포 보호.	[핵심 상담] • 혈관이 녹스는 것을 막아야 합병증이 오지 않습니다 • 이미 생긴 독소가 신경과 혈관을 공격하지 못하게 강력한 항산화제로 방어막을 쳐야 합니다. • 손발이 저리거나 감각이 무디다면 신경 보호 효과가 큽니다.

목표 유형	추천 영양요법 & OTC	약사 상담 포인트
3. 장내 배출 (내독소 제거)	① 유산균 • 유해균이 만드는 내독소억제, 　전신염증 완화 • 장 점막 장벽 강화로 독소 유입 방지. ② 식이섬유 • 당 흡수 지연 및 독소 흡착 배출.	[핵심 상담] • 장 건강이 나쁘면 독소가 그대로 　흡수됩니다. • 장내 유해균이 뿜어내는 독소 때문에 　장건강이 나쁘면 혈당 조절이 잘 안됩니다. • 유산균으로 장벽을 튼튼히 해서 　독소 유입을 막으세요.

■ 당독소를 줄이는 조리 & 생활 가이드

핵심 원칙	실천 방법 및 상세 내용
1. 조리법 변경 : 튀기기 X → 삶기 O	• [주의] 굽거나 튀긴 음식은 독소가 최대 10배 이상 증가합니다. • [비교] 닭고기를 튀기면 삶을 때보다 당독소가 18배 폭증합니다. • [권장] 삶거나 찌는 방식으로 조리 　－ 수육, 백숙, 샤브샤브처럼 낮은 온도에서 물로 조리하세요.
2. 레몬 · 식초 첨가	• 요리 시 레몬즙이나 식초를 활용하면 당독소 생성이 억제됩니다. • 고기를 굽기 전 미리 산성 성분에 재워두면 당독소 발생을 예방합니다.
3. 혈당 스파이크 방지를 　위한 식사 순서 변경	• 채소 → 단백질 → 탄수화물 순으로 섭취하세요. • 혈당 상승을 늦추어 몸속에서 생기는 '내인성 독소'를 최소화합니다.

7. 치질

■ 치질 자가체크리스트

최근 1달간의 상태와 가장 가까운 곳에 체크해주십시오.

O (2점): 자주 그렇다/ △ (1점): 가끔 그렇다 / X (0점): 그렇지 않다

번호	문항	OΔX
1	[출혈] 배변 후 휴지에 피가 묻거나 변기에 피가 보이나요?	
2	[탈항] 배변 시 항문 밖으로 살덩어리가 밀려 나오나요?	
3	[통증] 배변 시 찢어지는 듯한 통증이나 묵직한 불쾌감이 있나요?	
4	[가려움] 항문 주위가 가렵거나 끈적한 분비물이 묻어 나오나요?	
5	[잔변감] 변을 보고 나서도 시원하지 않고 덜 본 느낌이 드나요?	
6	[변비] 변이 딱딱해서 배변 시 힘을 많이 주는 편인가요?	
7	[배변시간] 화장실에 스마트폰을 들고 가 5분 이상 앉아 있나요?	
8	[음주] 술을 마신 다음 날 항문이 붓거나 화끈거리나요?	
9	[간 피로] 최근 과로했거나, 평소 지방간이 있다는 말을 듣나요?	
10	[생활] 하루 종일 앉아서 일하거나(운전/사무), 쪼그려 앉나요?	

■ 결과 판정 및 권장 솔루션

총점	결과 판정	권장 솔루션
0 ~ 9점	[안심]	• 지금 습관을 유지 • 배변 시간은 3분 이내로 지키고, 　오래 앉아 있었다면 스트레칭을 해주세요
10 ~ 15점	[주의] 초기 치질 의심	• 원인을 교정하고 혈관을 강화하는 영양요법이 권장됩니다. • 생활 요법: 따뜻한 물로 5분간 좌욕을 시작하세요.
16 ~ 20점	[위험] 적극 치료 필요	• 출혈이 심하거나 덩어리가 들어가지 않는다면 　꼭 병원치료를 하셔야 합니다 • 병원 치료와 함께 고함량 디오스민 + 염증 부종 관리 영양요법으로 　회복 속도를 높이세요.

■ **추천 영양요법 & OTC, 약사 상담 포인트**

영양요법 목표 – 증상	추천 영양요법 & OTC	약사 상담 포인트
1. 간 기능 개선 및 문맥압 감소 (근본 원인 케어) – 음주/비만/지방간 – 만성 피로 – 잦은 재발	① 밀크씨슬 / 아티초크 : 간의 해독과 담즙 배출을 촉진하여, 항문 혈관의 상류인 간문맥의 울혈을 해소. ② 커큐민 (강황) : 간세포의 염증을 줄이고, 항문 혈관 주변의 염증 인자를 차단하여 통증을 완화함.	[핵심 상담] • 간은 항문 주변 혈관의 톨게이트입니다. • 간이 피로 물질로 막히면, 피가 위로 못 올라가고 엉덩이 쪽에 고여서 혈관이 부풀어 오릅니다. • 술을 즐기거나 피로하다면 간장약을 같이 써야 재발을 막습니다.
2. 정맥 탄력 강화 (핵심 치료) – 항문 돌출(탈항) – 출혈/부종	① 디오스민 (고함량) : 늘어진 항문 쿠션 조직의 혈관 장력을 복구하여 혈액 순환을 도움. ② 브로멜라인 + 에스신 : 염증성 단백질(Fibrin)을 분해하고 항문 쿠션 조직을 수축 → 딱딱하게 뭉친 혈전성 치핵과 급성 붓기를 빠르게 줄임.	[핵심 상담] • 먹는 약으로 혈관 힘을 길러줘야 튀어나온 살이 제자리로 들어 갑니다. • 갑자기 붓고 아플 땐 브로멜라인 등을 추가하면 통증이 빨리 잡힙니다.
3. 배변 습관 교정 (악화 인자 제거) – 딱딱한 변 / 변비 – 배변 시 힘주기	① 차전자피 : 수분을 흡수해 변을 부드럽게 부풀려, 복압 없이 배변하게 함. ② 유산균 : 장내 환경을 개선하여 가스를 줄이고 배변 활동을 규칙적으로 만듦.	[핵심 상담] • 변비가 해결 안 되면 밑 빠진 독에 물 붓기입니다. • 변이 딱딱하면 나올 때마다 혈관을 긁고 찢습니다. • 섬유질로 변을 부드럽게 만드는 게 치료의 시작입니다.
4. 급성 증상 완화	① 치질 연고 / 좌제 : 리도카인(국소마취) 및 히드로코르티손(항염)으로 즉각적인 통증과 가려움을 진정시킴. ② 좌욕 : 항문 괄약근의 긴장을 풀고 혈류를 개선함.	[핵심 상담] • 아플 땐 연고를 병용하세요. • 겉이 찢어졌으면 연고, 속이 부었으면 좌제가 효과적입니다. • 먹는 약으로 속을 고치고 연고로 겉을 잡으면 빠르게 좋아집니다.

■ 치질 추가 상담 포인트

● 치질 유발 질환 및 약사 상담 포인트

관련 질환	치질과의 상호작용 기전	약사 상담 포인트
만성 변비	배변 시 과도한 복압 상승과 딱딱한 변이 항문관 쿠션을 하방으로 밀어냄	• 변이 딱딱하면 항문 혈관에 무리한 압력이 가해집니다. 생활습관 변화와 영양요법을 활용하여 변을 부드럽게 만들어야 합니다.
간경변 및 문맥고혈압	간의 문맥압 상승이 직장 정맥계로 전달되어 혈관 확장을 유발	• 간문맥이 막히면 혈액이 아래로 고여 항문 혈관이 튀어나옵니다. 간 기능 개선을 병행해야 치질이 낫습니다.
염증성 장질환 (크론병, UC)	만성적인 설사와 직장 점막의 염증이 항문관 조직을 약화시킴	• 반복되는 설사는 항문 점막을 자극하고 조직을 헐겁게 만듭니다. 장내 염증 조절과 점막 복구가 필요합니다.
비만	복강 내 지방 증가로 인한 지속적인 복압 상승 및 정맥 귀환 저해	• 뱃살이 항문 혈관을 위에서 누르는 압력으로 작용합니다. 대사를 적극적으로 개선하여 복압을 낮추는 것이 필수입니다.
과민성 장 증후군 (IBS)	반복적인 설사 혹은 변비가 항문 점막에 기계적/화학적 자극(담즙산 등)을 가함	• 장의 예민함이 항문 건강을 해칩니다. 소화 효소 및 담즙산 배출을 조절하여 항문 점막의 자극을 줄여야 합니다.

● 치질약 영양요법 병행 시 주의 상호작용 및 중재방안

치질 ETC	병용주의 영양제	상호작용 결과 및 기전	중재 방안
항생제 (메트로니다졸 등)	고함량 디오스민	디오스민이 간 대사를 방해하여 항생제의 혈중 농도를 높임	항생제 부작용(구역, 구토)이 심해질 수 있으므로 병용 시 모니터링
NSAIDs	오메가-3	두 성분 모두 혈소판 응집을 억제하여 출혈 경향성 증가	수술을 앞둔 환자라면 오메가-3는 일주일 전부터 중단하도록 지도
항응고제 /항혈소판제	고용량 vit C	와파린의 항응고 효과 저해 (혈전 위험)	비타민 C를 1g 이하로 제한하거나, 복용 시 주기적인 혈액 검사 권고
모든 처방약	차전자피 (식이섬유)	식이섬유가 처방약 성분을 흡착하여 대변으로 배설시킴	반드시 처방약 복용 2시간 전후로 간격을 두고 영양제를 섭취하게 함.

● 치질 유발/악화시키는 약물과 대처방안

약물 계열	치질 유발 / 악화 기전	대처 방안
마약성 진통제	장관 평활근 수축 억제 및 분비 감소로 심한 변비 유발 (codeine, tramadol, oxycodone 등)	자극성 하제나 삼투성 하제 병용 권고. 충분한 수분 섭취 강조.
항콜린성 약물	부교감신경 차단으로 인한 장운동 저하 및 변비	약물 중단이 어려우므로 식이섬유(차전자피 등) 보충제 병용 권장.
철분제	장내 체류 시 점막 자극 및 변을 딱딱하게 하여 배변 시 힘주기 유발	변비 부작용이 적은 액상 철분제나 헴철로 변경 제안.
CCB (고혈압약)	장 근육의 칼슘 통로를 차단하여 장 수축력 감소 → 변비	주치의 상담 후 약물 변경 검토 안내. 좌욕을 통한 항문 괄약근 이완 권장.
칼슘제 및 제산제	장관 내에서 수렴 작용 및 변의 경도 증가	칼슘제 복용 시 식간 수분 섭취를 늘리고, 마그네슘 함유 제산제로 교체 고려.
항응고제 / 항혈소판제	치질을 유발하지는 않으나, 기존 치핵의 출혈을 심화시키고 지혈 방해	출혈 시 즉시 응급실/외과 진료 안내. 치질 외용제 사용 시 주의 필요.

● 치질 관련 혈액 검사 지표

검사항목	주요 수치/지표	약사의 수치 해석 및 상담 포인트
항문 내압 검사 (Manometry)	정상 휴지기압: 40~70 mmHg	[수치 높음] 괄약근이 과도하게 긴장된 상태입니다. 변비가 심해질 수 있으므로 삼투성 하제와 온수 좌욕을 강력히 권장하세요.
혈액 검사 (CBC)	Hb : 남13g/dL, 여12g/dL 미만	[수치 낮음] 만성적인 치핵 출혈로 인한 철결핍성 빈혈 상태입니다. 치질 약과 함께 변비 부작용이 적은 철분제를 추천하세요.
염증 수치 (CRP)	CRP: 0.5mg/dL 이상	[수치 높음] 단순 치핵이 아닌 항문 주위 농양이나 염증이 동반된 상태입니다. 약국 OTC보다는 처방 항생제 복용 확인이 우선입니다.

8. 하지정맥류

■ 하지정맥류 자가체크리스트

최근 한 달간 상태와 가장 가까운 곳에 체크해주십시오

O (2점): 항상 그렇다 / △ (1점): 가끔 그렇다 / X (0점): 거의 그렇지 않다

번호	문항	OΔX
1	[부종] 저녁이 되면 신발이 꽉 낄 정도로 발과 종아리가 붓나요?	
2	[중압감] 오후가 되면 다리에 모래주머니를 찬 듯 무겁고 피로한가요?	
3	[혈관] 다리에 거미줄 같은 실핏줄이 비치거나 튀어나왔나요?	
4	[경련] 밤에 자다가 다리에 쥐가 나거나 저려서 깬 적이 있나요?	
5	[통증] 다리가 욱신거리거나 터질 듯한 통증(작열감)이 있나요?	
6	[피부] 발목 주변 피부가 가렵거나 색깔이 어둡게 변했나요?	
7	[복압] 평소 변비가 심하거나, 복부 비만이 있나요?	
8	[자세] 직업상 하루 6시간 이상 서 있거나 앉아 있나요?	
9	[의복] 꽉 끼는 바지(스키니진)나 레깅스, 하이힐을 자주 착용하나요?	
10	[완화] 다리를 심장보다 높게(쿠션 등) 올리면 편안해지나요?	

■ 결과 판정 및 권장 솔루션

총점	결과 판정	권장 솔루션
0 ~ 9점	[안심]	• 순환이 잘 되고 있습니다. 예방을 위해 오메가3 섭취와 걷기 운동을 추천합니다. • 꽉 끼는 옷보다는 편안한 옷을 입으세요.
10 ~ 15점	[주의] 순환 장애 시작	• 정맥 순환제와 미네랄 보충이 시급합니다. • 혈관 탄력을 높이고 증상을 완화하는 영양요법을 시작하세요. • 생활 요법: 의료용 압박스타킹 착용을 고려하세요.
16 ~ 20점	[위험] 만성 정맥 부전	• 혈관이 심하게 튀어나왔다면 병원 진료도 받아보세요. • 보존적 치료를 위해 고함량 영양요법으로 꾸준히 관리해야 합니다.

■ 추천 영양요법 & OTC, 약사 상담 포인트

영양요법 목표 – 증상	추천 영양요법 & OTC	약사 상담 포인트
1. 정맥 탄력 & 구조 강화(핵심 치료) – 다리 무거움 – 혈관 비침/돌출	① 디오스민 / 트록세루틴 : 정맥 혈관벽을 조여주어 혈액이 심장 반대 방향으로 역류하는 것을 방지함. ② 병풀추출물 + 안토시아닌 : 정맥벽의 결합조직(콜라겐) 합성 + 콜라겐 조직을 단단하게 결합 → 약해진 혈관을 튼튼하게 재건.	[핵심 상담] • 혈관이 늘어져서 피가 심장으로 못 올라가는 상태입니다. • 헐거워진 판막과 혈관벽을 튼튼하게 재생시켜야 합니다. • 꾸준히 복용하여 혈관 탄력을 높여야 다리가 가벼워집니다.
2. 부종 & 미세순환 – 심한 저녁 부종 – 꽉 끼는 신발 – 다리 저림 / 경련	① 포도씨추출물 / 적포도잎 추출물 : 강력한 항산화 작용으로 모세혈관 파괴를 막고 림프 순환을 뚫어줌. ② 피크노제놀 (프랑스 해안송) : 혈관 내피세포를 재생시키고 산화질소(NO)를 생성해 혈류를 개선함. 강력한 부종 감소 및 경련 억제 효과. ③ 마그네슘 : 긴장된 종아리 근육과 신경을 이완시켜 경련을 예방함.	[핵심 상담] • 붓기는 물론 밤마다 다리에 쥐가 나고 저린 증상에 탁월합니다. • 순환이 안되 산소 공급이 부족하면 근육이 뒤틀립니다. • 마그네슘으로 근육을 풀어주고, 순환제로 피를 돌려줘야 합니다.
3. 근육 경련(쥐) (순환 장애) – 야간 다리 저림 – 근육 뭉침	① 전칠삼 : 어혈을 풀고 지혈 작용으로 혈관 파열을 막음. ② 브로멜라인 (파인애플 효소) : 혈전 원료인 피브린과 조직 사이의 염증성 노폐물을 녹여서 배출.	[핵심 상담] • 혈관 색이 검붉거나 다리 살이 딱딱해진 건, 노폐물 등이 굳어서 막힌 상태입니다. • 전칠삼이 어혈을 부수고, 브로멜라인이 찌꺼기를 녹여서 시원하게 뚫어줍니다.
4. 물리적 보조	① 의료용 압박스타킹 : 발목부터 종아리까지 단계적 압박을 가해, 물리적으로 피를 심장 쪽으로 짜 올림.	[핵심 상담] • 압박스타킹은 '입는 약'입니다. • 약을 먹으면서 스타킹을 신으면 붓기 빠지는 속도가 2배 빨라집니다. • 저녁이 편안해지려면 아침부터 신어야 합니다.

■ 하지정맥류 추가 상담 포인트

● 하지정맥류 유발질환 및 약사 상담 포인트

구분	질환/요인	발생/악화 기전	약국 상담 포인트
혈관 질환	정맥 고혈압	정맥 내 압력이 높아지면 판막 부전, 정맥 전체 및 염증 발생을 야기함	정맥 탄력 개선제 (디오스민 등)을 통해 혈관 벽의 장력을 높여야함
	심부정맥 혈전증 (DVT)	심부정맥이 막히면 혈액이 우회로인 표재정맥으로 몰려 정맥압이 급상승하고 판막이 손상됨	갑작스러운 한쪽 다리 부종 시 즉시 병원 검사
호르몬	임신/경구 피임약	여성 호르몬(에스트로겐 등)이 정맥 벽을 이완시키고, 혈액량을 늘려 혈관 확장을 유발함	압박 스타킹 착용의 중요성 강조
물리적 압박	비만 (과체중)	복부 지방이 복압을 높여 하지에서 올라오는 혈류를 방해하고 정맥에 직접적 하중을 줌	체중 조절 상담 병행
복압 상승	만성 변비 / 만성 기침	배에 힘을 줄 때마다 복압이 상승하여 하지 정맥 내의 역류 방지 판막에 무리를 줌	식이섬유 섭취 등 생활 습관 교정
근골격계	관절염 / 근감소증	다리 움직임이 줄어들어 혈액을 위로 짜주는 '종아리 근육 펌프' 기능이 저하됨	앉아서 하는 발목 까치발 운동 권장
대사 질환	당뇨병 / 고혈압	만성적인 고혈당/고혈압이 혈관 내피세포를 손상시켜 정맥 벽의 탄력을 떨어뜨림	만성질환 관리와 병행 상담
특이 질환	골반울혈 증후군	골반 내 정맥 확장이 하지 정맥류와 연결되어 복합적인 통증과 혈관 돌출을 유발함	산부인과 진료 이력 확인

● 하지정맥류 악화시키는 약물 및 기전

구분	주요 성분	혈관에 영향을 주는 기전	약국 상담 포인트
여성 호르몬제	경구 피임약, 호르몬 대체 요법(HRT)	에스트로겐/프로게스테론이 정맥 벽의 평활근을 이완시키고 판막의 긴장도를 떨어뜨려 혈류 정체 유발	장기 복용 시 정맥류 발생 및 혈전(DVT) 위험 증가 안내
스테로이드제	프레드니솔론, 덱사메타손 (전신/외용)	혈관 벽의 지지 조직인 콜라겐을 분해하여 혈관 벽을 얇고 약하게 만듦	장기 사용 시 거미양 정맥류 및 피부 위축 주의

구분	주요 성분	혈관에 영향을 주는 기전	약국 상담 포인트
일부 혈압약	칼슘채널차단제 (CCB)	모세혈관 전 괄약근을 확장시켜 정맥압을 상승시키고 말초 부종 유발	약물 유발성 부종인지, 하지 정맥류로 인한 부종인지 확인 필요 (처방의와 상의 권고)
발기부전 치료제	실데나필 (비아그라), 타다라필 등	전신 혈관 확장 작용으로 인해 일시적으로 정맥 정체 및 다리 무거운 느낌 유발 가능	복용 후 다리 저림이나 부종 빈도 확인
소염진통제	이부프로펜, 나프록센 등	신장의 수분/나트륨 재흡수를 증가시켜 전신 부종을 유발하며, 이는 정맥 부하 증가로 이어짐	만성 복용 환자의 경우 다리 부종 악화 가능성 체크

● 하지정맥류 관련 검사 지표

※ 초음파 역류 시간

- 하지 정맥류 환자의 판막기능을 진단하는데 사용됩니다. 환자를 세운 상태에서 종아리를 꽉 짰다가 놓으면, 혈액이 위로 올라갔다가 판막이 닫히면서 혈액이 밑으로 내려오지 못하고 멈추는 것이 정상입니다. 하지만 판막이 고장 나면 피가 다시 아래로 쏟아집니다. 피가 위에서 아래로 거꾸로 흐르는 상태가 몇 초 동안 지속되는지를 그래프로 그려낸 것이 역류시간입니다.

- 이외에도 정맥 직경, 피부 변색/습진 정도를 종합적으로 평가합니다.

진단지표	임상적 해석	환자 등급	약사 중재 및 생활 지도
역류 시간 〈 0.5초	정상 범위 / 초기 정맥 부전	11~14점 (양호)	예방적 압박 스타킹(Class 1) 추천, 까치발 운동 교육
역류 시간 0.5~1.0초 (표재정맥 역류)	초기 하지 정맥류 (C1~C2 단계)	6~10점 (주의)	정맥순환 개선제 3개월 이상 복용 권고, 장시간 입식 금지
역류 시간 〉 1.0초 (심부/관통정맥 역류)	진행된 정맥류 (C3~C4 단계)	5점 이하 (위험)	의료용 압박 스타킹(Class 2) 필수, 혈관외과 시술 상담 권유
정맥 직경 증가 (Diameter 〉 3~4mm)	혈관 확장 및 판막 부전 가속화	5점 이하 (위험)	혈전 방지를 위한 수분 섭취 및 드럭머거(피임약 등) 체크
피부 변색/습진 (C4~C6)	만성 정맥 부전 합병증	심각	즉시 병원 전원, 2차 감염 예방 위한 피부 관리 지도

※ 의료용 압박 스타킹 사용 주의사항

압력 수치에 따라 Class 1 (15~21mmHg), Class 2 (23~32mmHg)으로 나뉘며, 각각 하지 정맥류 초기환자에게 예방, 진행 환자에게 치료 목적으로 사용되는 의료용 스타킹입니다. 만약 환자가 심한 당뇨 혹은 말초동맥질환 있어 다리가 저린 것이라면, 높은 압력의 Class 2는 오히려 혈류를 차단해 위험할 수 있습니다. 발등 맥박이 잘 안 뛰는 환자도 착용에 주의합니다.

9. 통풍

■ 통풍 자가체크리스트

최근 1년간의 상태와 가장 가까운 곳에 체크해주십시오.

O (2점): 자주 그렇다 / △ (1점): 가끔 그렇다 / X (0점): 증상이 없다

번호	항목	O△X
1	엄지발가락, 발목, 무릎 등 관절이 갑자기 붉게 부어오르고 심한 통증이 있었다.	
2	통증이 주로 밤이나 새벽에 시작되며, 스치기만 해도 아플 정도로 극심하다.	
3	통증이 나타난 부위에 열감이 느껴지고 피부가 팽팽하게 붉은색을 띤다.	
4	육류(내장류), 등푸른생선(고등어 등)을 즐겨 먹거나 술(특히 맥주)을 자주 마신다.	
5	평소 콜라, 사이다 같은 탄산음료나 과당이 많은 과일주스, 디저트를 즐긴다.	
6	물을 잘 마시지 않거나, 땀을 많이 흘리는 활동을 자주 한다.	
7	건강검진 등에서 요산 수치가 높다는 결과를 받은 적이 있다.	
8	현재 과체중이거나 최근 단기간에 급격한 다이어트(체중 감량)를 했다.	
9	고혈압, 당뇨, 이상지질혈증 등 대사 질환이 있거나 가족 중에 통풍 환자가 있다.	
10	이뇨제(혈압약), 아스피린, 면역억제제 등 관련 약물을 장기 복용 중이다.	

■ 결과 판정 및 권장 솔루션

점수 구간	혈관 건강 상태	권장 솔루션
0~6점	[안심] 건강한 상태	• 현재의 건강한 식습관을 유지하세요. • 충분한 수분 섭취를 통해 요산 배출을 원활히 돕는 것이 좋습니다.
7~15점	[주의] 요산 수치 관리 필요	• 식단 관리: 육류 내장, 등푸른생선, 맥주 등 퓨린이 많은 음식과 액상과당 섭취를 줄이세요. • 영양 요법: 요산 배출을 돕거나 염증을 억제하는 영양소 보충을 시작할 타이밍입니다.
16~20점	[위험] 적극 치료 및 정밀 검사 필요	• 즉시 병원 방문: 관절의 극심한 통증이나 열감이 있다면 즉시 병원을 방문하여 요산 수치 확인 및 약물 치료를 고려해야 합니다. • 생활 습관 개선: 급격한 다이어트보다는 꾸준한 체중 관리와 함께 금주가 필수적입니다.

■ 추천 영양요법 & OTC, 약사 상담 포인트

목표	추천 영양요법 & OTC	약사 상담 포인트 & 생활지도
요산 배출 및 당 대사 개선	① 바나바잎 + 크롬 : 인슐린 저항성 개선 ② 구연산 마그네슘 : 소변 알칼리화로 요산 용해도 증가	[핵심 상담] 혈당이 높으면 신장에서 요산 배출이 막힙니다. 당 관리가 곧 요산 관리의 시작입니다. [생활 지도] 탄산음료나 주스의 액상과당을 차단하십시오.
통증 방어 및 염증 조절	① 타트체리 + 퀘르세틴 : 천연 항염 및 요산 생성 억제 ② 프로바이오틱스 : 장내 퓨린 분해 보조	[핵심 상담] 통풍 통증은 요산 결정이 관절을 찌르 는 염증 반응입니다. 천연 소염제로 방어막을 세워야 합니다. [생활 지도] 급성기 부종에는 냉찜질을 권장합니다.

■ 통풍 주요 동반질환 및 약사 상담 포인트

계통	동반 질환 및 증상	약사 상담 포인트
심혈관계	고혈압, 고지혈증	통풍 환자의 약 70%가 고혈압을 동반하며, 요산이 혈관 탄력을 떨어 뜨리므로 병행 관리가 필수적입니다.
내분비계	당뇨, 인슐린 저항성	인슐린 수치가 높으면 신장에서 요산 배출을 방해하여 약효가 떨어질 수 있습니다.
소화기계	비알코올성 지방간	과당 섭취가 많은 환자에게서 높은 동반율을 보이며, 과당은 요산 생성을 직접 촉진합니다.

■ 통풍 관련 약물 및 기전

분류	대상 약물 및 성분	상호작용 및 약사 상담 포인트
요산생성 억제제	알로푸리놀 + 아자티오프린	알로푸리놀이 면역억제제의 대사를 방해하여 골수 억제 독성을 심각하게 높입니다.
급성 통풍 치료제	콜킨 + 클래리트로마이신	콜킨의 대사가 차단되어 혈중 농도가 급상승, 치명적인 독성을 유발할 수 있습니다.
요산배설 촉진제	벤즈브로마론 + 저용량 아스피린	아스피린이 요산 배설 작용을 길항(방해)하여 약효를 떨어뜨립니다.
악화 유발 약물	이뇨제 (Thiazide, Loop계)	요산 배설을 방해하거나 칼슘 배설을 늘려 결석/통풍이 생기기 쉬운 환경을 만듭니다.

■ **통풍 관련 혈액 검사 지표**

검사 항목	정상/목표 범위	통풍 관련 임상적 의미 및 상담 포인트
혈중 요산 (Uric Acid)	6.0 mg/dL 이하	[핵심 지표] 7.0 이상을 고요산혈증이라 하며, 결정이 관절에 침착되기 시작합니다. 약물 치료 중이라면 6.0 이하 유지를 목표로 합니다.
요 pH (Urine pH)	6.0 ~ 6.5	요산은 산성 소변(pH 5.5 이하)에서 잘 녹지 않아 결석이나 통풍을 악화시킵니다. 채소 섭취 등을 통해 적정 산도를 유지해야 합니다.
CRP	CRP: 0.5 mg/dL 이하	급성 통풍 발작 시 수치가 급격히 상승합니다. 통증이 없더라도 이 수치가 높으면 만성 염증 상태임을 의미합니다.
eGFR (신여과율)	90 mL/min 이상	요산은 70%가 신장으로 배설됩니다. 신장 기능이 떨어지면 요산 배출이 안되어 통풍이 악화되는 악순환이 발생합니다.
HbA1c	당화혈색소 5.6% 이하	인슐린 수치가 높으면 신장에서 요산의 재흡수를 촉진합니다. 당 관리가 안 되면 요산 수치도 잡히지 않습니다.
중성지방 (TG)	150 mg/dL 미만	고중성지방혈증은 요산 배설을 저해하는 요인입니다. 통풍 환자의 상당수가 이상지질혈증을 동반하므로 필수 체크 항목입니다.
ALT / AST (간 수치)	40 IU/L 이하	알로푸리놀, 페북소스타트 등 요산 저하제 복용 시 간 수치 상승 여부를 정기적으로 확인해야 합니다.

※ 검사수치 해석시 유의사항

- 요산 수치가 정상이어도 주의해야 한다.

  요산 수치가 정상이어도 통증이 올 수 있고 수치가 높아도 통증이 없을 수 있습니다.

  인슐린 저항성(혈당)과 신장 기능을 함께 관리하는 것이 근본 치료입니다.

  급성 발작 시기에는 요산이 관절로 이동하여

  오히려 혈중 요산 수치가 일시적으로 낮게 측정될 수 있습니다. 증상 위주로 판단하십시오.

- eGFR 수치에 따라 알로푸리놀 등 약물 용량을 조절해야 하므로, 신장 수치가 변할 때마다

  반드시 전문가와 상의하도록 지도하십시오.

■ 요산 수치 관리를 위한 생활습관 지도 가이드

관리 영역	실천 항목	약사 상담 포인트
수분 섭취 (최우선)	순수한 물 하루 2L 이상	• 물은 최고의 천연 용해제입니다. 소변이 농축되면 요산이 쉽게 결정화되므로, 조금씩 자주 마셔 소변 색을 맑게 유지하도록 지도합니다. • 취침 전과 기상 직후 물 한 컵은 밤새 농축된 요산을 씻어내는 데 효과적입니다.
요산 생성 제한 (식이)	액상과당 (탄산 · 주스), 술(특히 맥주), 내장 · 붉은 육류, 고단백 보충제 제한	• 액상과당은 간에서 요산 합성을 직접 촉진하고 배설을 억제하는 대표적인 위험 요인입니다. • 술은 요산 생성을 증가시키고 탈수를 유발해 발작 위험을 크게 높입니다. • 내장 · 붉은 육류 · 고단백 보충제는 퓨린 공급을 늘려 신장 부담을 증가시킵니다.
요산 배출 보조 (식이)	채소류(알칼리성) 섭취 증가 필요	• 소변이 산성이면 요산 용해도가 떨어집니다. 채소 위주 식단으로 소변을 알칼리화하면 요산 배출이 원활해집니다.
퓨린 섭취 감소 (조리법 변경)	고기 · 생선 조리법 변경	• 육류 · 생선은 튀기거나 굽기보다 물에 데치거나 삶도록 지도합니다. • 국물에는 퓨린이 녹아 있으므로 국물은 버리고 고기 위주로 섭취하도록 안내합니다.
나트륨 제한	저염 식단 실천	• 과도한 소금 섭취는 소변으로 칼슘 배설을 증가시켜 신장 부담을 높입니다. • 국물 섭취를 줄이고 싱겁게 먹는 것이 중요합니다.
비타민 조절	비타민 C 용량 관리	• 비타민 C는 요산 배출에 도움이 되지만, 결석 병력이 있는 환자는 하루 500 mg 이하로 제한하고 충분한 수분 섭취를 병행하도록 강조합니다.

Ⓔ 면역 및 염증 (면역저하, 전신염증)

1. 면역 균형

■ 면역 균형 자가체크리스트

최근 3개월간의 몸 상태와 가장 가까운 곳에 체크해 주십시오.

O (2점): 그렇다 / △ (1점): 중간이다 / X (0점): 아니다

분류	번호	문항	O△X
방어력 (기초 면역)	1	(회복탄력성) 감기에 잘 걸리지 않거나, 걸려도 2~3일 내에 빠르게 회복된다.	
	2	(점막면역) 구내염(입병), 혓바늘, 입술 포진 등이 잘 생기지 않는다.	
	3	(치유력) 상처가 나면 덧나지 않고 잘 아물고, 피부에 뾰루지나 염증이 잘 생기지 않는다.	
조절력 (과민/ 염증)	4	(과민반응) 비염, 결막염, 두드러기 등 알레르기 증상으로 고생하지 않는다.	
	5	(통증/염증) 이유 없이 온몸이 두들겨 맞은 듯 아프거나 관절 마디가 쑤시지 않는다.	
장/대사	6	(장 면역) 설사나 변비 없이 배변이 규칙적이고, 식사 후 배에 가스가 차지 않는다.	
	7	(체온조절) 손발이나 아랫배가 따뜻한 편이며, 추위를 심하게 타지 않는다.	
	8	(활력) 자고 일어나면 개운하고, 오후에도 극심한 피로감이 없다.	
생활 (위험 요인)	9	(식습관) 밀가루, 단 음식, 인스턴트 식품을 적게 먹고 규칙적으로 식사한다.	
	10	(약물/독소) 최근 3개월 내에 항생제나 소염진통제를 오랫동안 복용하지 않았으며, 술을 자주 먹지 않았다.	

■ 결과 판정 및 권장 솔루션

총점 범위	면역 등급	권장 솔루션
16 ~ 20점	좋음	• 면역 균형 상태 • 현재의 생활 습관을 유지하세요. • 기초 유지를 위한 종합비타민과 유산균을 권장합니다.
10 ~ 15점	주의	• 면역 균형 붕괴 조짐 • 감기에 자주 걸리고 피로가 쌓인 상태일 수 있습니다. • 많이 체크한 부분을 중심으로 채워주는 집중 관리가 필요합니다.
0 ~ 9점	경고	• 만성 염증 및 면역저하 의심 • 기회감염 위험이 매우 높습니다. 적극적인 면역 재건이 시급합니다. • 식단과 생활 습관을 개선하고 적극적인 영양 요법이 필요합니다.

■ 추천 영양요법 & OTC, 약사 상담 포인트

유형 – 목표	추천 영양요법 & OTC	약사 상담 포인트 & 생활 지도
1. 방어력 저하형 (잦은 감기, 감염 후 회복이 더딤) – 점막 면역 강화 (1차 방어선)	① 아연 + 비타민 A/C • 상피세포 보호 및 백혈구 활성화. • 점막 재생 촉진 (구내염 빈발자 필수). ② 베타글루칸 / 후코이단 : NK세포 활성화 및 점막 면역 증강 ③ 프로폴리스 / 에키나시아 : 천연 항생제, 면역 증강제	[핵심 상담] • 남들 다 지나가는 감기를 혼자 앓는 건, 바이러스를 막아내는 1차 방어선(점막)이 뚫려서 입니다. • 지금은 방어막을 높이고, 군사 (백혈구)를 훈련시켜서 전투력을 올려야 할 때 입니다. • 비타민이 군사에게 주는 '식량'이라면, 면역 다당체 (베타글루칸/후코이단 등)는 군사를 훈련시키는 교관입니다.
2. 과민 반응형 (알레르기, 비염, 아토피, 천식, 두드러기) – 면역균형 회복	[면역 균형 (Th1/Th2 Balance)] ① 유산균 (피부/면역 기능성 균주) : 과민한 면역 반응(Th2)을 억제하고 관용 유도. ② 비타민 D : 조절 T세포(T-reg)를 활성화하여 과민 반응 진정. [염증 차단 & 세포막 안정] ③ 오메가-3 + 감마리놀렌산 : 염증성 프로스타글란딘 억제 및 피부 장벽 강화. ④ 다래추출물 / 퀘르세틴 : 비만세포(Mast cell) 안정화로 히스타민 분비 억제.	[핵심 상담] • 면역이 약한 게 아니라, 꽃가루나 먼지 같이 적이 아닌 것에도 너무 예민하게 반응(과민)하는 게 문제입니다. • 무작정 면역을 올리는 약(홍삼 등)보다는, 날뛰는 면역계를 차분하게 조절해주는 영양소가 필요합니다.

유형 – 목표	추천 영양요법 & OTC	약사 상담 포인트 & 생활 지도

3. 만성 염증형
(통증 / 관절 쑤심,
부종, 만성피로 / 종양)
 	
– 만성 염증 억제 및
  면역 소모 감소
	① 커큐민 / MSM
	• NF-κB(염증 스위치) 억제 및
	  강력한 항염 작용.
	• 천연의 COX-2 억제 효과
	  (진통제 대체).
	② 오메가-3 (EPA 고함량)
	: 염증 유발 인자(Cytokine) 생성 억제.
	③ AHCC / 표고 균사체 / 후코이단
	• NK세포와 세포독성 T세포를
	  강력하게 활성화하여 비정상
	  세포(바이러스 감염 세포, 종양 등)를
	  직접 타격.
	• 사마귀, 자궁경부이형성증(HPV가
	  유발) 등에 다빈도 응용.
		[핵심 상담]
		• 이유 없이 여기저기 쑤시는 건
		  몸속에 만성 염증이 퍼져 있다는
		  신호입니다.
		• 방치하면 고혈압, 당뇨로 갈 수
		  있습니다.
		  천연 항염제 (커큐민/오메가3)로
		  불을 끄고 혈관을 청소해야 합니다.
		• 단순 감기가 아니라 사마귀나
		  만성 염증이 안 낫는다면, 고함량
		  다당체라는 특수부대를 투입해야
		  해결됩니다.

4. 장누수/대사형
(잦은 설사,변비 /
저체온 / 항생제
장기복용)
 	
– 장 점막 면역 강화
  및 대사 활성화
	[장 점막 복구]
	① 글루타민 / 초유
	: 장 점막 세포의 에너지원 /
	  치밀결합 복구.
	② 수용성 다당체
	  (귀리, 버섯 등 유래 식이섬유)
	: 면역 작용 외에도 유익균의
	  먹이(Prebiotics)가 되어 단쇄지방산
	  생성을 도움.
	[대사 활성 & 체온 상승]
	③ 비타민 B군 + 인삼/홍삼 제제
	• 에너지 대사 촉진 및 피로 회복.
	• 기초 체온 상승 및 부신 기능 저하 개선.
		[핵심 상담]
		• 면역의 70%는 장에서 나옵니다.
		• 장이 튼튼해야 영양소가 흡수되고
		  독소가 안 들어옵니다. 장 점막이
		  뚫리면(장누수) 아무리 좋은 약을
		  먹어도 밑 빠진 독에 물 붓기입니다.
		• 면역 다당체는 면역 세포를 깨우기도
		  하지만, 장내 유익균의 최고급
		  먹이가 되어 튼튼한 장 면역을
		  만듭니다.
		• 장을 먼저 고치고, 체온을 올려야
		  면역 시스템이 돌아갑니다.

■ 면역력 저하시 주요 동반질환 및 약사 상담 포인트

계	동반질환 및 병태	약사 상담 포인트

피부/점막	단순포진 (Herpes Simplex)
	• 신경절에 숨어있던 바이러스가 피곤할 때
	  활성화되어 입술/성기 주변에 물집 형성.
	구내염
	• 점막 재생력 저하 및
	  구강 내 세균총 불균형.
	칸디다 질염
	• 질내 칸디다균 과증식. 항생제 복용이
	  원인 중 한 가지. (기회감염)
		• 점막은 우리 몸의 1차 방어선입니다.
		  입술이나 입안이 헐었다는 건
		  성벽에 구멍이 뚫렸다는 신호입니다.
		• 균이나 바이러스를 잘 막아낼 수 있는
		  면역 방어력을 올려야 합니다.

계	동반질환 및 병태	약사 상담 포인트
신경계	대상포진 (Herpes Zoster) • 어릴 때 앓았던 수두 바이러스가 면역력이 급격히 떨어질 때 (노화, 스트레스) 재활성화되어 신경을 공격. 극심한 통증과 수포 동반.	• 단순 감기 수준이 아니라 면역 시스템이 완전히 바닥났다는 뜻입니다. • 치료 후에도 신경통 등 후유증이 남지 않게 영양요법으로 잘 관리해야 합니다.
호흡기	잦은 감기 / 폐렴 / 부비동염 • 호흡기 점막의 섬모 운동 저하 및 IgA(분비형 면역글로불린) 부족. • 바이러스를 초기에 제압하지 못해 세균성 2차 감염으로 진행.	• 감기가 2주 이상 가거나 한 달에 한 번꼴로 자주 걸린다면, NK세포(경비병)가 약해진 겁니다. • 면역력을 끌어올리고 잘 훈련 시켜야 합니다.
전신/종양	사마귀 / 곤지름 • 인유두종바이러스(HPV) 감염. • 정상 면역이라면 자연 소실되나, 저하 시 지속적 으로 재발 및 증식. • 암 발생 위험 증가.	• 피부과에서 떼어내도 뿌리(바이러스)가 살아있으면 또 나옵니다. 내 몸의 면역 세포가 바이러스를 이겨내야 완치됩니다.

■ 면역 조절 불균형/과민 시 주요 동반질환 및 약사 상담 포인트

계	동반질환 및 병태	약사 상담 포인트
알레르기	알레르기 비염 / 천식 / 두드러기 • 꽃가루, 집먼지 등 무해한 물질에 대해 IgE 항체가 과도하게 반응. • Th2 면역 우세: 비만세포(Mast cell)에서 히스타민 폭발적 분비.	• 면역이 약한 게 아니라 과민한 상태 입니다. • 면역을 무조건 올리는 성분보다는 조절력을 키워주는 영양요법으로 꾸준히 관리해주세요.
자가면역	류마티스 관절염 / 강직성 척추염 • 면역 세포가 내 관절의 활막을 적으로 오인하여 공격. 만성적인 염증 파괴 진행.	• 진통제는 통증만 줄입니다. 면역계가 내 몸을 공격하는 오인 사격을 멈추게 하려면 염증과 면역 조절 영양소가 필수입니다.
갑상선	하시모토 갑상선염 (저하증) 그레이브스병 (항진증) • 자가항체가 갑상선을 파괴하거나 (하시모토) 자극하여(그레이브스) 기능 이상 유발. • 장누수증후군과 높은 연관성.	• 면역 세포의 70%가 장에 있습니다. 장이 뚫려서 독소가 들어오면 면역계가 미쳐 날뛰며 갑상선을 공격합니다. • 장-갑상선 축을 함께 케어해야 적은 용량 약물로도 잘 관리가 됩니다.
피부/장	• 아토피 피부염 / 건선 : 피부 장벽 결손(Filaggrin 부족) + Th2/Th17 면역 과잉. • 크론병 / 궤양성 대장염 (IBD) : 장내 세균에 대한 과도한 면역 공격.	• 피부 겉만 바른다고 해결되지 않습니다. • 속(장)에서 올라오는 열과 독소를 잡아야 피부가 진정이 됩니다. 밀가루와 인스턴트를 끊는 것이 치료의 시작입니다.

■ 면역/조절력 저하시키는 주요 약물 및 기전

분류	주요 성분	핵심 기전	임상 주의점
Corticosteroids	Prednisolone Dexamethasone Betamethasone	• [NF-κB 차단] 염증성 사이토카인 생성 원천 봉쇄. • [세포 사멸] T림프구, 호산구 등 면역세포 사멸 유도. • [이동 억제] 백혈구의 감염 부위 이동 차단.	• 기회감염 증가: 장기 복용 시 대상포진, 칸디다 질염, 잠복 결핵 활성화 위험 급증. • 리바운드: 갑작스러운 중단 시 염증이 더 심해지는 현상 발생 (테이퍼링 필수). • 백신 반응 저하: 접종 시 항체 생성률 감소 가능성.
NSAIDs	Ibuprofen Naproxen Diclofenac	• [SPM 생성 억제] 염증을 종결하고 치유하는 물질들인 SPM의 생성까지 감소. • [점막 손상] 위장관 보호 프로스타글란딘 감소.	• 염증 만성화: 급성 통증은 줄지만, 조직의 완전한 치유와 재생이 지연될 수 있음. • 장누수: 소장 점막 손상으로 인한 거대 분자/독소 유입 증가 및 전신 염증 유발. • 신장 혈류 감소 : 신기능 저하 환자 주의.
Antibiotics	Amoxicillin Cephalosporins Quinolones	• [장내세균 불균형] 장내 유익균 사멸 및 미생물 생태계 불균형. • [Gut-Lung Axis] 장내 세균 유래 면역 신호물질(SCFA) 감소로 폐 면역 저하.	• 호흡기 감염 취약: 장–폐 축 붕괴로 인해 복용 후 감기/독감 재감염률 상승 가능. • 알레르기 유발: 면역 관용 깨짐으로 인한 아토피, 비염 악화. • 칸디다 증식: 유익균 감소로 인한 진균(곰팡이) 과증식.
위산억제제 (PPIs / H2RA)	Omeprazole Esomeprazole Famotidine	• [저산증 유발] 위산(pH 1~2)의 살균 작용 무력화. • [흡수 저해] 이온화가 필요한 미네랄/비타민 흡수 방해.	• 감염 위험 증가: 살균되지 않은 음식물 유입으로 인한 세균성 장염, SIBO, 흡인성 폐렴 위험 상승. • 영양 결핍: 장기 복용 시 단백질 소화 불량 및 아연, 마그네슘, B12, 철분 결핍 유발. • 장내 세균 변형: 구강 세균의 장내 이동 허용.
Statins	Atorvastatin Rosuvastatin	• [Mevalonate 경로 차단] 콜레스테롤과 함께 CoQ10 합성 동시 차단. • [미토콘드리아 기능 저하] 백혈구의 에너지 대사 효율 감소.	• 면역 세포 활성 저하: 백혈구의 에너지원(ATP) 부족으로 인한 포식 작용 및 항체 생성 능력 감소. • 당뇨 위험: 인슐린 저항성 증가 가능성. • 피로/근육통: 전신 무력감 동반.
Antihistamines	Cetirizine Fexofenadine Chlorpheniramine	• [항콜린 작용] 전신 외분비샘 분비 억제 (점액 감소). • [물리적 장벽 약화] 바이러스를 포획하는 점액층이 얇아짐.	• 2차 감염 위험: 구강 및 호흡기 점막 건조로 인해 바이러스/세균의 점막 침투 용이. • 섬모 운동 저하: 가래 배출 능력 감소. • 안구 건조: 각결막염 악화 가능성.

■ 면역·염증·산화스트레스 관련 혈액검사 지표

검사 항목	참고 범위	검사 목적 및 시기	해석 핵심 및 진단 기준	주의사항
WBC Differential Count (백혈구 감별계수)	• WBC: 4.0~10.0 k/uL • 호중구: 40~70% • 림프구: 20~45%	• [1차 스크리닝] 세균/바이러스 감염, 알레르기, 혈액질환 감별. • [균형 평가] 자율신경 및 면역 스트레스 상태 확인.	[NLR 비율 (호중구/림프구 비율)] • 최적: 1.5 ~ 2.0 • 〉2.5: 교감신경 항진, 만성 스트레스/염증 상태. • 〈 1.0: 부교감 우세, 기력 저하, 바이러스 감염. [호산구(Eosinophil) 〉 3~5%] • 알레르기, 기생충 감염, 부신 피로.	• 스테로이드 복용 시 호중구는 증가하고 림프구는 감소하여 NLR이 가짜로 상승할 수 있음.
hs-CRP (고감도 C-반응성 단백)	• 저위험: 〈 1.0 mg/L • 중위험: 1.0 ~ 3.0 • 고위험: 〉 3.0	• [미세 염증] 일반 CRP와 달리 0.3 이하의 미세한 혈관 염증까지 포착. • [심혈관 예측] 동맥경화 위험도 1순위 지표.	[기능의학적 목표: 〈 0.5~1.0] • 1.0 이상: 감기가 없는데도 1.0 이상이면 만성 염증 진행 중. • 대사증후군, 비만, 인슐린 저항성과 정비례함.	• 감기, 몸살, 치주염 등 급성 염증 시에는 수치가 크게 증가하므로(10 이상), 평상시 컨디션일 때 측정해야 만성 염증 평가 가능.
ESR (적혈구 침강속도)	• 남: 〈 15 mm/hr • 여: 〈 20 mm/hr	• [만성 지표] CRP보다 늦게 오르고 늦게 떨어짐. • [자가면역] 류마티스 등 자가면역 질환 활성도 모니터링.	[CRP와의 괴리 해석] • CRP 정상 + ESR 상승: 만성 감염, 빈혈, 혹은 스트레스 누적. • 나이가 들수록, 여성일수록 기준치보다 높게 나오는 경향 있음.	• 빈혈이 심하면 적혈구 자체가 적기 때문에 빨리 가라 앉으므로 수치가 가짜로 상승함.
Ferritin	• 남: 30~400 ng/mL • 여: 13~150 ng/mL	• [저장철] 철분 결핍 확인. • [급성기 반응물질] 염증 시 간에서 과생성됨.	[염증 마스킹 주의] • 빈혈이 있는데 페리틴이 높거나 정상이라면? → 염증 때문에 가짜로 오른 것. • 수치가 300~400 이상이면 철분 과잉보다는 급성/만성 염증이나 지방간을 강력히 의심.	• 철분제 복용 여부를 반드시 확인해야 함.

검사 항목	참고 범위	검사 목적 및 시기	해석 핵심 및 진단 기준	주의사항
NK Cell Activity (NK세포 활성도)	• 정상: 500 pg/mL 이상 • 관심: 250~500 • 경계/위험: 〈 250	• [암/바이러스 감시] 선천 면역의 핵심인 NK세포가 실제로 일을 잘하는지 공격력을 측정.	[면역 저하 판정] • 〈 200: 암 발병 위험도 증가, 대상포진 등 바이러스 감염 취약 상태. • 면역 다당체(AHCC, 베타글루칸 등) 투여의 근거가 됨.	• 수치가 낮다고 무조건 암은 아님. (극심한 스트레스, 불면, 최근 감기 앓은 후 일시적 저하 가능). 재검 필요.
Total IgE (총 면역 글로불린 E)	• 정상: 〈 100 IU/mL (성인 기준)	• [과민 반응] 알레르기 체질(아토피, 비염, 천식) 스크리닝. • Th2 면역 우세 여부 확인.	[면역 불균형 지표] • 〉100: 알레르기 소인 있음. • 〉1,000: 중증 아토피 혹은 기생충 감염 의심. • 높을수록 Th1(방어)보다 Th2(과민) 쪽으로 기울어 있음.	• 특정 알레르기 항원(MAST 검사)을 찾기 위한 선행 검사 성격이 강함.
Vitamin D (25−OH−D)	• 결핍: 〈 20 ng/mL • 부족: 20~29 • 정상: 30~100	• [면역 조절자] 단순 뼈 건강이 아닌 자가면역 예방 & 항염증 핵심 인자.	[기능의학 목표: 40 ~ 60] • 30 미만: 면역 시스템이 불안정하여 감염 및 자가면역 질환 위험 증가. • 암 환자나 자가면역 환자는 50 이상 유지를 권장.	• 주사제 투여 직후에는 일시적으로 급상승할 수 있음.
Homo−cysteine (호모 시스테인)	• 정상: 〈 10~15 umol/L	• [혈관 독소] 메틸레이션 대사 이상 확인. • [산화 손상] 혈관 내피세포를 긁어 염증 유발.	[기능의학 목표: 〈 7.0 ~ 8.0] • 10 이상: 혈관 산화 스트레스 진행 중. • 15 이상: 뇌졸중, 치매, 심혈관 위험 급증. • B6, B9(엽산), B12 결핍의 확실한 증거.	• 육류 섭취량이나 신장 기능 저하에 따라 상승할 수 있음.
Uric Acid (요산)	• 남: 3.5~7.2 mg/dL • 여: 2.6~6.0 mg/dL	• [대사 산물] 통풍 지표. • [항산화/산화 역설] 체내 항산화제이자 산화 스트레스 유발 인자.	[대사 이상 신호] • 높음: 인슐린 저항성, 과당 과다 섭취, 만성 염증 시사. • 너무 낮음(〈 3.0): 파킨슨/치매 위험(뇌 보호 항산화 기능 저하) 및 영양 불량 (몰리브덴 결핍 등).	• 극심한 운동이나 단식 후 일시적으로 상승 가능.

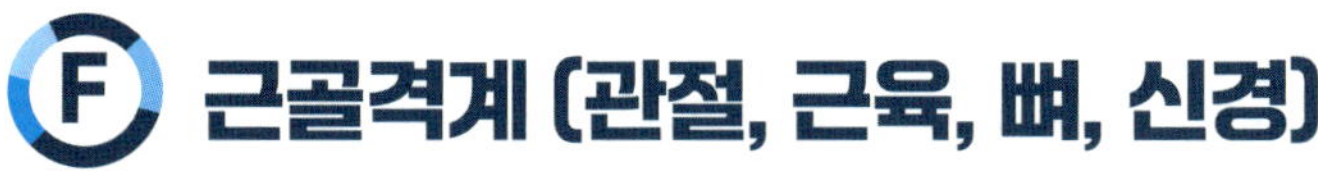

Ⓕ 근골격계 (관절, 근육, 뼈, 신경)

1. 근골격계 통증

■ 관절/근육/신경 통증 자가체크리스트

최근 일주일간의 통증 양상과 가장 가까운 곳에 체크해 주십시오.

O (2점): 그렇다 / △ (1점): 조금 그렇다 / X (0점): 아니다

분류	번호	문항	O△X
통증 강도 (NRS)	1	(통증 강도) 평소 통증이 거의 없거나, 있어도 참을 만한 수준이다.	
	2	(수면) 통증 때문에 잠을 설치거나 자다가 깨는 일이 없다.	
관절 (골관절염/ 류마티스)	3	(조조강직) 아침에 일어났을 때 관절이 뻣뻣한 증상이 없거나, 있어도 금방(30분 내) 풀린다.	
	4	(사용) 관절을 많이 쓰고 난 오후나 저녁에도 붓거나 열감이 심하지 않다.	
	5	(보행/계단) 걷거나 계단을 오르내릴 때 무릎이나 엉덩이 통증이 없다.	
근육/긴장	6	(뭉침) 어깨나 종아리 근육이 돌처럼 뭉치거나 쥐가 나지 않는다.	
	7	(이완) 스트레칭을 하거나 푹 쉬고 나면 몸이 가볍고 통증이 줄어든다.	
신경/감각	8	(저림) 손발이 찌릿찌릿하거나 전기가 통하는 듯한 저림 증상이 없다.	
	9	(감각) 남의 살처럼 감각이 무디거나 화끈거리는 느낌(작열감)이 없다.	
생활	10	(운동) 가벼운 운동이나 일상생활을 하는 데 통증이 방해가 되지 않는다.	

■ 결과 판정 및 권장 솔루션

총점	통증 등급 (NRS 환산)	권장 솔루션
14~ 20점	경증 (NRS 0–3)	일상생활 가능, 간헐적 불편감– 구조적 관리 및 예방 필요
8 ~ 13점	중등도 (NRS 4–6)	항염증 영양요법 + OTC 병용
0 ~ 7점	중증 (NRS 7 이상)	병원 진료 권고 및 통증 완화 집중–일상 불가 수준. 병원 치료 필수. 병원 처방약(소염제/스테로이드)의 부작용을 막는 드럭머거 영양소 보충이 1순위.

■ 추천 영양 요법 & OTC, 약사 상담 포인트

목표	추천 영양요법 & OTC	약사 상담 포인트
1. 연골 재생 및 마모 방지 관절 구조	① MSM: 황 공급, 통증 완화 ② 콘드로이친/콜라겐: 연골 기질 형성 ③ 비타민 C: 콜라겐 합성 촉진 ④ 이모튼: 연골 파괴 억제 및 보호	[핵심 상담] • 연골은 쓰는 만큼 닳는 소모품입니다. 재생을 기다리기보다 원료를 직접 채워 마찰을 줄여야 합니다. 　(특히 50대 이상 환자분에게 필수) • 뼈와 뼈 사이 쿠션이 탄탄해져야 근본적인 통증이 잡힙니다. [생활 지도] • 체중 관리: 무릎 부담을 줄이기 위해 적정 체중 유지. • 근육 강화: 관절을 지탱하는 주변 근육(허벅지 등) 운동 병행.
2. 소염 및 통증 수치 완화 (열감/ 급성)	① 오메가-3 : 염증 유발 물질 억제 ② 커큐민 / 보스웰리아 : 천연 항염 작용 ③ 소염진통제 복용, 파스, 겔 : 급성시에 통증 및 염증 차단	[핵심 상담] • 부기와 열감은 관절 안에 불이 난 상태입니다. 불이 번지면 주변 조직까지 손상되므로 빠르게 진화해야 합니다. • 천연 항염제는 진통제 복용량을 줄여 위장을 보호합니다. [생활 지도] • 냉찜질: 열감이 느껴질 때는 15분 내외의 냉찜질로 염증 확산 방지. • 항염 식단: 설탕, 밀가루 등 염증을 유발 하는 음식을 제한.
3. 근육 이완 및 경련 예방	① 마그네슘: 근육 이완 및 신경 안정 ② 칼슘 / 비타민 D: 근육 수축 및 농도 조절 ③ 근육이완제 / 작약감초탕: 근긴장 해소 및 경련 완화	[핵심 상담] • 돌처럼 뭉친 근육은 혈액 순환을 막아 통증이 심해집니다. 근육을 말랑하게 풀어주어야 피로 물질이 배출됩니다. • 밤에 나는 쥐는 몸이 보내는 미네랄 부족 신호입니다. [생활 지도] • 온찜질/반신욕: 만성적인 뭉침에는 따뜻한 찜질로 혈류 순환 유도. • 스트레칭: 통증 부위 근육을 천천히 늘려주는 이완 습관.
4. 손상 신경 복구 및 신호 정상화	① 활성비타민 B (특히 B1,6,12): 신경 수초 재생 및 복구, 에너지대사 ② 마그네슘: 에너지 대사 및 신경 안정 ③ 은행엽: 말초 혈류 개선 및 신경통 완화	[핵심 상담] • 우리 몸의 신경을 전선에 비유하면, 찌릿함이나 저림은 전선이 벗겨져서 전기가 새는 것과 비슷합니다. 수리 시간이 오래 걸리므로 꾸준한 영양 공급이 필수입니다. • 혈액 순환이 안 되면 신경 손상이 더 가속화됩니다. [생활 지도] • 체온 유지: 찬바람은 신경을 예민하게 하므로 통증 부위를 따뜻하게 보호. • 자세 교정: 신경을 압박하는 습관(다리 꼬기, 턱 괴기 등) 피하기.

● 골관절염과 류마티스 관절염 감별 진단 및 검사 수치

구분	골관절염 (OA)	류마티스 관절염 (RA)	핵심 체크 포인트

통증 양상	• 사용 후 악화
	  (저녁에 심함)
	• 체중 부하 관절
	  (무릎, 엉덩이)
		• 아침에 뻣뻣함 (>1시간)
		• 대칭적 소관절
		  (손가락, 손목)
			"아침에 손이 쥐어지나요?"
			"많이 걸으면 더 아픈가요?"

염증 수치	• ESR/CRP 정상 범위	• ESR/CRP 상승	• CRP ≥ 0.5 mg/dL 주의
특이 항체	• 음성	• Anti–CCP (특이도 높음) • RF (민감도 높음, 위양성 가능)	• RA 의심 시 Anti–CCP 확인

● 처방 약물에 의한 체내 영양소 고갈

처방약	고갈 영양소	처방약 장기 복용 시 증상 및 상담 멘트

NSAIDs	마그네슘, 엽산,
	철분
		• 위장 출혈로 철분 부족 및 마그네슘 배설 증가.
		  "진통제 오래 드시면 영양분을 위장이 흡수를 못해요
		  그래서 근육이 더 뭉치거나 속이 아플 수 있어요."

스테로이드	칼슘,
	비타민 D/K2,
	마그네슘, 칼륨
		• 뼈 도둑: 칼슘 흡수 억제 및 배설 촉진 → 골다공증 위험 급증.
		  "스테로이드 드실 땐 뼈의 칼슘이 계속 빠져나가요.
		  칼슘 영양제는 선택이 아니라 필수입니다."

MTX	엽산	• 엽산 길항제이므로 구내염, 빈혈 발생 가능. "엽산제를 꼭 따로 챙겨 드셔야 입안이 헐지 않습니다."

2. 골다공증

■ 골다공증 자가체크리스트

최근 3달간의 상태와 가장 가까운 곳(O/X)에 체크해주십시오.

분류	번호	문항	O/X
신체 변화	1	(신장) 젊었을 때보다 키가 3cm 이상 줄어들었다.	
	2	(자세) 등이 눈에 띄게 굽었거나 허리 통증이 자주 발생한다.	
생활 습관	3	(영양) 평소 유제품이나 칼슘이 풍부한 음식 섭취가 부족하다.	
	4	(활동) 운동하는 시간이 거의 없고, 걷는 시간이 하루 30분도 되지 않는다.	
	5	(햇빛) 실내 생활 위주이며 햇볕을 쬐는 시간이 하루 15분 미만이다.	
병력/ 가족력	6	(골절) 가벼운 충격이나 넘어짐에도 뼈가 부러진 적이 있다.	
	7	(가족력) 부모님 중에 골다공증이나 대퇴골(고관절) 골절을 겪은 분이 있다.	
	8	(투약) 스테로이드제(부신피질호르몬)를 3개월 이상 장기 복용한 적이 있다.	
여성/ 연령	9	(폐경) 폐경이 되었거나 난소 적출 수술 등으로 여성 호르몬이 부족한 상태다.	
	10	(연령) 65세 이상의 고령이거나, 체격이 매우 왜소하고 마른 편이다.	

■ 결과 판정 및 권장 솔루션

O 체크 개수	위험도 평가	권장 솔루션
0 ~ 2개	정상 현재 상태 유지 및 예방	• 현재 골밀도가 양호하게 유지되고 있을 가능성이 높습니다. • 유지 및 예방을 위해 칼슘과 비타민 D가 풍부한 식단을 권장합니다. • 하루 20분 이상의 야외 활동(햇빛 노출)과 꾸준한 걷기를 지속하십시오.
3 ~ 5개	주의 골밀도 저하 및 관리 필요	• 뼈의 대사 균형이 깨지기 시작하거나 영양 불균형이 의심되는 상태입니다. • 칼슘의 흡수와 이동을 돕는 칼슘, 마그네슘, 비타민 D, 비타민 K2 복합 섭취를 권장합니다. • 근력 강화를 위한 체중 부하 운동을 병행하고 정기적인 골밀도 측정을 권고합니다.
6개 이상	위험 병원 검사 및 적극 치료 권고	• 골다공증 또는 골감소증의 위험이 매우 높은 상태입니다. • 즉시 골밀도 검사(DEXA)를 통해 정확한 수치(T-score) 확인을 권유합니다. • 처방약 복용 시 올바른 복용법(공복, 충분한 물 등) 지도와 함께 고함량 비타민 D 및 망간, 붕소 등 미네랄 보충을 병행하십시오.

■ 추천 영양요법 및 약사 상담 포인트

타겟 목표	추천 영양요법 & OTC	약사 상담 포인트

1. 골밀도 강화 & 골기질 형성
 	
→ 뼈의 재료 보충
	① 칼슘 + 마그네슘
	: 2:1 또는 1:1 배합,
	  흡수율 좋은 유기염 권장
	
	② 미량 미네랄
	: 망간, 붕소
	  (골격 형성 및 대사 보조)
		[핵심 상담]
		• 칼슘만 단독으로 고함량 섭취하면 혈관 석회화나 결석의 위험이 있습니다. 마그네슘이 함께 있어야 칼슘이 뼈로 잘 이동하고 부작용을 막아줍니다.
		
		[주의사항]
		• 칼슘제는 위장 장애나 변비를 유발할 수 있으므로, 식후 복용과 충분한 수분 섭취를 지도해 주세요.

2. 흡수율 증대 & 석회화 방지
 	
→ 효율적 이동
	① 고함량 비타민 D3
	: 장내 칼슘 흡수 및
	  면역 조절
	
	② 비타민 K2 (MK-7)
	: 칼슘을 뼈로 보내는
	  내비게이션 역할
		[핵심 상담]
		• 비타민 D가 칼슘을 체내로 불러오는 역할을 한다면, 비타민 K2는 그 칼슘이 혈관에 쌓이지 않고 뼈속으로 쏙 들어가게 해주는 스위치 역할을 합니다.
		
		[생활지도]
		• 하루 20분 정도 햇볕을 쬐며 걸으시면 천연 비타민 D 합성과 골밀도 유지에 큰 도움이 됩니다.

3. 근력 강화 & 낙상 방지 → 골절 예방	① 저분자 콜라겐 : 뼈의 유연성(기질) 강화 ② 단백질 & MBP : 근육량 유지 및 골형성 세포 활성화	[핵심 상담] • 뼈의 30%는 콜라겐 단백질입니다. 뼈 기둥이 튼튼해야 미네랄이 잘 달라붙습니다. 또한 근력이 있어야 넘어져서 뼈가 부러지는 사고(낙상)를 예방할 수 있습니다. [생활지도] • 카페인과 탄산음료는 칼슘을 소변으로 빼내므로 줄이시는 게 좋습니다. 가벼운 아령 운동이나 계단 오르기 같은 체중 부하 운동을 병행하세요.

■ 골다공증 주요 동반 질환 및 약사 상담 포인트

골다공증은 뼈 자체의 약화뿐만 아니라 노화, 영양 결핍, 대사 불균형과 밀접하게 연관되어 있어 아래 질환들과 함께 나타나는 경우가 많습니다.

계	동반 질환 및 증상	약사 상담 포인트
근육/ 신체 기능	• 근감소증 • 낙상 위험 증가 • 만성 요통 및 관절통	뼈와 근육은 하나의 단위로 움직입니다. 근육이 없으면 넘어지기 쉽고 이는 곧 골절로 이어지므로, 단백질 및 비타민 D 섭취와 근력 운동 병행이 필수입니다.

계	동반 질환 및 증상	약사 상담 포인트
대사/ 내분비	• 당뇨병 (특히 2형) • 비타민 D 결핍증 • 부갑상선 기능 항진증	당뇨 환자는 골밀도 수치가 정상이어도 혈당에 의해 '뼈의 질'이 떨어져 잘 부러질 수 있습니다. 당뇨약 복용 시 골절 위험을 더 세심하게 관리해야 합니다.
심혈관계	• 혈관 석회화 • 고혈압, 동맥경화	칼슘이 뼈로 가지 않고 혈관에 쌓이면 혈관이 딱딱해집니다. 이를 막기 위해 칼슘의 이정표 역할을 하는 비타민 K2 병용을 강력히 권장합니다.
소화기계	• 위축성 위염 (저산증) • PPI 장기 복용	위산이 부족하면 칼슘 흡수율이 급격히 떨어집니다. 평소 소화 불량이 있거나 위장약을 오래 드신 분은 흡수율이 높은 유기염 칼슘 선택이 중요합니다.
치아/	• 치주 질환 (잇몸뼈 약화)	잇몸뼈(치조골)도 뼈의 일부입니다. 임플란트 예후가 좋지 않거나 잇몸이 약해졌다면 전신 골밀도 저하 신호일 수 있으니 함께 체크가 필요합니다.
수면	• 수면 장애, 우울감	잠은 단순히 쉬는 시간이 아니라, 낮동안 깎여나간 뼈가 다시 채워지고 단단해지는 시간입니다. 우울감은 뼈를 녹이는 스트레스 호르몬을 내뿜어 우리 몸의 골밀도를 직접적으로 낮추는 원인이 됩니다. 따라서 뼈를 만드는 재생공장이 다시 활발하게 돌아가려면 마음을 보살피는 것이 필수적입니다.

■ 골다공증 관련 약물 상호작용 및 복약지도

구분	대상 약물 및 식품	약사 복약지도
A. 흡수 저해 (동시 복용 금기)	① 미네랄 제제 (흡착/불용화) : 칼슘제, 철분제, 마그네슘, 제산제 ② 식품 및 음료 : 우유 및 유제품, 커피, 주스, 광천수	• 골다공증 약은 기상 직후(가급적 일정한 시각) 공복에 충분한 양의 맹물로 드세요. • 미네랄, 유제품, 다른 약물은 복용 후 최소 30~60분 뒤에 섭취해야 약효가 유지됩니다.

B. 식도
  자극
  예방
(복용 자세
준수)
	① 비스포스포네이트 제제
	: 알렌드로네이트, 리세드로네이트, 이반드로네이트 등
		• 약을 드신 후 30~60분 동안은 절대 눕지 마세요. 상체를 세운 자세를 유지해야 식도 자극과 염증을 예방할 수 있습니다.
		• 약을 쪼개거나 씹어서 드시면 식도 점막에 손상을 줄 수 있으니 그대로 삼키세요.

C. 기타 주의사항	① 소염진통제(NSAIDs) : 아스피린, 이부프로펜 등 위장 장애 유발 약물 ② 치과 시술 : 발치, 임플란트 등 침습적 시술	• 진통제와 함께 복용 시 위장관 부작용 (속쓰림 등)이 심해질 수 있으니 주의가 필요합니다. • 치과 진료 시 골다공증 약 복용 사실을 반드시 알리세요. 장기 복용 시 드물게 발생하는 턱뼈 괴사 위험을 확인해야 합니다.

■ 골다공증을 악화시키는 약물

아래 약물을 장기간 복용중이라면 칼슘, 마그네슘, 비타민 D, 비타민 K2를 병용해주셔야

뼈를 지킬 수 있습니다.

분류	대상 약물군	약사 상담 포인트
항염증/ 면역	스테로이드 : Prednisolone 등	[가장 주의해야 할 약물] • 3개월 이상 장기 복용 시 골세포 형성을 억제하고 칼슘 흡수를 방해합니다.
소화기계	PPI, H2 blocker	[흡수 저해 기전] • 위산이 억제되면 칼슘의 이온화와 흡수가 크게 떨어집니다. • 1년 이상 장기 복용 시 골절 위험이 증가하므로, 위장약 장기 복용자에게는 흡수율이 좋은 유기염 칼슘을 추천하세요.

신경/
정신계
	항경련제 (Phenytoin)
	항우울제 (SSRI)
		[대사 방해]
		• 간에서 비타민 D의 불활성화를 촉진하여 골밀도를 낮출 수
		  있습니다.
		• 정신과 약물을 복용 중인 어르신은 어지러움으로 인한
		  낙상 위험까지 겹치므로 더욱 주의 깊은 모니터링이 필요합니다.

대사/
만성질환
	루프 이뇨제
	(Furosemide 등)
	당뇨약 (TZD 계열)
		[배설 증가/형성 저해]
		• 소변으로 칼슘이 빠져나가게 하거나 뼈를 만드는 세포의 분화를
		  억제합니다.
		• 부종약이나 특정 당뇨약을 오래 드시는 분들은 주기적인 골밀도
		  검사가 필요함을 안내해 주세요.

호르몬	호르몬 억제제
	: 유방암/전립선암
	치료제 등
		[호르몬 불균형]
		• 성호르몬(에스트로겐 등) 수치를 낮추어 뼈의 소실을 가속화합니다.
		• 암 치료 후 관리 중인 환자분들에게 뼈 건강을 위한 영양요법은
		  선택이 아닌 필수임을 강조해야 합니다.
		• 칼슘, 마그네슘, 비타민 D, K2를 기본으로 하되, 가능하면 콜라겐을
		  추가하여 뼈의 단단함과 유연성을 동시에 보강하세요

■ 골다공증 관련 검사 지표

검사 항목	참고 범위	검사 목적	해석 핵심	주의사항

골밀도 검사
(DEXA)
(T-score)
	• 정상: ≥ −1.0
	• 골감소증: −1.0 ~
	  −2.5
	• 골다공증: ≤ −2.5
		• 골절 위험
		  평가
		• 골다공증
		  진단 기준
			• 골량 감소 정도와
			  골절 위험 반영
			• 수치가 낮을수록
			  구조적 취약성 증가
				• 수치만으로 치료
				  여부 단정 금물
				• 연령 · 성별 · 골절
				  병력 함께 고려

검사 항목	참고 범위	검사 목적	해석 핵심	주의사항
비타민 D 혈중 농도	• 결핍: 〈 20 ng/mL • 부족: 20 ～ 30 　ng/mL	• 칼슘 흡수 　능력 평가	• 비타민 D 부족 시 　칼슘 · 마그네슘 　보충 효과 저하	• 고용량 보충 시 　3개월 후 재측정 　권장 • 신장질환 · 　고칼슘혈증 주의
골표지자 검사 (CTX / P1NP)	• CTX 상승 　: 골흡수 증가 • P1NP 변화 　: 골형성 지표	• 골대사 　속도 평가	• 뼈 생성보다 파괴 　속도가 빠른 상태 • 골소실 '활동성' 　반영	• 골밀도와 함께 　해석 필요 • 단독 수치로 　치료 판단 금물
영상 진단 (X-ray)	• 압박골절 의심 • 척추/고관절 변형	• 기존 골절 　여부 확인	• 이미 골기질 구조가 　무너진 상태 • 재골절 위험 높음	• 무기질 　보충만으로는 부족 • 골기질 · 단백질 　보강 필요

1. 여성 갱년기

■ 여성 갱년기 건강 자가체크리스트

최근 한 달간의 몸 상태와 가장 가까운 곳에 체크해 주십시오.

O (2점): 그렇다 / △ (1점): 가끔 그렇다 / X (0점): 아니다

분류	번호	문항	O△X
혈관운동	1	(안면홍조) 얼굴이나 목이 갑자기 붉어지고 열감이 확 올라온다.	
	2	(발한) 밤에 잠을 잘 때 식은땀이 나서 잠을 깨는 경우가 있다.	
심리상태	3	(감정기복) 이유 없이 우울하거나 신경이 날카롭고 짜증이 자주 난다.	
	4	(수면장애) 쉽게 잠들지 못하거나 깊은 잠을 자지 못해 늘 피곤하다.	
근골격계	5	(통증) 예전과 달리 무릎, 손가락 등 관절과 근육이 자주 아프다.	
피로	6	(피로감) 충분히 쉬어도 몸이 무겁고 의욕이 생기지 않는다.	
생식기계	7	(위축) 질 건조감이나 가려움이 느껴지고 성교 시 통증이 있다.	
	8	(배뇨) 소변이 자주 마렵거나 소변을 볼 때 불편함이 있다.	
신체변화	9	(두근거림) 특별한 이유 없이 가슴이 두근거리고 숨이 가쁜 적이 있다.	
	10	(피부) 피부가 부쩍 건조해지고 탄력이 떨어지며 가렵기도 하다.	

■ 결과 판정 및 권장 솔루션

총점	상태 등급	상담 가이드 및 관리 목표
0~7점	경증	• 갱년기 증상이 막 시작되거나 가볍게 지나는 시기 • 규칙적인 운동과 호르몬 대사를 돕는 영양 보충으로 증상 심화를 예방합니다.
8~13점	중등도	• 홍조, 불면 등 특정 증상이 뚜렷하게 나타남 • 천연 식물성 에스트로겐과 신경 안정 영양소를 통해 적극적인 관리가 필요합니다.
14~20점	중증	• 일상생활이 불가능할 정도의 고통을 겪는 시기 • 산부인과 검진을 통한 호르몬 대체 요법(HRT)을 고려하며, 뼈 건강 등 합병증 관리에 집중합니다.

■ **추천 영양 요법 & OTC, 약사 상담 포인트**

※ 상담 시 핵심 점검 루틴

　기존 복용약/병력 확인

　여성호르몬 민감성암(유방암, 자궁내막암, 난소암)

　TCA, β차단제,1세대 항히스타민제

　증상 악화 원인 판별 — 홍조, 건조, 냉증, 피로 등의 유발기전과 연결

　영양제 선택 시 상호작용 점검 — 간독성, 항응고, 효소 유도, 교감항진 여부

목표– 증상	추천 영양 요법 & OTC	약사 상담 포인트
호르몬 유사 효과 및 열감 완화 –안면홍조, 식은땀	① 대두이소플라본 or 서양승마 추출물 or 레드클로버: 홍조 개선 ② 피크노제놀 : 혈행 개선 및 항산화	[핵심 상담] • 호르몬 수치가 롤러코스터처럼 널뛰는 시기입니다. 식물성 성분으로 그 폭을 줄여주면 열감이 부드러워집니다. [생활 지도] • 복장: 얇은 옷을 여러 겹 입어 열이 날 때 조절하세요. • 금주: 술은 혈관을 확장시켜 열감을 악화시킵니다. [주의] • 승마 간독성 : 스타틴 복용시, 간 질환시 주의 • 레드클로버,피크노제놀 항응고 효과 증폭: 항응고제, 항혈소판제 복용시 주의 • 승마, 레드클로버: 여성호르몬 민감성 암환자에게 추천되지 않음
정서적 안정 및 수면 질 개선 –우울/불안, 불면증	① 세인트존스워트 : 우울 개선 ② 마그네슘 : 천연 이완제, 신경 안정 ③ 테아닌 / GABA : 뇌파 안정 및 이완	[핵심 상담] • 에스트로겐 감소는 세로토닌 수치에도 영향을 줍니다. 마음의 허기를 채우는 영양소가 약해진 멘탈을 지탱해 줍니다. [생활 지도] • 햇볕 쬐기: 낮 동안 20분 산책으로 멜라토닌 합성을 도와주세요. • 카페인 제한: 오후 2시 이후 커피는 피하세요.
점막 보습 및 피부 탄력 유지 –질 건조감, 피부 가려움	① 감마리놀렌산 : 피부 장벽 및 호르몬 조절 ② 히알루론산 : 체내 수분 보유력 강화 ③ 질유산균 : 에스트로겐 감소로 인한 질내 산도 감소 방지 ④ 질 건조 완화 젤 : 국소 부위 직접 보습	[핵심 상담] • 온몸의 수분이 마르는 시기입니다. 오메가–6 계열의 좋은 기름과 히알루론산이 점막의 윤활유 역할을 해줍니다. • 몸을 말리는 항콜린성 약이 있는지 체크해보겠습니다. [생활 지도] • 수분 섭취: 하루 1L 이상의 물을 충분히 드세요. • 세정: 과도한 질 세정제 사용은 건조감을 악화시킵니다.

목표- 증상	추천 영양 요법 & OTC	약사 상담 포인트

골밀도 유지 및 관절 보호
– 골다공증, 관절통
	① 칼슘 / 마그네슘 / 비타민 D/K2
	: 뼈 건강의 기초
		[핵심 상담]
		• 폐경 후 5년 내에 골밀도가 급격히 소실됩니다.
		  지금 채우지 않으면 나중에 골절 위험이 매우 큽니다.
		
		[생활 지도]
		• 근력 운동: 뼈를 자극하는 적절한 무게 운동이
		  골밀도를 높입니다.
		• 지나치게 짠 음식 피하기
		  : 나트륨은 칼슘 배설을 촉진합니다.

세포 에너지 생성 및 활성화
– 피로감, 무기력증
	① 비타민B군
	: 에너지 대사
	
	② 코엔자임Q10
	: 미토콘드리아 에너지 생성
		[핵심 상담]
		• 갱년기에는 세포 안의 발전소인 미토콘드리아 성능이
		  떨어집니다. 발전소를 돌릴 연료(B군)와 불꽃(CoQ10)이
		  필요합니다.
		• 심장약, 고지혈증약, 혈압약, 항우울제 복용시
		  체내에서 코엔자임 Q10이 부족해서 힘이 없을 수있으니
		  꼭 보충하셔야 합니다.
		
		[생활 지도]
		• 당분 섭취 제한: 단 음식은 일시적 활력 후
		  급격한 피로를 유발합니다.

※ 갱년기 영양제 추천 시 주의할 사항

상황 / 케이스	주요 포인트	대체 전략
우울감 있는 여성 갱년기 환자가 다음의 처방약 복용 시, 또는 다약제 복용시 (면역억제제, 항암제, 항우울제, 와파린)	약물 상호작용이 많은 세인트존스워트 사용 피함	마그네슘 + L–테아닌 또는 서양승마 단일제로 우회.
여성호르몬 민감성 암 병력자 (유방암, 자궁내막암, 난소암)	식물성 에스트로겐(승마, 레드클로버, 이소플라본)은 호르몬 수용체 간섭 가능.	의사 상담 필수. 대체: 감마오리자놀, 마그네슘, 콜라겐, 유산균 중심 상담.

■ 갱년기 주요 동반 질환 및 약사 상담 포인트

동반 질환	갱년기와의 상호작용 기전	약사 상담 포인트
이상지질혈증 및 비만	에스트로겐 감소로 인해 내장 지방이 축적되고 LDL 수치가 상승하며 혈관 탄력이 저하됨	• 갱년기에는 인슐린 기능이 저하되어 '물만 먹어도 살이 찌는' 대사 저하 상태가 되기 쉽습니다. • 식사 순서 (채소→단백질→탄수화물)를 지켜 혈당 스파이크와 당독소 생성을 최소화하세요.
골다공증 및 관절염	골밀도를 유지하던 호르몬의 부재로 뼈가 약해지고, 연조직의 염증 조절 능력이 감소함	• 칼슘 흡수를 방해하는 위장약(PPI 등) 복용 여부를 확인하고, 고함량 비타민 D와 K2를 함께 보충해야 뼈로 칼슘이 잘 전달됩니다. • 가벼운 근력 운동은 뼈를 자극해 골밀도를 높이고 '종아리 펌프' 기능을 도와 혈액 순환을 개선합니다.
불면증 및 우울감	자율신경 조절 실패로 인한 열성 홍조와 세로토닌 합성이 줄어들어 심리적 불안정 초래	• 스트레스 호르몬인 코르티솔이 과다하면 가짜 허기가 생기고 수면의 질이 떨어지므로 부신 기능을 보강해야 합니다. • 밤 11시 이전 취침하여 재생 시간을 확보하고, 명상이나 반신욕으로 교감신경의 긴장을 낮추세요.
하지정맥류 및 부종	혈관 벽의 탄력이 약해지고 혈액량이 변하며 다리에 혈액이 정체되어 무겁고 붓는 증상 발생	• 항문 혈관과 다리 혈관은 같은 정맥계입니다. 혈관 탄력제(디오스민 등)를 드시면 붓기와 치질 증상이 동시에 개선될 수 있습니다. • 취침 시 다리를 심장보다 높게 올리는 자세는 정맥 피가 심장으로 돌아오는 것을 도와 부종을 빠르게 해소합니다.

■ 갱년기 증상과 혼동하기 쉬운 기저질환

의심 질환	갱년기와 유사 증상	감별 및 체크 질문
갑상선 질환	• 항진증: 안면홍조, 발한, 두근거림 • 저하증: 피로, 무기력, 체중증가	"최근에 식사량에 비해 살이 급격히 빠지거나 (항진) 찌지(저하) 않으셨나요?"
심혈관 질환	• 가슴 답답함, 두근거림, 숨참	"운동하거나 계단을 오를 때 유독 가슴이 조이거나 아프진 않으세요?"
정신과 질환	• 우울증, 공황장애, 불안, 불면	"갱년기 때문이 아니라, 최근 큰 스트레스 사건이 있은 후 증상이 시작되진 않았나요?"
대사증후군	• 인슐린 저항성, 복부 비만	"건강검진에서 혈당이나 혈압이 높다는 이야기를 듣지 않으셨나요?"

■ 갱년기 증상을 악화시키는 약물 및 기전

약물 계열	해당 성분 예	악화되는 갱년기 증상 및 기전
항암제 (항에스트로겐)	Tamoxifen, Toremifene	안면홍조 · 발한 악화: 에스트로겐 수용체 차단 → 급격한 호르몬 결핍 유도
TCA계 항우울제	Amitriptyline, Nortriptyline	자율신경 부작용 증폭: 항콜린 작용 → 입마름, 변비, 어지러움, 피로 악화
고혈압약 (β차단제)	Propranolol, Atenolol, Carvedilol	냉증/무기력/피로: 심박수 저하 + 말초혈관 수축 → 손발 저림, 권태감 유발
항히스타민제 (1세대)	Chlorpheniramine, Diphenhydramine	점막 건조감: 항콜린성 작용 → 질건조, 안구 · 구강건조 심화 · 2세대 항히스타민이나 생약성분으로 대체 필요
갑상선 관련 약	Levothyroxine, Methimazole	증상 혼동: 갑상선기능 과다 · 저하에 따른 홍조/발한 혹은 피로 · 부종 → 갱년기 증상과 중첩

■ 갱년기 관련 혈액 검사 지표

검사/측정 항목	참고 범위	검사 목적	해석 핵심	주의사항
호르몬 지표 (FSH / E2)	• FSH: 40mIU/mL ↑ • E2: 20pg/mL ↓	폐경 여부 및 난소 기능 판정	호르몬 급감으로 인한 자율신경 조절 실패 반영	심리적 불안, 불면, 안면홍조 증상과 수치 연동 확인
이상지질혈증 (LDL / TG)	• LDL: 130mg/dL ↑ • TG: 150mg/dL ↑	혈관 탄력 및 심혈관 위험도 평가	에스트로겐 감소로 인한 혈관 내 찌꺼기 축적 반영	수치 관리 미비 시 동맥경화로 전이될 위험 높음
인슐린 저항성 (공복혈당 / HbA1c)	• 공복 혈당: 100mg/dL ↑ • HbA1c: 5.7% ↑	대사 저하 및 복부 비만 원인 분석	인슐린 고장으로 '물만 먹어도 찌는' 대사 상태 반영	비타민 B군/미네랄 결핍 시 지방 연소 효율 급격히 저하
골대사 지표 (비타민 D / 칼슘)	• Vit D: 30ng/mL ↓ • 칼슘: 8.5mg/dL ↓	골감소증 및 골다공증 위험 예측	에스트로겐 부재로 인한 뼈 밀도 약화 지표	PPI/H2차단제 장기 복용 시 흡수 저하로 골절 위험 가중
간 기능 지표 (AST / ALT / γ-GTP)	• ALT: 40IU/L ↑ • GTP: 60IU/L ↑	지방간 및 간 문맥압 상태 평가	간 해독 저하로 인한 하지정맥류 /치질 악화 반영	간 문맥 울혈 시 하체 부종과 항문 혈관 압력 동시 상승

2. 남성 갱년기

■ 남성 갱년기/활력 자가체크리스트

최근 3개월간의 상태와 가장 가까운 곳에 체크해 주십시오.

O (2점): 예전같지 않다 / △ (1점): 그저 그렇다 / X (0점): 문제없다

분류	번호	문항	O△X
핵심 지표	1	(성욕) 성적인 흥미나 욕구가 예전과 비슷하게 유지되지 않고 있다.	
	2	(발기) 발기의 강도가 충분하고 끝까지 유지하는 것이 어렵다.	
신체 활력	3	(지구력) 운동 능력이나 체력이 급격히 떨어졌다는 느낌이 간간히 든다.	
	4	(키) 예전에 비해 키가 줄어들었다는 느낌이 든다.	
	5	(식후 졸음) 저녁 식사 후 바로 졸음이 쏟아지는 증상이 주 3회 이상 든다.	
심리/정서	6	(의욕) 삶에 대한 즐거움과 의욕이 예전과 비슷하게 유지되지 않는다.	
	7	(감정) 사소한 일에도 슬프거나 짜증이 나는 등 감정 기복이 심해졌다.	
업무/수면	8	(민첩성) 업무 수행 능력이 예전보다 떨어졌다는 느낌이 든다.	
	9	(수면) 밤에 자주 깨지 않고 아침에 일어날 때 개운하지 않다.	
체형 변화	10	(근육/복부) 과거보다 근육량이 줄었고 뱃살이 늘어났다.	

■ 결과 판정 및 권장 솔루션

체크 기준	판정 결과	권장 솔루션
1번 또는 2번 문항에서 'O'가 나온 경우	[위험] 갱년기 가능성 높음	• 호르몬 및 혈관 집중 케어 • 전체 점수와 관계없이 호르몬 저하가 의심됩니다. 남성 호르몬 생성 원료와 혈행 개선제를 우선 처방하고 비뇨의학과 검진을 권유합니다.
1, 2번은 X 기타 문항 중 3개 이상 O	[주의] 초기 갱년기 단계	• 에너지 충전 및 부신 관리 • 전신 활력이 떨어진 단계입니다. 고함량 비타민 B군과 미네랄 보충으로 에너지 대사를 끌어올리는데 집중합니다.
O 2개 이하	[안정] 정상 상태	• 현상 유지 및 예방 관리 • 규칙적인 근력 운동과 기본 미네랄(아연 등) 섭취로 건강한 남성성을 유지하도록 가이드합니다.

■ 추천 영양요법 & OTC, 약사 상담 포인트

목표 – 증상	추천 영양요법 & OTC	약사 상담 포인트 & 생활지도
호르몬 합성 및 생식기능 강화 – 성욕 저하, 정자 활력 감소	① 아연 + 셀레늄 : 테스토스테론 합성 필수 원료 ② 마카/쏘팔메토 : 전립선 보호 및 성적 활력 보조	[핵심 상담] • 성욕 저하는 몸의 엔진 오일이 떨어진 것과 같습니다. 아연은 호르몬 공장을 돌리는 핵심 열쇠입니다. [생활 지도] • 금주: 알코올은 남성 호르몬을 파괴하므로 절주가 필수입니다.
강력 혈류 개선 및 강직도 향상 – 발기력 약화, 만성 피로	① L-아르기닌 : 혈관 확장 및 산화질소 생성 ② 피크노제놀 : 혈관 탄력 및 아르기닌 시너지	[핵심 상담] • 발기는 결국 혈액의 흐름입니다. 혈관을 넓혀주는 아르기닌이 끝까지 유지하는 힘을 만들어 줍니다. [생활 지도] • 하체 운동: 스쿼트 같은 운동은 자연스러운 호르몬 분비를 촉진합니다. [주의] • 피크노제놀 항응고 효과 증폭 : 항응고제, 항혈소판제 복용시 주의
대사 활성화 및 감정 기복 조절 – 무기력증, 근육량 감소	① 비타민 D : 호르몬 수치 조절 및 뼈 건강 ② 고함량 비타민 B군 : 에너지 대사 및 활력 보충 ③ 경옥고 / 원기소 : 자양강장 및 기력 보강	[핵심 상담] • 남성도 갱년기에 우울해질 수 있습니다. 비타민 D와 B군은 마음의 활력과 근육을 지탱하는 기초가 됩니다. [생활 지도] • 단백질 섭취: 근육이 줄면 호르몬 대사도 급격히 떨어지니 단백질을 꼭 챙기세요.

■ 남성 갱년기 주요 동반 질환 및 약사 상담 포인트

관련 질환	남성 갱년기와의 상관관계	약사 상담 포인트
대사증후군 (복부 비만)	지방세포 속 Aromatase가 남성 호르몬을 여성 호르몬으로 변환시킵니다.	뱃살이 늘어날수록 남성 호르몬 수치는 떨어지는 악순환이 생깁니다. 체중 감량은 최고의 호르몬 부스터입니다.
발기부전	심혈관 질환의 전조 증상입니다. 음경 혈관은 심장 혈관보다 가늘어 혈관 노화가 가장 먼저 나타납니다.	발기력 저하는 단순히 성기능 문제가 아니라, 전신 혈관이 막히고 있다는 첫 번째 경고 신호입니다.

관련 질환	남성 갱년기와의 상관관계	약사 상담 포인트
고혈압	테스토스테론은 혈관 이완을 도움 → 호르몬이 줄면 혈관 탄력이 떨어지고 저항이 커집니다.	40대 이후 산화질소(NO) 생성 능력이 급감하면 혈압 조절이 어려워집니다. 아르기닌으로 혈관 통로를 넓혀줘야 합니다.
이상 지질혈증	테스토스테론 저하는 LDL 콜레스테롤을 높이고 HDL을 낮추어 죽상동맥경화를 가속화합니다.	호르몬 불균형은 혈액을 탁하게 만듭니다. 혈관 벽에 찌꺼기가 쌓이지 않도록 항산화 관리가 병행되어야 합니다.
전립선 비대증	테스토스테론과 DHT(디하이드로 테스토스테론)의 불균형이 전립선 조직을 비대하게 만듭니다.	소변 줄기가 약해졌다면 호르몬 대사 불균형을 의심해야 합니다. 전립선 보호를 위해 쏘팔메토와 아연을 추천합니다.
근감소증, 골다공증	남성 호르몬은 단백질 합성과 골밀도 유지의 핵심입니다. 호르몬이 줄면 근육이 빠지고 피로도가 급증합니다.	기력이 떨어지는 이유는 근육량이 줄기 때문입니다. 비타민 D와 양질의 단백질 섭취로 근력을 지탱해야 합니다.

■ 남성 갱년기 유발/악화 약물 및 기전

주의 약물 계열	남성 호르몬/성기능에 미치는 기전	약사 상담 포인트
Statin계	호르몬의 원료인 콜레스테롤 합성을 억제 → 테스토스테론 생성을 감소	약 때문에 부족해진 호르몬 원료와 에너지를 채우기 위해 CoQ10과 고함량 비타민 B군 병용이 중요합니다.
이뇨제 Beta-blocker	아연, 마그네슘 등 미네랄을 배출시키고 말초 혈류를 감소시켜 발기부전을 유발할 수 있습니다.	혈압약 복용 후 성기능 변화가 있다면 혈류를 개선하는 아르기닌이 큰 도움이 됩니다.
Finasteride, Dutasteride	강력한 남성 호르몬인 DHT 생성을 억제하는 과정에서 일부 환자에게 성욕 저하를 일으킵니다.	탈모 관리와 남성 활력을 동시에 잡으려면 호르몬 대사를 돕는 아연과 L-라이신 보충을 고려하세요.
위산 저하제 (PPI, H2차단제)	단백질 및 미네랄(아연, 칼슘) 흡수를 방해하여 호르몬 합성 효율을 떨어뜨립니다.	위장약을 장기 복용하면 몸의 구성 성분이 잘 안 만들어집니다. 흡수가 빠른 액상 미네랄이 유리합니다.
항우울제 (SSRI 계열)	뇌내 세로토닌 수치 변화로 인해 성적 욕구 저하 및 사정 지연 등의 부작용이 흔히 나타납니다.	기분 조절 약물은 성기능에 영향을 줄 수 있습니다. 뇌 에너지를 돕는 오메가-3와 마그네슘이 보조 역할을 합니다

3. 전립선

■ 전립선 질환 자가체크리스트

최근 한 달간의 상태와 가장 가까운 곳에 체크해 주십시오.

O(2점) : 자주 그렇다(2번 중 1번 이상) / △(1점) : 가끔(5번 중 1~2번) / X(0점) : 전혀 없다)

분류	번호	문항	O△X
저장 증상	1	(잔뇨감) 소변을 보고 난 후에도 방광에 소변이 남은 듯 찝찝하다.	
	2	(빈뇨) 소변을 본 지 2시간이 채 되지 않아 다시 화장실에 간다.	
	3	(요절박) 소변이 마려울 때 참기가 힘들고 갑작스럽게 급해진다.	
	4	(야간뇨) 자는 동안 소변을 보기 위해 2회 이상 일어난다.	
배뇨 증상	5	(단절뇨) 소변 줄기가 중간에 끊겼다가 다시 나오는 현상이 있다.	
	6	(약뇨) 소변 줄기가 예전에 비해 가늘고 힘이 없다.	
	7	(복압배뇨) 소변을 시작할 때 아랫배에 힘을 주어야만 나온다.	
	8	(지연뇨) 변기에 서서 소변이 나오기까지 시간이 한참 걸린다.	
생활 영향	9	(활동 제한) 화장실 위치를 미리 파악하지 않으면 외출이 불안하다.	
	10	(심리적 위축) 배뇨 문제로 인해 자신감이 떨어지고 스트레스를 받는다.	

■ 결과 판정 및 권장 솔루션

총점	상태 등급	권장 솔루션
0~4점	경증 예방 관리기	• 초기 증상이거나 자연스러운 노화 과정 • 전립선 건강 유지 성분(쏘팔메토, 아연) 보충으로 기능 저하를 예방합니다.
5~11점	중등도 집중 개선기	• 배뇨 불편이 일상을 방해하기 시작한 단계 • 전립선 크기 조절과 방광 근육 이완을 돕는 집중 영양 요법을 시행합니다.
12~20점	중증 전문가 협진기	• 전립선 비대증이 심화된 상태 • 비뇨의학과 진료를 우선 권고하며, 처방약(알파차단제 등) 복용에 따른 부작용을 관리합니다.

총점	상태 등급	권장 솔루션

5 , 7 , 8 번
문항
증상이
심한 경우
	위중
	병원 내원
	강력 권고
		• 5, 7, 8번의 증상이 아래과 같이 심한 편인 경우,
		요도 폐색 혹은 요로 감염, 방광 결석을 의심할 수 있으므로
		병원 내원 강력히 권고
		  – 5번 단절뇨: 소변을 보는 도중 줄기가 2회 이상 뚝뚝 끊기거나,
		    다시 나오기까지 5초 이상 기다려야 하는 경우
		  – 7번 복압배뇨: 변기에 앉거나 서서 얼굴이 붉어질 정도로
		    아랫배에 힘을 줘야만 소변이 시작되는 경우
		  – 8번 지연뇨: 변기 앞에 서서 소변이 나오기 시작할 때까지
		    10초 이상 기다려야 하는 경우

■ 추천 영양 요법 & OTC, 약사 상담 포인트

목표 – 증상	추천 영양요법 & OTC	약사 상담 포인트 & 생활지도

전립선 크기 및
호르몬 조절
– 약뇨/잔뇨감,
배뇨 지연
	① 쏘팔메토
	: DHT 생성 억제
	
	② 아연 + 셀레늄
	: 전립선 세포 보호
		[핵심 상담]
		• 남성 호르몬 대사물이 전립선을 키웁니다.
		  소팔메토는 이 과정을 차단하여 소변 통로를
		  확보합니다.
		
		[생활 지도]
		• 오래 앉아 있는 습관은 전립선을 직접
		  압박하므로 자주 일어나주세요.

방광 평활근
이완 및 탄력 증가
– 야간뇨, 빈뇨,
절박뇨
	① 마그네슘
	: 방광 근육 과수축 억제
	
	② 오메가-3
	: 항염증, 혈류개선, 신경안정
	
	③ 쿠쿠르비트종자유/
	  서양호박씨 오일 추출물
	: 방광 및 요도 부위 평활근을
	  이완 시켜 소변 통로 넓힘
		[핵심 상담]
		• 전립선이 방광을 누르면 방광이 예민해집니다.
		  마그네슘이 근육을 이완시켜 야간뇨 횟수를
		  줄여 줍니다.
		
		[생활 지도]
		• 저녁 7시 이후에는 수분 섭취를 제한하여
		  수면의 질을 높이세요.

세포 항산화 및
염증 억제
– 회음부 불편감
전립선염 예방
	① 라이코펜
	: 강력한 전립선 항산화
	
	② 크랜베리 추출물
	: 요로 세균 부착 억제
		[핵심 상담]
		• 전립선은 산화 스트레스에 매우 민감합니다.
		  토마토 등에 풍부한 라이코펜이 전립선 세포를
		  튼튼하게 지킵니다.
		
		[생활 지도]
		• 알코올은 전립선을 충혈시키고 부풀게 하므로
		  절주가 필수입니다.

■ 전립선 관련 주요 동반질환 및 약사 상담 포인트

관련 질환	관련 기전	약사 상담 포인트
전립선 비대증 (BPH)	노화로 전립선이 커지며 요도를 압박하는 질환입니다.	방치하면 방광 벽이 두꺼워져 나중에는 소변을 보는 힘 자체가 사라질 수 있습니다.
전립선염	회음부 통증과 배뇨 장애를 동반하며, 스트레스 시 악화 됩니다.	단순 비대증보다 뻐근한 통증이 크다면 아연과 라이코펜 등 항염 영양소가 우선입니다.
발기부전 (ED)	전립선 혈류 장애는 곧 음경 혈류 장애와 직결됩니다.	전립선이 건강해야 성기능도 유지됩니다. 혈류를 돕는 아르기닌 병용을 추천합니다.

■ 전립선 증상 악화 약물 및 기전

유형	대표 약물	기전 및 특징	임상 주의점
항히스타민제	Diphenhydramine Chlorpheniramine Brompheniramine Cyproheptadine	• 항콜린 작용 → 방광 배뇨 근 수축력 저하 • 급성 요폐 유발 가능	• 소변이 시원하지 않거나 갑자기 소변이 안 나올 수 있음 • 고령 남성, 전립선 비대 환자 특히 주의
위장관 진경제 (복통 · 장경련)	Dicycloverine (Dicyclomine) Hyoscine butylbromidePropantheline	• 평활근 이완 → 배뇨근 수축 억제 • 잔뇨 증가	• 복통약 복용 후 배뇨 불편 호소 시 항콜린 작용 의심
과민성 방광 치료제	Oxybutynin Tolterodine Solifenacin Fesoterodine	• 방광 수축 억제 → 저장 기능 증가 • 배출 기능은 악화 가능	• 전립선 비대 환자에서는 소변 정체 위험 증가 • 증상 악화 시 약물 재평가 필요
항우울제 (일부)	Amitriptyline Imipramine Paroxetine	• 항콜린 작용 + 진정 효과 • 야간 요폐, 잔뇨감 유발 가능	• 야간뇨 악화 · 배뇨 지연 시 약물 영향 여부 확인
파킨슨병 치료제	Trihexyphenidyl Benztropine	• 강한 항콜린 작용 • 배뇨 반사 억제	• 전립선 비대 환자에서는 사용 시 모니터링 필수

■ **전립선 증상 관련 혈액 검사 지표**

검사/측정 항목	참고 범위	검사 목적	해석 핵심	주의사항
PSA (전립선 특이항원)	• 정상: 4ng/mL↓ • 주의: 　4~10ng/mL • 위험: 10ng/mL↑	전립선암 선별 및 비대증 상태 파악	전립선 조직의 염증 이나 비정상적 증식 반영	수치 상승 시 비대증 뿐 아니라 염증, 암 가능성 확인 필요
Testosterone (남성 호르몬)	• 정상: 3.5ng/ 　mL↑	호르몬 불균형 및 갱년기 상태 확인	호르몬 저하 시 기초 대사량이 낮아져 비만 가속화	호르몬 보충 요법 시 PSA 수치 변화를 엄격히 모니터링
인슐린 저항성 (공복혈당 / HbA1c)	• 공복혈당: 　100mg/dL↑ • HbA1c: 5.7%↑	대사증후군 동반 여부 확인	인슐린 저항성이 높으면 전립선 증식 을 촉진함	고혈당은 혈관 벽을 손상시켜 하부 비뇨기 순환을 방해
이상지질혈증 (LDL / TG)	• LDL: 　130mg/dL↑ • TG: 150mg/dL↑	혈관 탄력 및 골반강 순환 평가	혈액 속 기름 찌꺼기 가 전립선 주변 미세혈관을 공격	전립선비대증 환자의 심혈관 합병증 위험도 함께 관리
간 기능 지표 (ɤ-GTP 등)	• GTP: 60IU/L↑	간 해독 및 하체 순환 장애 평가	간 문맥압 상승 시 하체와 골반강 울혈로 비대증 악화	간 문맥의 울혈 상태를 반영하는 지표로 해석필요

4. 여성 염증

■ 신우신염, 방광염, 요도염, 질염 감별 체크리스트

최근 한 달간의 상태와 가장 가까운 곳(O/X)에 체크해 주십시오.

분류	번호	문항	O/X
상부감염 (신우신염)	1	(신장통) 허리 뒤쪽이나 옆구리를 툭 쳤을 때 울리는 통증이 있다.	
	2	(전신열) 38도 이상의 고열이 나거나 오한(덜덜 떨림)이 느껴진다.	
	3	(동반증상) 전신이 무기력하고 속이 메스껍거나 실제로 구토를 한다.	
혈뇨	4	소변색이 콜라처럼 붉거나(혈뇨) 우유처럼 탁한가?	
방광염	5	(방광통) 소변이 찰 때 아랫배(치골 부위)가 묵직하고 뻐근하게 아프다.	
	6	(급박/빈뇨) 소변을 참기가 매우 힘들고, 본 지 2시간 이내에 또 가고 싶다.	
	7	(배뇨통–끝) 소변이 거의 다 끝날 무렵 요도 끝이 찌릿하고 따갑다.	
요도염	8	(요도통–중간) 소변이 나오는 도중에 요도가 화끈거리거나 아프다.	
	9	(요도 분비물) 질 입구가 아닌 요도 구멍에서 탁한 액체가 비친다.	
질염 공통 증상	10	(분비물 양) 질 분비물(냉)의 양이 평소보다 눈에 띄게 많아졌다.	
	11	(소양증) 외음부나 질 안쪽이 몹시 가렵거나 화끈거린다.	
세균성 질염	12	(색) 분비물의 색이 희뿌연 회색을 띠며 물처럼 묽게 흐른다.	
	13	(냄새) 생선 비린내 같은 강하고 불쾌한 악취가 난다.	
칸디다 질염	14	(색/특징) 분비물이 하얀색이며 으깨진 치즈나 두부 찌꺼기 같다.	
	15	(피부상태) 질 주변이 붉게 붓고 짓무르는 듯한 통증이 있다.	
트리코모나스 질염	16	(특징) 분비물의 색이 황록색이며 거품이 섞여 있고 악취가 난다.	
	17	(성교통) 성관계 시 통증이 심하고 외음부가 부어오른다.	
위축성 질염	18	(폐경/건조) 폐경 이후이거나 질 안이 메마른 듯 건조하고 따갑다.	
	19	(출혈) 분비물에 선홍색 피가 살짝 섞여 나오거나 관계 후 출혈이 있다.	
만성/재발	20	(빈도) 최근 1년 이내에 유사한 증상이 3회 이상 반복되었다.	
	21	(잔존감) 약을 먹고 나은 듯하다가도 피곤하면 금세 다시 불편하다.	
약물 이력	22	(항생제) 최근 감기 등으로 항생제를 1주일 이상 복용한 적이 있는가?	
	23	(기타약물) 경구 피임약을 복용 중이거나 SGLT2 억제제 당뇨약을 먹는가?	

분류	번호	문항	O/X
생활 습관	24	(식이) 초콜릿, 빵, 주스 등 당분이 많은 음식을 즐겨 먹는다	
	25	(수분) 하루에 마시는 순수한 물의 양이 1L 미만이다	
	26	(위생) 비데를 강하게 사용하거나 세정제로 질 내부까지 씻는다	
	27	(의복) 레깅스, 스타킹 등 꽉 끼는 하의를 즐겨 입는다	
신체 환경	28	평소 당뇨가 있거나 최근 면역력이 급격히 저하되었다	
	29	밤에 충분한 수면을 취하지 못하거나 극심한 스트레스를 받는다	
	30	증상이 반복되어 정신적으로 우울하거나 일상에 대한 불안함이 크다	

■ 결과 판정 및 권장 솔루션

판정 기준	의심 상태	권장 솔루션
1,2,3번 1개 이상 O 또는 4번(혈뇨) O	(긴급) 상부 요로 감염 위험	• [중요] 신우신염 등 상부 감염 가능성이 매우 높음 • 즉시 병원 진료 권고, 방치 시 신장 손상 위험이 있음
5–19번 2개 이상 O	급성 감염/ 염증기	• 염증 진행 상태 (방광염, 요도염, 질염) • 적절한 약물 치료(항생제 등)와 함께 염증 완화를 위한 항산화 영양소 섭취를 권장.
20,21번 1개 이상 O	만성 및 재발성 상태	• 단순히 증상 치료에 그치지 않고 질 내 유익균 환경 복구 및 면역력 강화(점막 면역)가 필수인 단계
22,23번 1개 이상 O	약물에 인한 영양소 고갈	• 약물 복용으로 인한 유익균 감소 또는 특정 영양소가 고갈된 상태– 유산균 및 비타민 B군 등의 보충 필요
24–30번 2개 이상 O	생활 습관 및 환경 취약	• 당분 과다, 수분 부족, 잘못된 세정 습관 등 재발을 유도하는 환경 • 근본적인 원인 제거를 위해 생활 습관 교정 가이드라인을 함께 제공해야 합니다.

■ 여성 염증 감별진단

● 방광염, 요도염, 질염 감별

구분	방광염	요도염	질염
주요 통증 부위	아랫배(치골 상부)의 묵직함, 뻐근함	요도 입구(겉부분)의 쓰라림	질 내부 및 외음부 전체
소변을 볼 때 통증 양상	소변을 다 보았을 때 쥐어짜는 통증	소변이 나오기 시작할 때 따가움	소변이 외음부에 닿을 때 화끈거림
소변 볼 때 불편감 양상	빈뇨, 잔뇨감, 절박뇨 (매우 심함)	배뇨 시 타는 듯한 작열감	배뇨 증상보다는 가려움과 통증이 있음
증상 전 생활 습관	피로, 면역 저하, 소변 참기	새로운 파트너와 성관계 후	항생제 복용, 꽉 끼는 옷, 습한 환경
분비물 특징	• 대개 없음 (소변이 탁하거나 혈뇨)	• 약간 불투명, 점액성의 요도 분비물 • 양이 적음 – 소변에 실처럼 떠다니거나, 팬티에 아주 작은 점으로 묻어나옴 • 냄새: 거의 없거나 약한 비린내	• 질 입구 전체에서 울컥 나옴, 양이 확연히 증가함 • 팬티에 넓게 퍼지듯 묻어나며, 활동 시 '밑이 젖는 느낌'이 확연함.

● 질염 유형 감별

구분	세균성 질염	칸디다성 질염	트리코모나스 질염	위축성 질염
발병 기전	질 내 유익균 감소/혐기성 세균 증식	칸디다균의 과증식	기생충 감염 (성 매개)	에스트로겐 감소로 인한 질 점막 위축 및 건조
주요 특징	묽고 회색빛 분비물, 생선 비린내 악취	치즈/두부 찌꺼기 양상, 심한 가려움	황록색 거품 분비물, 심한 통증과 부종	분비물 감소(건조), 성 교통, 소량의 부정출혈
주요 대상	가임기 여성 (잦은 세정 등)	당뇨, 임산부, 항생제 복용자	성 경험이 있는 남녀 모두	폐경기 전후 여성, 수유기 여성

■ 추천 영양 요법 & OTC, 약사 상담 포인트

의심 질환–목표	추천 영양요법 & OTC	약사 상담 포인트 & 생활지도
급성 방광염 – 강력한 균 포획 및 배출 (문항 5–7번)	① D–만노스 : 대장균의 섬모에 결합하여 방광 벽 정착을 방해하고 소변으로 배출 유도 ② 비타민C : 소변을 산성화해 세균 증식 억제 ③ 크랜베리 : 방광 상피세포의 수용체를 점유하여 균의 부착을 물리적으로 차단 [OTC] 저령탕: 소변량을 늘려 물리적 세척(Wash–out) 효과 극대화	[핵심 상담] • 지금 방광 안에 균이 가득 차 있습니다. D–만노스는 균을 낚아채서 밖으로 버리는 '낚시꾼' 역할을 합니다. [생활 지도] • 2시간마다 미온수를 한 컵씩 마셔 '수압'으로 균을 밀어내야 합니다. 참지 말고 바로 비우세요. • 성관계 직후에는 반드시 배뇨하여 요도 입구의 세균 침입을 막습니다. • 비데 사용과 과도한 세정제 사용(질 내 산도 파괴)은 지양합니다.
만성 /재발성 방광염 – 바이오필름 파괴 및 면역 증가 (문항 20, 21, 26번)	① 질 유산균 : 항생제 복용으로 무너진 균형을 복구하고 요도로 유해균이 올라오지 못하게 입구를 막는 역할 ② 크랜베리 : 장기 복용 통해 방광 점막 지속적 코팅 ③ 브로멜라인 : 세균의 방어막인 바이오필름을 분해하여 항균 성분의 침투력 향상 ④ 고함량 비타민 D3 : 방광 점막에서 천연 항생 펩타이드 합성을 촉진하여 자체 면역 강화 [OTC] 육미지황환: 방광 점막의 진액을 보충하여 환경 개선	[핵심 상담] • 자꾸 재발하는 건 균들이 방광 벽에 '비닐막 (바이오필름)'을 치고 숨어있기 때문입니다. 이 막을 걷어내야 완전히 낫습니다. [생활 지도] • 설탕은 유해균의 가장 좋은 먹이입니다. 당분 섭취를 끊어야 방광 내 세균 번식의 고리를 끊을 수 있습니다.
급성 요도염 – 화끈거림 차단 및 항염 (문항 8–10번)	① 오메가–3 : COX–2 경로를 차단하여 요도의 타는 듯한 열감과 급성 염증 부종 완화 ② 아연 : 요도 입구의 국소 면역 장벽을 강화하고 바이러스/세균 증식 억제 ③ 프로폴리스 : 염증 경로를 차단하여 요도 점막의 충혈, 작열감 신속 완화 [OTC] 용담사간탕: 요도의 습열을 끄고 화끈거리는 통증을 신속히 진정	[핵심 상담] • 요도 길이 불이 난 것처럼 뜨겁고 부어 있습니다. 오메가–3가 이 불을 끄고 통로를 편안하게 해줍니다. [생활 지도] • 소변 중간에 아픈 것은 길이 예민해진 것입니다. 맵고 짠 자극적인 음식과 술은 요도를 더 자극하니 절대 피하세요. • 약해진 점막에 새살이 돋아 단단해질 때까지, 소중한 몸에 온전한 휴식 시간을 잠시만 선물해 주세요.(성관계 금지) • 파트너와 함께 건강을 확인하는 것이, 재발의 고리를 끊는 가장 확실한 방법입니다.(파트너 동반 검사 필요)

의심 질환–목표	추천 영양요법 & OTC	약사 상담 포인트 & 생활지도
만성요도염 – 상피 재생 및 신경 안정 (문항 11, 16, 17번)	① 비타민 A : 손상된 요도 상피세포의 분화와 　재생을 도와 균이 침투할 수 없는 　'매끄러운 성벽' 재건 ② 활성형 비타민 B군 : 염증으로 예민해진 요도 주변 신경을 　안정시켜 화끈거림 등 이상 감각 완화 [OTC] 팔미지황환: 하초의 기운을 보하여 요도 점막의 자생력 회복	[핵심 상담] • 재발하는 요도염은 길이 헐거워지고 　미세한 상처가 난 상태입니다. 비타민 　A로 새 살을 돋게 하여 길을 튼튼하게 　코팅해야 합니다. [생활 지도] • 꽉 끼는 하의는 요도를 압박하고 혈류를 　방해합니다. 통풍이 잘 되는 면 속옷을 　입어 점막이 숨 쉴 수 있게 해주세요. • 매일 2리터의 맑은 물로 방광을 깨끗이 　청소해 주시면, 몸속 나쁜 균들이 머물지 　못하고 시원하게 씻겨 나갈 거예요
세균성& 칸디다 질염 – 질내 pH 정상화 및 유익균 생태계 복구	① 여성 전용 유산균 : 젖산을 생성하여 질 내 pH를 　4.5 이하로 유지, 유해균 증식 억제 ② 아연, 비타민C : 점막 상피의 면역 강화 및 유해균 증식 억제 　• 세균성질염 [OTC] 　　세정제(포비돈 등): 국소 항균 　　작용으로 유해균 수 신속 감소 　• 칸디다 질염 [OTC] 　　카네스텐 (클로트리마졸): 　　곰팡이균의 세포막 합성을 저해하여 　　직접 사멸	[핵심 상담] 질 내 산성 보호막이 깨져 유해균과 곰팡이이 번식한 상태입니다. 유산균은 이 무너진 보호막을 다시 세우는 '성벽' 역할을 합니다. [생활 지도] • 알칼리성 비누로 안쪽까지 씻으면 　보호막이 더 파괴됩니다. 　외음부만 가볍게 씻고 잘 말려주세요. • 설탕과 밀가루는 곰팡이균의 밥입 니다. 　당분 섭취를 끊고 통풍이 잘 되는 면 소재 　속옷을 입으세요.
트리코모나스 질염 – 기생충 감염 후 점막 손상 회복 및 재발 방지	※약국 OTC로 해결 불가, 　전문의 처방(항원충제) 필요 ① 질유산균, 아연 : 항생제 복용 후 　파괴 된 질 내 균총 복구	[핵심 상담] 전염성이 매우 강한 기생충 감염입니다. 파트너와 반드시 동시에 치료해야 하며, 방치 시 골반염 위험이 있으니 지금 즉시 산부인과로 가세요. [생활 지도] 완치 판정 전까지 성관계를 절대 피하고, 수건이나 속옷을 따로 사용하거나 삶아 빨아 교차 감염을 막아야 합니다.
위축성 질염 – 점막 재생 및 진액(보습) 보충	① 감마리놀렌산 (GLA): 점막 혈류를 　개선하고 천연 유분막을 형성하여 　건조감 완화 ② 비타민 A : 얇아진 질 점막 상피 　세포의 분화와 재생을 도와 조직 재건 [OTC] 육미지황환: 신수(腎水)를 보하여 마른 점막에 진액을 보충	[핵심 상담] 완경 후 점막이 메말라 발생하는 변화입니다. 폐경 후 갑작스러운 출혈이 있다면 단순 건조가 아닌 병변 확인을 위해 반드시 정밀 검사를 받으셔야 합니다. [생활 지도] 건조함으로 인한 미세 상처는 염증의 통로가 됩니다. 관계 시에는 반드시 수용성 윤활제를 충분히 사용하여 점막을 보호하세요.

의심 질환–목표	추천 영양요법 & OTC	약사 상담 포인트 & 생활지도
만성 / 재발성 질염 – 점막 방어막 재생 및 바이오필름 파괴	① 오메가–3 : 만성 염증 억제 및 점막 혈류 개선 ② 비타민 A / 브로멜라인 : 성벽 보수 및 균의 은신처(바이오필름) 파괴 ③ 질 유산균 : 젖산을 생성하여 질 내 pH를 4.5 이하로 유지, 유해균 증식 억제	[핵심 상담] 반복되는 염증은 균들이 숨어서 방어막을 쳤기 때문입니다. 그 방어막을 깨뜨리고 점막 자체를 건강하게 만드는 근본 케어가 중요합니다. [생활 지도] 과로와 스트레스를 피하고, 정기적인 검진을 통해 환경 개선 여부를 확인하세요

■ 여성 염증 유발/악화시키는 질환 및 약사 상담 포인트

관련 질환	비뇨생식기에 미치는 영향 및 기전	약사 상담 포인트 (영향 받는 염증 순서)
만성 질염	[균 공급처 역할] 질 내 유익균 소실로 유해균이 우세종이 되어, 이 균들이 요도를 타고 방광으로 유입되는 상행 감염의 근원이 됨.	방광염이 잦다면 질 내 환경부터 점검해야 합니다. 질 유산균으로 아군을 늘려 입구를 지키는 것이 급선무입니다. (방광염 〉 요도염)
당뇨병	[배양 환경 조성] 요당 배출로 인해 소변이 세균과 진균이 번식하기 가장 좋은 '고농도 배양기' 환경이 됨. 면역 세포의 활성도 저하.	혈당이 높으면 소변이 달콤해져 균들에게 뷔페를 차려주는 꼴입니다. 당 수치 조절이 비뇨기 건강의 전제 조건입니다. (방광염 〉 질염 〉 요도염)
폐경 / 갱년기	[방어막 붕괴] 에스트로겐 감소로 점막 상피가 얇아지고 pH 밸런스가 깨져 물리적 · 화학적 방어 장벽이 무력화됨.	완경 후에는 성벽(점막)이 종잇장처럼 얇아집니다. 점막을 재생하고 보습하는 영양 요법이 필수적인 시기입니다. (질염,요도염 〉 방광염)
요로 / 방광 결석	[물리적 손상 및 정체] 결석이 점막에 미세한 상처를 내고 소변의 흐름을 방해하여 세균이 숨어 살기 좋은 환경(바이오필름)을 제공함.	약을 먹어도 통증이 계속된다면 돌(결석)이 점막을 긁고 있는 것은 아닌지 확인해야 합니다. 충분한 수분 섭취가 예방의 핵심입니다. (방광염 〉 요도염 〉 질염)
만성 변비	[압박 및 유입] 직장의 팽창이 방광을 압박해 잔뇨를 유발하며, 항문 주변 대장균이 비뇨기계로 유입될 확률을 높임.	장 건강이 나쁘면 비뇨기도 오염되기 쉽습 니다. 변비를 해결해 방광 압박을 줄이고 유해균 유입 통로를 차단해야 합니다. (방광염 〉 질염 〉 요도염)
성매개 감염 (STI)	[특수균 침입] 클라미디아, 임질균 등이 요도 및 질 점막에 직접 감염되어 강력한 염증 반응과 화끈거리는 통증 유발.	요도염 증상이 뚜렷하다면 전염성 특수균일 확률이 높습니다. 파트너와 함께 검사받고 동시에 치료하는 것이 원칙입니다. (요도염 〉 질염 〉 방광염)

■ 여성 염증 유발/악화시키는 약물 및 기전

약물 분류	주요 성분군 / 예시	주요 기전 (영향을 받는 여성 염증 순서)
SGLT2 억제제	Dapagliflozin	소변으로 당을 강제 배출시켜 요로와 생식기를 세균 · 진균이 번식하기 쉬운 고농도 배양 환경으로 만듦. (방광염 〉 질염)
광범위 항생제	Cephalosporin계, Quinolone 계	유해균뿐만 아니라 점막을 보호하는 유익균까지 사멸시켜 균총 붕괴 및 진균 과증식 유발. (질염 〉 요도염 〉 방광염)
항콜린성 약물	항히스타민제, 항우울제 등	방광 평활근의 수축력을 저하시켜 소변이 시원하게 나가지 못하고 고이게 함(잔뇨 발생). 고인 소변은 세균 번식의 원인이 됨. (방광염 〉 요도염,질염)
경구 피임약	에스트로겐/ 프로게스틴 복합제	호르몬 균형을 변화시켜 점막 상피세포를 얇게(위축) 만들거나 pH 밸런스를 깨뜨려 감염에 취약하게 함. (요도염,질염 〉 방광염)
스테로이드 및 면역억제제	Prednisolone, Cyclosporine	전신 면역 응답을 저하시켜 점막의 자정 작용을 방해하고 감염을 만성화함. 재발성 여성 염증 공통 요인

■ 여성 염증 관련 혈액 검사 지표

● 방광염, 요도염, 질염 혈액 검사 지표 비교

검사 항목 및 의미	방광염	요도염	질염
요백혈구 (Leukocyte Esterase) 염증 반응 공통지표	Positive (+)		
현미경 WBC 소변 내 백혈구 관찰 – 농뇨 확인	5 /HPF 이상		
요잠혈 (RBC) 방광염, 결석, 방광암시 Positive 장기간 검출시 비뇨의학과 방문 권고	Positive (+)	[드묾]	[보통]
아질산염 (Nitrite) 방광염 감별, 대장균 감염확률 높음	주로 Positive (+)	Negative (−)	
STI 12종 PCR (특수균 확진–클라미디아, 임질, 트리코모나스, 요도균 등)	[보조적]	[필수 / 결정적]	
균 배양	10^5 CFU/mL	균이 잘 안 자람	
소변 pH 특정 세균 감염, 방광결석의 위험신호	알칼리성 (8.0 이상)	대개 정상	

검사 항목 및 의미	방광염	요도염	질염
질 내 pH 유산균 감소 확인	대개 정상		산도 변화 (4.5 이상)
Nugent score (0–10점) 질내 세균총 상태 점수, 높을수록 악화된 상태	–		3 이하– 경증 4–6– 질염 시작 7 이상– 질염 확진
Whiff test 세균성 질염의 생선비린내 (아민) 확인	–		세균성: (+) 트리코모나스 :(+)/(−) 칸디다성:(−)

※ 현미경 WBC (+) Nitrate(−) 균배양(−) → 무균성 농뇨로 요도균 PCR 권고

■ 질염 단계별 검진결과 해석

질환 단계	검진 결과 해석	병원 내원 여부, 약국 중재 및 영양요법
1단계 : 경증	pH: 3.8 ~ 4.2 Nugent Score: 0 ~ 3 PCR: 전체 음성 질 내 산도가 유지되고 있으나, 일시적인 피로 등으로 유익균이 줄어들기 시작한 단계.	내원 필요 없음 (일상 관리 가능) • 질 건강 유산균 섭취 권장 • 약산성 세정제 사용 교육 • 통기성 속옷 권고
2단계 : 중등도	pH: 4.5 이상 Nugent Score: 4 ~ 6 Whiff Test: 양성(+) (세균성 질염의 경우) 질 내 자정 작용이 깨지고 유해균이 점유하기 시작함. 치료가 지연시 만성화 가능성.	선택적 내원 (OTC로 증상 조절 시도 가능) • 클로트리마졸 등 OTC 질정/연고 • 질 유산균 + 비타민 D • 3~5일 후 호전 없을 시 내원 안내
3단계: 확진/ 급성 (전형적 질염 상태)	pH: 4.5 초과 Nugent Score: 7 ~ 10 PCR: 가드넬라, 칸디다 등 확진 Lactobacillus(유익균) 전멸 상태. 병원균이 우세하여 염증 반응이 뚜렷한 급성기.	내원 적극 권고 (처방약 필요) • 처방 항생제 복용 스케줄링 • 항생제와 2시간 간격 유산균 • 락토페린 (바이오필름 파괴 보조)
4단계: 중증/ 합병증 (재발성 및 상행 감염)	pH: 4.5 초과 Nugent Score: 7–10 지속 PCR: 클라미디아, 임질 등 임상: 발열, 하복부 통증 염증이 자궁이나 골반으로 확산된 상태 (골반염 위험). 또는 연 4회 이상의 고위험 군 재발 상태.	즉시 내원 (전문의 정밀 검사 필수) • 약국 내 단독 처방 지양 • 병원 진료 후 복약 순응도 관리 • 장기 면역 관리(아연, 유산균)

■ 임산부 염증 질환별 통합 솔루션 및 안전 가이드

질환 분류 및 핵심 검진 지표	추천 영양 및 안전한 OTC (태아 안전 등급 고려)	약사 상담 포인트
방광염 (무증상 세균뇨 포함) • Nitrite (+): 무증상이라도 양성시 즉시 치료 필요 • 요백혈구(+): 검출 시 염증 확진	1. 크랜베리 : 대장균 부착 방지 (임신 중 안전성 확립) 2. 비타민 C : 소변 산성화를 통해 균 증식 억제 3. [주의] D−만노스 : 일반적으로 안전하나 전문가 상담 후 복용 권장	[핵심 상담] 임신 중 방광염은 통증이 없어도 (무증상 세균뇨) 방치하면 신우신염으로 발전해 조산 위험을 높입니다. 빠르게 항생제 치료해야합니다. [생활 지도] 소변을 참지 말고, 하루 2L 이상의 물을 마셔 방광을 자주 비워주세요.
임신 중 요도염 • STI PCR (+): 클라미디아 등 확인 시 태아 수직감염 위험 • 요도 분비물: 고름 확인 시 즉시 병원 내원	1. 아연 (Zn): 점막 면역 강화 및 염증 완화 2. [OTC 제한]: 임신 중 요도염 약물(용담사간탕 등)은 자궁 수축 우려가 있어 임의 복용 금기	[핵심 상담] 요도염 원인균이 태아에게 전달되면 출산 시 아기에게 결막염이나 폐렴을 일으킬 수 있습니다. 파트너와 함께 반드시 완치해야 합니다. [생활 지도] 임의로 세정제를 과용하지 말고, 증상 확인 즉시 산부인과 검사를 받으세요.
임신 중 질염 (칸디다/세균성) • 질 pH 4.5 이상: 유산균 소실 및 세균성 질염 시사 • 현미경 곰팡이 포자: 칸디다 질염 확진	1. 임산부 전용 유산균 : 질 내 유익균 환경 조성 (태아 면역에도 도움) 2. [OTC] 카네스텐 질정 : 임신 중 비교적 안전하게 사용 가능 (단, 삽입 시 주의)	[핵심 상담] 임신 중에는 호르몬 영향으로 곰팡이(칸디다)가 잘 생깁니다. 가렵다고 긁으면 2차 감염이 생기니 안전한 질정과 유산균으로 관리해야 합니다. [생활 지도] 통기성이 좋은 면 속옷을 택하고, 뒷물은 앞에서 뒤로 가볍게 하세요.

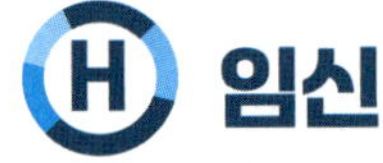 임신

1. 난임

■ 난임 원인 교정 및 임신 준비 자가체크리스트

최근 3개월간의 상태와 가장 가까운 곳(O/X)에 체크해 주십시오.

'O'가 많은 영역이 **가장 시급한 교정 우선순위입니다.**

대상	핵심 점검 분야	번호	자가진단 항목	OX
여성 (W)	① 배란 & 호르몬 (난소 기능)	1	생리 주기가 35일 이상으로 길거나, 들쑥날쑥 불규칙하다.	
		2	생리 양이 눈에 띄게 줄었거나, 기간이 2일 이내로 짧다.	
		3	생리 시작 3~4일 전부터 갈색 냉(혈)이 비치다가 생리가 터진다.	
		4	기초체온 고온기가 없거나 10일 미만으로 짧다. (황체기 결함)	
	② 대사 & PCOS (인슐린 저항성)	5	팔다리는 가는 편인데 배만 볼록 나온 '거미형 체형'이다.	
		6	밥을 먹으면 심하게 졸리고, 돌아서면 빵/단 것이 당긴다.	
		7	턱 주변에 여드름이 계속 나거나, 체모가 굵어진다.	
	③ 자궁 & 염증 (착상 환경)	8	진통제를 먹어도 해결되지 않을 만큼 생리통이 극심하다.	
		9	아랫배가 항상 차갑고, 손발 순환이 잘 안 된다.	
		10	평소 질염/방광염에 자주 걸리거나 갑상선 수치(TSH)가 2.5 이상이다.	
남성 (M)	④ 생활 & 독소 (정자 산화 손상)	11	하루 반 갑 이상 흡연하거나, 주 2회 이상 음주를 한다.	
		12	최근 3개월간 극심한 스트레스를 받았거나 수면이 부족하다 (6시간↓).	
		13	탈모약(피나스테리드 등)이나 위장약(시메티딘 등)을 장기 복용 중이다.	
	⑤ 구조 & 활력 (정자 생성/ 배출)	14	고환 주변이 묵직하게 아프거나, 핏줄이 울퉁불퉁 튀어나와 있다.	
		15	사우나/반신욕을 즐기거나, 꽉 끼는 속옷/바지를 주로 입는다.	
		16	아침 발기가 잘 안 되거나, 성욕이 예전 같지 않다.	

대상	핵심 점검 분야	번호	자가진단 항목	OX
공통	⑥ 면역 & 타이밍 (부부 요인)	17	부부관계 시 통증이 있거나, 배란일에 맞춰 숙제하듯 관계하는 것이 스트레스다.	
		18	나이 합산: 부부의 나이를 합쳐 75세 이상이다. (난자/정자 노화 고려)	

■ 난임 유형별 영양요법 및 상담 포인트

기준	교정 타겟 및 병태생리	추천 영양요법	약사 상담 포인트&생활 지도
여성 ① 배란/ 호르몬 (난소 기능 저하)	[난자 에너지 공급 & 황체기 보강] • 미토콘드리아 기능 부전: 난자가 성숙하고 배란되는 과정에는 엄청난 에너지가 필요. • 황체기 결함: 배란 후 프로게스테론이 유지되지 않아 수정란이 흘러내림.	① 코엔자임Q10 (유비퀴놀) • 난자 에너지 활성화 (최소 100~300mg). ② 이노시톨 (2~4g) • 난자 성숙 및 퀄리티 개선. ③ 프리페민 등 (Vitex) • 생리 불순/황체기 결함 시. (단, 시험관 시술 중단)	• 난소를 건강하게 하는 영양요법이 필요합니다. • [수면] 밤 11시~2시 사이에는 무조건 주무셔야 난소 재생 호르몬(멜라토닌/성장호르몬)이 나옵니다. • [환경호르몬] 플라스틱 용기, 영수증, 향수 사용을 줄이세요. • 배란 점액 관찰법을 알려주세요.
여성 ② 대사/ PCOS (인슐린 저항성)	[인슐린 저항성 개선] • 고인슐린혈증 : 인슐린 수치가 높으면 난소에서 안드로겐 생성을 자극하여 배란을 억제하고 난자 질을 떨어뜨림. • 만성 염증: 내장지방 자체가 염증 공장임.	① 미오-이노시톨 (4g) • 인슐린 신호 전달 개선 (대사성 난임 필수). ② 비타민 D + 마그네슘 • 대사 조절 및 인슐린 감수성 증대. ③ 베르베린 / 크롬 • 천연 혈당 조절제. ④ 작약 • 아로마타제 활성 조절 → PCOS로 인한 생리 불순	• 살을 빼는 게 최고의 난임 치료제입니다. • [식단] 영양제를 드셔도 빵, 떡, 면을 확 줄여야 합니다. (저탄수화물 필수) • [운동] 허벅지 근육을 키워야 잉여 포도당을 태웁니다. • 식후 30분 걷기를 생활화 하세요.
여성 ③ 자궁/염증 (착상 실패)	[혈류 개선 & NK세포 진정] • 혈류 저하 : 자궁이 차가우면 혈관이 수축되어 수정란이 뿌리내리지 못함. • 과도한 면역 : 자궁 내막증이나 면역 과민으로 인해 수정란을 이물질로 간주하고 공격함.	① 오메가-3 • 혈행 개선 및 전신 항염증. ② 피크노제놀 / 비타민 E • 자궁내막증 억제 및 자궁 내막 두께 유지. ③ L-아르기닌 • 자궁 및 골반강 혈류량 증대.	• 자궁을 따뜻하고 깨끗하게 해야 합니다. • [체온] 배꼽티, 찬 음료 금지. 반신욕이나 족욕을 매일 하세요. • [생리통] 진통제로 버티지 마세요. 심한 생리통은 자궁이 보내는 염증 신호입니다.

기준	교정 타겟 및 병태생리	추천 영양요법	약사 상담 포인트&생활 지도
남성 ④,⑤ 정자 요인 (DNA 손상)	[산화 스트레스 방어 & 운동성] • 활성산소 공격: 정자 세포막은 산화에 매우 취약함. 흡연/음주는 정자 핵(DNA)을 깨뜨려 수정 후 유산의 원인이 됨. • 운동성 저하 : 꼬리 칠 힘(ATP) 부족.	① 항산화 칵테일 (필수) • 코큐텐 + 셀레늄 + 아연 + 비타민C • 정자 보호막 형성. ② 아르기닌 + 마카 • 정자 수 증가 및 운동성 강화. ③ 엽산 (남성도 필수) • 정자 DNA 합성 관여.	• 임신의 50%는 남편 책임 입니다. • [금연] 담배 피우는 건 정자에게 독가스를 살포하는 것과 같습니다. (최소 3개월 금연) • [온도] 고환은 차갑게. 사우나, 타이트한 속옷, 다리 꼬기 금지.
공통 원인 불명 (노화/ 스트레스)	[세포 기능 회복] • 병원 검사상 수치는 정상이지만, 기능적으로 세포 활성도가 떨어진 상태. • 스트레스: 코르티솔이 성호르몬 생성 경로를 차단함.	① 고함량 비타민 B군 • 호모시스테인 제거 및 대사 활성. ② 유산균 • 장내 세균총 회복을 통한 전신 면역 균형.	• 수치 정상이 건강하다는 뜻은 아닙니다. • [마음가짐] 이번 달은 꼭 임신해야지라는 스트레스가 가장 큰 적 입니다. • 부부가 함께 가벼운 등산이나 산책을 하며 스트레스를 푸는 것이 중요합니다.

2. 임신·수유기

■ 임신·수유기 시기별 영양요법 및 상담 가이드

시기	핵심 영양요법	약사 상담 포인트 및 생활 지도
임신 준비기 (~임신 확인) • 난자/정자 질 결정 • 수정 및 착상 준비 • 엽산 농도 축적 필요	① 엽산 (Folic Acid) • 400~800mcg • 신경관 결손 예방. ② 비타민 D • 착상률 증가 및 난자 질 개선. ③ 오메가-3 / 코큐텐 • 혈류 개선 및 세포 에너지.	• 엽산은 임신 확인하고 먹으면 늦습니다. 준비기부터 부부가 함께 드셔야 난자/정자가 건강해 집니다. • 풍진 항체 검사 필수. • 금연/금주 (남편 포함). • 독감/백일해 백신 접종 확인.
임신 초기 (~13주) 기관 형성기 • 입덧 (Morning Sickness) • 뇌/심장 등 주요 장기 형성 • 유산 위험 가장 높음	① 엽산 (필수): 임신 14주경까지 지속. ② 유산균: 입덧 완화 및 변비 예방. ③ 비타민 B6 / 마그네슘 : 입덧 심할 때 완화 효과. ④ 진저롤 (생강추출물): 5-HT3 길항 → 입덧 완화 (B6와 병용시 시너지, 고용량 주의)	• 아기 뇌와 척추가 생기는 골든타임 입니다. • 속이 울렁거려도 엽산은 꼭 챙겨 드세요. • 약물 복용에 가장 민감한 시기니, 감기약 하나라도 꼭 의사나 약사에게 물어보고 드세요. • 비타민 A 주의: 5,000IU 이상 고용량 섭취 금지 (기형 유발). • 사우나 금지: 심부 체온 상승 주의. • 입덧 시 소량씩 자주 식사.
임신 중기 (14~27주) 급성장기 • 혈액량 급증 (빈혈) • 태아 뼈 형성 (석회화) • 다리 부종 및 쥐(경련)	① 철분제 / 헴철: 비헴철 30~60mg / 헴철 8~16mg 권장, 비헴철은 비타민 C와 함께 공복 복용. ② 식물성 오메가-3 (DHA) : 태아 뇌 발달 핵심. ③ 칼슘 + 마그네슘 + D + K : 뼈 형성 및 다리 쥐 예방. ④ 종합비타민 + 미네랄 : 베타카로틴 적당량, B군, 아연, 요오드 등 골고루 필요. ⑤ 식이섬유 / 푸룬 변비 예방	• 어지럽지 않아도 철분제는 필수 입니다. 아기에게 충분한 산소 공급을 하기 위함입니다. • 지금 먹는 오메가3(DHA)가 아기 머리를 좋게 만듭니다. • 변비 관리: 철분제로 변비 발생 시 유산균/식이섬유 증량. • 체중 관리: 급격한 체중 증가 주의 (임당 위험). • 철분과 칼슘은 2시간 간격 띄우기. • 방광염 걸리기 쉬우므로 크랜베리와 유산균으로 예방.

시기	핵심 영양요법	약사 상담 포인트 및 생활 지도
임신 후기 (28주~출산) 출산 준비 • 변비/치질 심화 • 태아 면역 시스템 완성 • 임신 중독증 (부종/고혈압)	① 유산균 (필수) : 모체 면역 이양(Seeding). 아기 아토피 예방 목적. ② 철분제 (증량 고려) : 출산 시 출혈 대비. ③ 비타민 D: 아기 뼈 밀도 및 면역. ④ 피크노제놀 / 포도잎추출물 : 모세혈관 유출 감소, 부종 완화. 피크노제놀은 고혈압 예방 도움.	• 자연분만 시 엄마 질 내 유산균을 아기가 온몸으로 샤워하고 나옵니다. 유산균을 잘 챙겨 드세요. • 오메가-3 조절: 출산 2~4주 전 EPA 고함유 제품 제한. (지혈 지연 우려). • 부종 체크: 손발이 심하게 부으면 혈압 확인. 중기 이후 붓기 시작할 때 미리 피크노제놀 / 포도잎추출물 등 복용
수유부 (출산 후) 회복기 • 산후 탈모 / 손목 통증 • 골밀도 급감 (칼슘 유출) • 젖몸살 / 유선염	① 칼슘 + 마그네슘 + D + K : 모유로 빠져나간 칼슘 보충. 산후풍 및 통증 예방. ② 종합비타민 + 철분제(헴철) : 산후 회복 및 수유 영양. ③ 레시틴 (2400mg 이상) : 유선 막힘(젖몸살) 예방. 아이 뇌 발달에도 도움 ④ 사물탕 : 오로 멎은 뒤 혈액과 진액 보충.	• 엄마 뼈를 녹여서 모유를 만듭니다. • 지금 칼슘을 안 채우면 나중에 골다공증이 빨리 옵니다. • 젖몸살로 가슴이 뭉치면 레시틴이 유선을 뚫어주는 데 좋습니다. • 수분 섭취 : 모유량을 위해 물 많이 마시기. • 손목 보호 : 호르몬(릴랙신) 때문에 관절이 늘어나 있으니 무거운 것 들지 않기.

■ 임신·수유기 다빈도 동반질환 및 약사 상담 포인트

계	동반질환 및 병태	약사 상담 포인트
소화기	• 입덧 / 임신오조 : hCG 호르몬 급증 및 에스트로겐 상승으로 구토 중추 자극. 임신 1분기(12주) 내 정점, 이후 감소. • 위식도 역류질환 (GERD) : 프로게스테론이 하부식도괄약근 (LES)을 이완시키고, 자궁이 커지며 위장을 압박.	• 1차 선택: 피리독신(Vit B6) + 독시라민(항히스타민제) 조합이 FDA 승인 1차 요법. (디클렉틴) • 생강(진제롤): 가벼운 울렁거림에 효과적. [제산제 선택] • 가능: 알마게이트, 탄산칼슘, 알긴산나트륨(개비스콘 등). • 주의: 탄산수소나트륨(NaHCO3)은 나트륨 과다 및 대사성 알칼리증 우려로 장기 복용 금지.
	• 변비 : 프로게스테론이 장 운동을 저하시키고, 철분제 복용이 변을 딱딱하게 만듦. + 자궁 압박으로 직장 통과 지연.	[자극성 하제 금지] • 알로에, 센나, 비사코딜 등은 자궁 수축 유발 가능성 있음. • 안전: 식이섬유(차전자피), 삼투성 하제(락툴로오스, PEG/마크로골), 푸룬주스. • 철분제를 헴철로 변경 유도.

계	동반질환 및 병태	약사 상담 포인트
비뇨 생식	• 방광염 / 신우신염 : 자궁이 요관을 눌러 소변이 　정체되고, 요도가 짧아 세균 침투 　용이. • 무증상 세균뇨도 조산, 저체중아 　위험을 높이므로 반드시 치료.	[항생제 안전성 체크] • 안전: 페니실린계(Amoxicillin), 세팔로스포린계. • 금기: 　– 퀴놀론계(Cipro/Levofloxacin): 연골 손상 우려. 　– 테트라사이클린: 태아 치아 착색/골격 형성 저해. 　– 설파제(Bactrim): 임신 말기 핵황달 위험.
	• 질 칸디다증 : 임신 중 질 내 글리코겐 증가 및 pH 　변화로 곰팡이균 과증식. 면역 저하 　및 에스트로겐 상승이 원인.	• 1차 선택: 클로트리마졸 질정/크림 등 국소 외용제. • 주의: 경구용 플루코나졸은 고용량 사용 시 기형 　유발 가능성이 있으므로 특히 임신 1분기에는 　피하는 것이 원칙.
대사/ 순환	• 임신성 당뇨 : 태반 호르몬(HPL, 코르티솔)이 　인슐린 작용을 방해(저항성 증가). 　췌장이 이를 감당하지 못하면 　고혈당 발생. 거대아, 난산, 신생아 　저혈당 위험.	• 식이요법이 최우선. • 약물 필요 시 인슐린이 태반 통과 안 되므로 　1차 선택. • 메트포르민은 태반을 통과하나 　안전성 데이터 축적으로 사용 빈도 증가 중. • 출산 후 당뇨로 이어질 수 있으므로 지속 관리 지도.
	• 임신중독증 : 태반 혈관 형성 이상으로 인한 전신 　혈관 수축 → 고혈압 + 단백뇨 　+ 부종. 두통, 시야 흐림은 응급 　신호(자간증 전조).	• 고위험군 산모에게 저용량 아스피린(100mg)을 　12주부터 예방적으로 투여하기도. • 혈압약: ACEi/ARB는 기형(신장 무형성) 유발로 　절대 금기. 　– 라베탈롤, 니페디핀 등이 안전.
내분비	• 갑상선 기능 저하증 : 임신 시 에스트로겐이 TBG 　(결합단백질)를 늘리고, 태반이 T4를 　분해하며, 태아의 요오드 요구량 　증가 → 갑상선 호르몬 요구량이 　30~50% 급증.	• 치료 안 하면 태아 지능 저하(Cretinism) 및 　유산 위험. • TSH 목표치(보통 〈2.5) 유지 위해 임신 시 기존 　씬지로이드 복용자는 즉시 용량 조절이 필요함. • 상호작용: 철분제, 칼슘제, 제산제와 만나면 　흡수율이 급감하므로 최소 4시간 간격을 두고 　아침 공복 복용.
	• 갑상선 기능 항진증 : hCG(임신호르몬) 구조가 TSH와 　유사하여 갑상선을 자극 　(일시적 항진). – 그레이브스병 환자는 항체(TSI)가 　태반을 통과해 태아 갑상선도 자극 　가능.	• 임신 1분기: 안티로이드(PTU) 우선 　(메티마졸의 피부/두피 결손 기형 위험 회피). • 임신 2분기 이후: 메티마졸로 변경 가능 　(PTU의 간독성 우려). • 수유기: 두 약물 모두 소량은 안전하나, 　PTU가 모유 이행률이 더 낮아 선호되기도 함.
	• 산후 갑상선염 : 출산 후 억제되었던 면역계가 　리바운드되며 자가면역 공격. 　항진(3~4개월) → 저하(6개월) 　→ 회복의 코스를 밟음.	• 출산 후 이유 없이 심장이 두근대거나(항진기), 　너무 붓고 우울하면(저하기) 갑상선 검사를 권유. • 대부분 자연 회복되므로 대증 치료(베타차단제 등)와 　영양요법.

계	동반질환 및 병태	약사 상담 포인트
통증/ 염증	• 요통 / 골반통 / 두통 : 릴랙신 호르몬이 인대를 느슨하게 　하고 체중 부하로 척추 압박. 혈류량 　증가로 인한 편두통.	• 아세트아미노펜(타이레놀) 전 기간 안전. • 위험: NSAIDs(이부프로펜, 나프록센) 　– 임신 초기: 유산 위험 증가. 　– 임신 28주 이후: 태아 동맥관 조기 폐쇄 및 　　양수 과소증 유발로 절대 금기.
신경/ 정신	• 우울증 / 불안장애 : 호르몬 급변 및 양육 스트레스. 　치료하지 않은 우울증이 유발하는 　고혈당, 저체중아, 양육 포기 위험이 　약물 부작용보다 더 큼.	• 설트랄린 (Zoloft), 에스시탈로프람 (Lexapro) 등은 　비교적 안전하며 수유 시에도 1차 선택제. • 금기: 파록세틴은 태아 심장 기형 위험으로 　임신 중 금기(Category D). • 원칙: 행복한 엄마가 건강한 아기를 만듭니다. 　임의 중단하지 않도록 지지.
	• 산후 우울증 : 출산 후 에스트로겐/프로게스테론 　급락 → 단순 우울감(Baby Blues)을 　넘어 일상생활 불가능.	• 수유 중이라도 약을 먹는 게 낫습니다. 약물이 　모유로 가는 양보다, 우울한 엄마의 정서가 　아기에게 더 해롭습니다. • 수유 안전: 설트랄린은 모유에서 거의 검출되지 　않는 가장 안전한 약물.
수유	• 유선염 : 수유 텀이 길어지거나 유관이 막혀 　모유가 고임 + 황색포도상구균 감염 　→ 유방의 열감, 통증, 전신 몸살.	• 아기가 젖을 빨아주는 게 최고의 배농 치료입니다. 　(항생제 써도 수유 가능). • 레시틴: 유관 막힘 예방 및 재발 방지. • 항생제: 세팔로스포린계 등은 모유 이행량이 적어 　안전함.

■ 임신·수유기 핵심 건강검진 판독표

검사 항목	임신부 목표 및 기준	임상적 해석 및 약사 상담 가이드
Hb (혈색소)	• 1, 3분기: 〉11.0 g/dL • 2분기: 〉10.5 g/dL • 수유기: 〉10.0 g/dL	• 2분기(급성장기)엔 10.5 이상이면 정상이니 안심시킨다. • 10.5 미만: 철분제 증량(60~100mg) or 헴철/액상철분 　변경. • 수유기: 10.0 이하면 산후 회복 지연 및 모유 부족 　원인이 된다.
Ferritin (저장철)	• 초기: 〉30 ng/mL • 말기: 〉15 ng/mL	• Hb가 정상이라도 페리틴이 낮으면(잠재성 빈혈) 　피로감을 호소한다. • 15 미만이면 조산 위험이 있으므로 　철분제 필수 복용 지도.
Platelet (혈소판)	〉100,000 /uL (10만 이상)	• 임신성 혈소판 감소증이 흔하지만, 　10만 이하로 떨어지면 임신중독증(HELLP) 징후일 수 　있어 즉시 병원 확인 필요.

검사 항목	임신부 목표 및 기준	임상적 해석 및 약사 상담 가이드
Fasting Glucose (공복혈당)	〈 92 mg/dL (일반인은 100)	• 일반 당뇨보다 기준이 훨씬 엄격하다. 92만 넘어도 임신성 당뇨(GDM) 고위험군이다. • 거대아 예방을 위해 식이요법 + 미오-이노시톨을 권장.
HbA1c (당화혈색소)	〈 6.0 %	• 임신 중엔 적혈구 수명이 짧아져 수치가 실제보다 낮게 나온다. • 6.0%를 넘으면 상당한 고혈압/고혈당 위험 상태임.
TSH	• 1분기: 〈 2.5 mIU/L • 2, 3분기: 〈 3.0	• 초기엔 호르몬(hCG) 때문에 낮게 나오는 게 정상(0.1도 OK). • 하지만 상한선(2.5~3.0)을 넘기면 아기 뇌 발달을 위해 씬지로이드 증량이 필수적이다.
ALP	정상의 2배까지 상승 (정상 소견)	• 간 질환이 아니라, 태반에서도 이 효소가 나와서 자연 스럽게 올라가는 것이다. (AST/ALT가 정상이면 OK)
WBC	5,000 ~ 15,000 (분만 시 2만까지)	• 몸이 아기 낳을 준비(스트레스)를 하느라 백혈구가 늘어난다. • 고열 등 감염 증상이 없으면 염증이 아니다.
BP (혈압)	〈 140 / 90 mmHg	• 가장 중요한 생명 신호. • 20주 이후 고혈압 + 단백뇨(소변 거품) = 임신중독증. • 두통이나 시야 흐림 동반 시 즉시 응급실행 지도.
Vitamin D	30 ~ 60 ng/mL	• 임신중독증과 아기 아토피를 막아주는 수치. • 30 미만이면 출산 후 아기 뼈 건강을 위해서라도 3,000IU 이상 섭취 권장.

■ 임신 전 체중(BMI)별 권장 체중 증가량

임신 전 체형 (BMI)	BMI 기준 (kg/m2)	권장 총 체중 증가량	약사 가이드
저체중	〈 18.5	12.5 ~ 18 kg	아기가 작을 수 있으니 좀 더 챙겨 드세요.
정상	18.5 ~ 24.9	11.5 ~ 16 kg	딱 좋습니다. 총 11~16kg 정도 찌는 게 정석입니다.
과체중	25.0 ~ 29.9	7 ~ 11.5 kg	체중 관리가 필요합니다. 체중이 10kg 까지만 증가하도록 목표를 세우세요.
비만	≥ 30.0	5 ~ 9 kg	임당 위험이 있습니다. 만삭까지 5kg만 찌는게 목표입니다.

■ 임신·수유부 통합 금기 및 주의 성분 가이드

대분류	소분류	성분/항목	위험도 및 병태생리	약사 상담 가이드 및 대안
ETC 처방 감사	피부/ 여드름	이소트레티노인 (Isotretinoin)	[Cat X: 기형 유발 1순위] • 뇌, 심장, 안면 기형 유발(30% 이상). • 반감기가 길어 중단 후 최소 1개월 피임 필수.	• 임신 가능성 1%라도 있으면 중재. • 대안: 국소 항생제 (Clindamycin) 등.
	탈모/ 전립선	피나스테리드 두타스테리드	[Cat X: 성기 기형] • 남아 태아의 생식기 발달 저해. • 경피 흡수되므로 만지지도 말 것.	• 임산부가 남편 약을 손으로 만지거나 쪼개지 않도록 (가루약 주의) 지도.
	고혈압	ACEi / ARB (Captopril/ Losartan)	[Cat D: 신장 독성] • 태아 신장 형성 부전, 양수 과소증 유발. • 특히 2, 3분기에 치명적.	• 대안: 라베탈롤, 니페디핀, 메틸도파.
	고지혈증	스타틴 (Statin) (Atorvastatin 등)	[Cat X: 발달 저해] • 태아 세포막/호르몬 형성에 필요한 콜레스테롤 합성 차단.	• 대안: 식이요법, 오메가-3 (임신 중엔 약물 치료 중단 원칙).
	항생제	테트라사이클린 퀴놀론 설파제 (Bactrim)	• TC: 태아 치아 착색, 뼈 성장 저해. • FQ: 연골 손상 우려. • Sulfa: 임신 말기 핵황달 유발.	• 대안: 페니실린 (Amoxicillin), 세팔로스포린계.
	기타	미소프로스톨 에르고타민	[자궁 수축] • 강력한 자궁 수축으로 유산 및 조산 유발. (위장약/편두통약 처방 시 주의)	• 대안: H2 차단제 (Famotidine), 아세트아미노펜.
OTC 매약 상담	진통제	NSAIDs (Ibuprofen/ Naproxen)	[3분기(28주~) 절대 금기] • 태아 동맥관 조기 폐쇄 (심장 기형) 및 폐고혈압 유발. • 파스(Ketoprofen)도 3분기엔 사용 금지.	• 임신 전기간 아세트아미노펜 (타이레놀) 1차 선택.
	감기약	슈도에페드린 (비충혈제거제)	• 1분기: 복벽 파열 위험(미약). • 수유기: 젖 분비 억제(모유 마름).	• 대안: 생리식염수 코 세척, 국소 비염 스프레이.
건기식 & 영양제	다이어트	가르시니아 (HCA) 녹차추출물 (카테킨)	[지방 합성 억제 & 엽산 고갈] • 가르시니아: 태아 뇌(지방) 발달 저해. • 카테킨: 엽산 흡수 방해 (신경관 결손 위험).	• 출산 후로 미루도록 지도. • 고함량 카테킨은 엽산보충제를 무용지물로 만듦.

대분류	소분류	성분/항목	위험도 및 병태생리	약사 상담 가이드 및 대안
건기식 & 영양제	혈행 개선	홍국 키토산	• 홍국: 고지혈증약(Cat X)과 동일 기전. • 키토산: 지용성 비타민 (A,D,E,K) 흡착 배출.	• 임신 중 콜레스테롤 상승은 정상 과정이므로 인위적 조절 금지.
	배변/장	알로에 전잎 (무수바 바로인)	[자궁 수축 유발] • 대장 자극 시 자궁까지 수축(골반 충혈) 가능성.	• 쾌변 젤리나 환 주의. • 대안: 푸룬주스, 유산균, 식이섬유.
	비타민	비타민 A (Retinol)	• 5,000 IU 이상 과량 섭취 시 기형 유발.	• 임부용 영양제, 베타카로틴 형태는 안전.
	호르몬	대두이소 플라본 회화나무 / 백수오	[호르몬 교란] • 고농축 식물성 에스트로겐은 태아 성 발달 영향 우려.	• 식품(두유)은 OK, 농축 알약은 NO.
생약/ 허브	자궁 자극	마황 / 은행잎 율무 (Coix)	[수축 및 출혈] • 마황: 교감신경 흥분. • 은행: 지혈 방해. • 율무: 강력한 이뇨 및 자궁 수축.	• 율무차 드시지 마세요. 양수가 줄어들 수 있습니다. 호박즙은 괜찮습니다.
	주의 요망	인삼 / 홍삼 감초	[장기 복용 금지] • 홍삼: 초기 열감/기형 우려. • 감초: 태아 뇌 발달(ADHD) 영향 가능성.	• 진액/엑기스 금지. 삼계탕 등 음식은 무방.
	허브차	라즈베리 잎 세이지 (Sage)	• 라즈베리: 자궁 수축 (막달 순산차 외 금지). • 세이지: 모유 억제 (단유 시 사용).	• 허브차도 약성이 있습니다. 루이보스 같은 임산부 전용 차를 드세요.
식품	기호식품	카페인 알코올	• 카페인: 혈관 수축, 저체중아. • 알코올: 태아 알코올 증후군.	• 기준: 카페인 〈 200mg/일 (커피 1잔). • 알코올은 전기간 금지.
	첨가물	사카린	• 태반 통과 후 태아 체내 축적 및 배출 지연.	• 대안: 아스파탐, 스테비아 등은 비교적 안전.
	안전성	심해어 / 날것 (수은 / 식중독)	• 수은: 상어, 옥돔, 왕고등어 (신경 손상). • 균: 리스테리아(치즈), 톡소플라즈마(고기/채소).	• 상담: 참치는 작은 캔참치(주 1~2회). 회/육회 금지. 치즈는 살균 여부 확인.

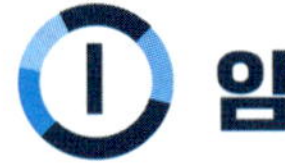 암

1. 암 임상 영양요법

■ 암 임상영양요법의 10대 핵심 목표

구분	주요 기능	세부 내용
기반 조성	1) 항산화 · 항염	만성 염증 억제 및 산화 스트레스 감소
	2) 해독 · 예방	발암물질 해독 및 DNA 손상 예방
	3) 장 기능 개선	장내 마이크로바이옴 균형 및 장–면역 축 안정화
암세포 타깃	4) 세포자멸사	암세포의 사멸(Apoptosis) 유도
	5) 세포주기 조절	무한 증식을 억제하고 세포 주기 정지 유도
	6) TME 개선	종양 혈관 신생 억제(Anti–angiogenesis), 산성 환경 중화
전신 기능	7) 면역 조절	면역 감시 기능 강화 및 면역 회피 차단 (과잉 면역 주의)
	8) 대사 조절	미토콘드리아 대사 정상화 및 암세포의 에너지원 차단
	9) 근감소 개선	악액질(Cachexia) 예방 및 단백질 대사 유지
	10) 활력 증진	암 관련 피로(CRF) 개선 및 삶의 질 향상

■ 주요 기능성 파이토케미칼

파이토케미칼이란?

식물 유래 화합물로 다중 타깃(Multi–target)을 통해 항암 시너지를 냄

● 일반 파이토케미칼

성분명	주요 기능	핵심 기전 (MOA)	주의사항 및 상호작용
커큐민 (강황)	항염 · TME 완화	• NF–κB 억제 (염증성 사이토 카인 ↓) • M2 대식세포 · MDSC 억제	• 담도폐쇄/담석 환자 주의 • 항응고제 병용 시 출혈 위험
레스베라트롤	면역회피 억제	• STAT3 억제 (Treg 감소) • CD8+ T세포 기능 보존	• 에스트로겐 민감 암(유방/자궁) 고용량 주의 • 항혈소판제 병용 주의

성분명	주요 기능	핵심 기전 (MOA)	주의사항 및 상호작용
EGCG (녹차)	혈관신생 억제	• VEGF 억제 (종양 혈관 차단) • COX-2 억제	• 공복 고용량 섭취 시 간독성 우려 • 항암제 '보르테조밉' 효과 저해 가능
라이코펜	산화스트레스 조절	• IGF-1 신호 억제 • ROS 조절로 DNA 보호	• 지용성이므로 과량 시 위장 장애 • 항산화제 과잉 병용 주의
쿼르세틴	면역억제 환경 개선	• PI3K/Akt 억제 • MDSC(골수유래 억제세포) 감소	• CYP3A4 억제 (항암제 농도 변동 가능성)
설포라판	해독 · 후성유전 조절	• Nrf2 활성(해독효소 발현) • HDAC 억제(암 억제 유전자 발현)	• 갑상선 기능 저하증 환자 고용량 주의 • 항암치료 직전 고용량 항산화 주의
피세틴	노화세포 제거	• Senolytic 효과(노화세포 사멸) • NF-κB 억제	• 항응고제 병용 주의
안토시아닌	혈관 안정화	• ROS 감소 및 혈관 내피 안정화	• 고용량 항산화제 병용 시 치료 효과 상쇄 주의
실리마린	간 보호 · 항염	• 간 해독 지원 및 염증 조절 • IGFBP-3 증가(IGF 자극 감소)	• CYP 효소 억제 가능성 (약물 상호작용 체크)

● **진세노사이드 (인삼/홍삼 핵심 성분)**

진세노사이드는 종류별로 작용 기전이 다르므로 목적에 맞춰 선택해야 한다.

성분	핵심 기전	임상적 의의 및 주의사항
Rg3	혈관신생 억제	• VEGF 차단, 전이 억제, 항암제 감수성 증대 • 주의: 항응고제 병용 시 출혈, 저혈압 가능성
Rh2	세포자멸사(Apoptosis)	• 가장 강력한 항암 활성 (Bax↑/Bcl-2↓) • 주의: 고용량 단독 사용 시 위장관 자극
Compound K	암세포 생존 차단	• 최종 대사체로 흡수율 높음, NF-κB/Akt 억제 • 주의: 간 대사 약물 모니터링 필요
Rb1	항염 · 정상세포 보호	• 항암 부작용 완화 목적 (직접 항암력은 약함)
Rg1	면역 균형 · 항피로	• 기력 회복용 (항암 단독 목적으론 부적절)
Rd	신호전달 차단	• 항염 및 세포사멸 보조 (고용량 임상 근거는 제한적)
Re	항산화 · 혈관보호	• 항암 보조적 성격

■ 면역 조절 다당체

성분명	기원	주요 기전 (TME 관점)	주의사항 (Check Point)
AHCC	표고 균사체	• TLR2/4 자극 　→ 선천면역 (NK, DC) 활성	• 면역항암제 병용 시 면역 관련 부작용(irAE) 위험
베타글루칸 (효모)	효모	• Dectin-1 수용체 결합 　→ 호중구 /대식세포 자극	• 염증성 TME 악화 가능성
베타글루칸 (버섯)	상황 · 차가 · 영지	• 강력한 면역 자극 　(Cytokine 분비 ↑)	• 자가면역 질환 병력 금기 • 발열, 피로 등 면역 과잉 반응 주의
후코이단	해조류	• NK세포 활성 및 보체계 자극	• 항응고 작용 있음 (출혈 위험) • 항암 치료 중 염증 반응 모니터링
PSK/PSP	운지버섯	• 비특이적 면역 활성 　(T세포 자극)	• 면역 폭주(Cytokine storm) 가능성 체크
알로에 (Acemannan)	알로에	• 대식세포 활성, NO 분비	• NO 과잉 시 되려 TME 악화 가능성 • 설사, 복통 등 위장장애

■ TME 조절 및 대사 보조 영양소

종양의 미세환경을 변화시키거나 항암 부작용을 완화하는 목적으로 사용

성분명	주요 기능	작용 기전	주의사항
CoQ10	미토콘드리아 보호	• 전자전달계 보호 • 항암제 독성(심독성 등) 완화	• 미토콘드리아 활성형 암 주의 (전립선암, 삼중음성유방암 등에는 신중) • 와파린 효과 감소 가능
MSM	젖산 배출 · 항염	• 젖산 제거 　(암세포 산성 환경 중화) • 통증 및 부종 완화	• 위장 장애 • 직접적인 항암 근거보다는 TME 개선용
유산균	장–면역 축	• 마이크로바이옴 교정 　→ 전신 염증 조절 • 면역항암제 반응성 향상	• 호중구 감소 등 중증 면역저하 시 패혈증 위험 • 항암 기능성 균주 선별 사용 권장
오메가–3	항염 · 악액질 예방	• COX-2 억제, 세포막 안정화 • 근손실 방지	• 수술 전후 및 혈소판 감소 시 고용량 중단
비타민 D	면역 균형	• Treg 유도, 암세포 분화 촉진	• 고칼슘혈증 모니터링
L–카르니틴	피로 개선	• 지방산 대사 촉진 　→ 에너지 생성	• 미토콘드리아 활성형 암에서는 주의 • 단기간 저용량 권장

■ 비타민 & 미네랄 사용 안전 가이드

영양소	암 환우 섭취 가이드 및 주의사항
비타민 A, E, 베타카로틴	• U자형 위험 곡선: 결핍도 문제지만 과잉 시 암 발생/재발 위험 증가 • 항암 치료 중 고용량 항산화 요법은 의료진과 상의 필수
비타민 B9, B12	• DNA 메틸레이션(후성유전) 관여 → 과잉 시 암세포 증식에 이용될 수 있음
칼슘 (Ca)	• 세포 신호 전달 관여, 전립선암 환자는 과량 섭취 시 악화 위험 보고
철, 구리, 인	• 암세포의 빠른 분열에 필요한 자원이므로 결핍이 확인된 경우에만 보충

2. 암 검사지표 해석 가이드

암환자의 혈액검사 결과는 단순히 "정상 여부"를 확인하는 것을 넘어,

"항암치료를 지속해도 안전한가"를 평가하는 도구입니다.

■ 종양 표지자

종양표지자는 암의 존재를 단독으로 진단하는 것이 아닌,
치료 반응 · 재발 모니터링 · 질병 활동성 추적에 사용하는 보조 지표입니다.
수치 자체보다 추세 변화에 중점을 두어 상담하시길 바랍니다.

종양표지자	기준치	주요 연관 암	임상적 활용 (해석 시 주의 사항)
CEA	〈 5.0 ng/mL (비흡연자〈3.0)	대장암, 위암, 췌장암, 폐암	치료 반응, 재발 · 전이 추적 (흡연, 염증, 간질환에서도 상승 가능)
CA 19-9	〈 37 U/mL	췌장암, 담도암, 위암	췌장암,담도암 경과 관찰 (황달,담즙정체 시 위양성 가능)
AFP	〈 10 ng/mL	간세포암, 생식세포암	간암 진단 보조 및 재발 추적 (간염 · 간경화에서도 상승 가능)
PSA	〈 4.0 ng/mL	전립선암	치료 후 재발 모니터링 (전립선염, 비대증에서도 상승)
CA 125	〈 35 U/mL	난소암	치료 반응 및 재발 추적 (생리, 자궁내막증 영향 가능)
CA 15-3	〈 30 U/mL	유방암	전이 · 치료 경과 추적 (조기진단용 아님)
CA 27-29	〈 38 U/mL	유방암	유방암 경과 추적 염증 · 간질환 영향
β-hCG	〈 5 mIU/mL	생식세포암, 융모암	치료 반응, 잔존암 평가 (임신, 호르몬 영향 가능)
NSE	〈 16 ng/mL	소세포폐암	치료 반응, 재발 추적 (신경계 질환에서도 상승 가능)
CYFRA 21-1	〈 3.3 ng/mL	비소세포폐암	폐암 경과 관찰 (염증성 폐질환 영향)

■ 암 면역조직화학 지표 상세 분석표

항목	기준치	임상적 의미 및 해석
p53	정상	암세포 증식을 막는 p53 단백질의 돌연변이 여부 확인 강한 양성(Overexpression) 또는 완전 음성(Null type)은 유전자 변이를 의미 → 대개 암의 악성도가 높고 예후가 불량
Ki-67 (Proliferation Index)	낮음: 〈 20% 높음: 〉 20%	현재 분열 중인 암세포의 비율을 나타냄 → 높을수록 암세포의 성장과 전이 속도가 빠름 항암 치료의 반응성을 예측하는 핵심 지표
CK5/6 (Cytokeratin 5/6)	음성	유방암에서 '기저세포양(Basal-like)' 암을 진단하거나, 폐암에서 선암과 편평상피세포암을 감별할 때 사용, 양성일 경우 대개 일반적인 유형보다 공격적인 성향

■ 전신 상태/영양/염증 관련 검사

환자의 기초 체력과 예후를 판단하는 지표입니다.

검사	기준치	지표 해석 (이탈 의미)
Albumin	3.5 – 5.0 g/dL	대표적인 영양 · 예후 지표 (수치 저하 시 예후 불량)
A/G ratio	1.2 – 2.2	알부민/글로불린 비율 (영양상태와 염증사이 균형)
CRP	〈 1 mg/dL	급성 염증 및 종양 활성도 반영
ESR	남 〈15 / 여 〈 20 mm/hr	만성 염증 상태 확인
Ferritin	남 30 – 400 / 여 15 – 150 ng/mL	염증 및 철분 대사 이상 여부

■ 면역기능 검사

암세포에 대응하는 환자의 면역력 상태를 파악하여 영양요법의 방향을 결정합니다.

● 면역 세포의 분류와 역할

면역 세포 분류	지표	주요 역할
Lymphocyte	MLR (monocyte/ lymphocyte ratio)	암세포를 직접 식별하고 공격하는 면역 세포들 T 세포, B 세포, NK cell로 구성
전체 T세포	CD3	모든 T세포의 공통 표지자
CD4+	CD4	보조 T세포 (Th cell) 면역 반응의 방향을 결정

면역 세포 분류	지표	주요 역할
CD4+의 subtype	Th1	항암 면역 주도. 세포성 면역 및 독성 T세포 활성화
	Th2	체액성 면역. 암 환경에서는 항암 면역을 방해함
	Treg	조절 T세포. 면역계의 브레이크(억제) 역할
CD8+	CD8	독성 T세포(Tc cell). 암세포를 직접 찾아내 사멸시킴
NK 세포	NK 비율	1차 방어선. 비특이적 암세포 공격
NK세포의 subtype	CD16+	강한 세포독성형. 실제 살상 담당
	CD56+	면역조절형. 면역 신호 전달
Monocyte	MLR (monocyte/ lymphocyte ratio)	정상환경에서는 침입자를 잡아먹는 역할, 종양미세환경내에서는 면역 억제 역할

● T세포 지표

지표 (의미)	수치 변화 · 임상적 의미	해석 포인트
CD3 (전체 T세포)	증가 · 면역자극 상태 (염증, 감염, 자가면역 가능)	과도한 면역활성 → 만성염증 여부평가
	감소 · 면역결핍, 면역억제 상태	항암치료 · 노화 · 영양결핍 동반 가능
CD3 비율 (림프구 중 T세포 비중)	감소 · 세포성 면역 저하 상태	암환자 예후 불량 지표

● CD4/CD8 비율

CD4/CD8 ratio	면역 상태 – 임상적 의미	영양 치료 목표	권장 핵심 영양소
〈 1.0 (낮음)	CD4(Th) 감소 / CD8(Tc) 우세 – 만성 면역억제 상태, 예후 불량	기초 면역력 강화 및 T세포 증식	아르기닌, 글루타민, 미네랄(아연, 셀레늄), 비타민 D
1.0 – 2.5 (정상)	면역 균형 – 정상 면역 항상성	–	–
〉 2.5 (높음)	CD4(Th) 우세 / CD8(Tc) 감소 – CD8 부족 → 암세포 제거능 저하상태	Th1 유도 및 CD8 + 활성화	베타글루칸(버섯 추출물), 프로바이오틱스, 비타민 C

CD4/CD8 ratio	면역 상태 – 임상적 의미	영양 치료 목표	권장 핵심 영양소
CD4↑, CD8↑	Th1 우세 – 항암 면역 활성, 예후 양호	–	–
CD4↑, CD8 – /↓	Th2 / Treg 우세 – 면역억제, 암 진행 가능성 ↑	면역 억제 환경 해소 및 항염증 작용	오메가–3, 커큐민, 쿼르세틴, 브로멜라인

● NK 세포 지표

세부 항목	정상 / 기준	임상적 해석
NK 세포 비율	정상: 림프구의 5 – 20%	정상 범위면 수적 결핍은 없음 NK세포의 양만 보는것으로 기능을 의미하지 않음
	암환자 참고 목표: ≥ 30%	항암치료에 좋은 예후를 나타낼 수 있는 기대치로 제시 (정상 기준은 아님)
CD16$^+$ NK	약 80%	실제 종양 살상능의 주력 (이 수치가 있어도 기능이 실제로 작동하는 지는 별개)
CD56$^+$ NK	약 20%	면역 환경 조절, 신호 역할 직접 살상능은 낮을 수 있음
CD16$^+$/CD56$^+$ 비율	≥1	항암 면역에 유리
	〈1	살상능 저하 가능성
NK cell activity test	IFN–γ ≥ 500 pg/mL (검사실마다 상이, 절대 수치 중요하지 않음)	자극을 줬을 때 NK cell의 IFN–γ분비량 확인 주로 CD56$^+$의 면역조절 기능 반영, 실제 살상능과 상관 없음, 절대 수치보다 같은 환자 안에서 면역 반응성 회복 확인용도

● MLR(Monocyte / Lymphocyte Ratio)

※ Monocyte와 면역억제 환경과의 관련성

Monocyte(단핵구)는 골수유래 선천면역 세포로 염증, 종양 신호의 반응에 증가합니다.

암이나 만성 염증 환경에서는 Monocyte 생산이 촉진되고

이 세포들은 TAM 또는 MDSC로 분화하여 항암면역을 억제하는 방향으로 작용합니다.

TAM (Tumor–Associated Macrophage)은 종양 미세환경에서 단핵구가 분화한 대식세포로,

T세포,NK cell 기능을 억제하고 종양 생존 및 혈관신생을 돕는 면역억제 세포입니다.

MDSC (Myeloid–Derived Suppressor Cell)은 골수 유래 미성숙 면역억제 세포군으로,

T세포 활성 억제를 통해 항암 면역 회피의 핵심 역할을 합니다.

평가 지표	기준 수치	임상적 의미 (요약)
MLR	≥ 0.3 - 0.4	단핵구 우세 또는 림프구 감소 상태. 암 · 만성염증에서 TAM · MDSC 증가로 인한 면역억제 환경 가능성을 시사.
단핵구 절대수치	≥ 1,200 /μL	실제 단핵구 증가 상태 TAM · MDSC의 전구세포 풀 확대 가능성.
단핵구 비율 (WBC 대비)	〉8 - 10%	골수에서 단핵구 계열 동원 증가 상태 MLR 상승과 동반 시 면역억제 축 우세 해석.

■ 종양미세환경 검사 지표

※ 종양미세환경이란?

종양미세환경(TME, Tumor Microenvironment)은 종양세포 주변의 면역세포, 혈관, 섬유아세포, 사이토카인 등으로 구성된 환경을 의미합니다. TME의 상태는 종양의 성장 · 침윤 · 전이뿐 아니라 면역항암 치료 반응과 약물 저항성에 중요한 영향을 미칩니다. 아래 지표들은 TME 내 면역억제 · 면역활성, 혈관신생, 섬유화, 침윤 · 전이 상태를 평가하는데 활용됩니다.

구분	지표	임상적 의미	해석 포인트
면역관문 (Immune Checkpoint)	PD-1 / PD-L1	T세포 면역억제, 종양의 면역회피	상승시 종양 면역회피 활성 → PD-1/PD-L1 억제제 반응 예측 지표
	CTLA-4	초기 T세포 활성 억제	상승시 T세포 활성 차단 → 면역항암 병용 (CTLA-4 + PD-1) 고려
면역세포 침윤 (Immune Infiltration)	TILs (Tumor-Infiltrating Lymphocytes)	종양 내 면역세포 침윤 정도	상승시 예후 양호, 면역항암에 반응 감소시 면역회피적 TME
염증 · 면역조절 사이토카인	IL-6	만성염증, STAT3 활성	상승시 종양 성장 · 전이 촉진, 항암 저항성 증가
	IL-10	면역억제성 사이토카인	상승시 Treg, M2 macrophage 활성 → 면역억제적 TME
	TNF-α	급 · 만성 염증 조절	만성적 상승시 종양 촉진 급성 상승시 면역활성 · 항암 효과
혈관신생 (Angiogenesis)	VEGF	종양 혈관신생 촉진	상승시 종양 성장 · 전이 증가 항 VEGF 치료 타깃
	CD31	혈관내피세포 표지	상승시 종양 혈관 밀도 증가 → 침윤 · 전이 용이

구분	지표	임상적 의미	해석 포인트
기질 · 섬유화 (Stroma)	α−SMA	암연관섬유아세포 (CAF) 활성	상승시 섬유화 → 약물 침투 감소, 항암 저항성
	CD163	M2형 종양 연관대식세포 (TAM)	상승시 면역억제 · 전이 촉진 → 예후 불량
침윤 · 전이 (EMT)	E−cadherin	세포 부착 유지	감소시 EMT 진행 → 전이 위험 증가
	N−cadherin	이동성 · 침윤성 증가	상승시 EMT 활성 → 침윤 · 전이 촉진
	MMPs	기질 분해, 침윤 경로 형성	상승시 종양 침윤 및 혈관/림프 전이 증가
종양억제 · 유전자 안정성	p53	DNA 손상 복구, 세포사멸 유도	변이/소실 시 종양억제 기능 상실 → 예후 불량

■ 전혈구(CBC) 및 항암치료 판정 기준

항암치료의 진행 여부를 결정하는 가장 기본적인 지표입니다.

검사 항목	수치 및 기준	임상적 해석 및 상담 포인트
Hb (혈색소)	10 g/dL 이상	항암치료 가능 상태
	8 – 10 g/dL	피로 · 어지럼증 상담 필요, 항암제 용량 감량 또는 치료 간격 조정 고려. 철분 투여 및 EPO(조혈제)로 교정 후 재개 여부 판단
	8 g/dL 미만	항암치료 원칙적 보류. 수혈 후 상태를 확인하여 재개 여부 고려

■ 간 기능 및 대사 지표

종양의 활성도와 신체 대사 상태를 반영합니다.

검사 항목	상태	임상적 해석 및 상담 포인트
AST / ALT	정상의 2–3배 상승	암 환자의 경우 이 정도 상승까지는 항암치료 지속 가능
ALP & MLR	동반 상승	ALP 상승이 단핵구 증가 및 MLR(단핵구/림프구 비율) 상승과 함께 관찰되면, 종양 활성도 증가 및 종양 미세환경 악화 시사
요산 (Uric Acid)	7.0 mg/dL 미만	항암치료로 인한 종양세포 붕괴(Tumor lysis)를 고려하여, 일반 상한치보다 더 보수적이고 엄격한 관리 필요

■ 면역항암제 및 내분비 지표

면역항암제 사용 시 반드시 체크해야 할 부작용 지표입니다.

검사 항목	관련 기전	상담 및 관찰 포인트
갑상선 기능 (TSH/FT4)	면역항암제 투약	갑상선 조직 내 항암면역반응 증가로 인해 호르몬 수치 변화가 빈번함. 갑상선 기능 저하증 등 관련 증상 변화를 매우 주의 깊게 관찰해야 함

검사 항목 – 관련 기전	수치 변화 패턴 흔한 증상/징후	상담 및 관찰 포인트(실무)
갑상선 기능 (TSH, Free T4) – 면역항암제가 정상 갑상선 조직에 면역반응 유발 → 갑상선염 발생 가능	초기 항진기: TSH ↓, FT4 ↑ 증상: 두근거림, 손떨림, 불안, 불면, 더위 민감, 체중 감소, 설사 이후 저하기: TSH ↑, FT4 ↓ 증상 : 피로, 무기력, 추위 민감, 체중 증가, 변비, 부종, 피부 건조, 우울감 ※ 일부는 항진기 없이 바로 저하증으로 진행 가능	1. 수치 + 증상 같이 확인 : 피로/심계항진/체중변화 등 비특이 증상이 많아 놓치기 쉬움. 2. 갑상선염은 '초기 항진 → 저하'로 바뀔 수 있음 : 한 번 항진이었다가 이후 저하로 바뀌는지 추적 필요. 3. 새로 생겼거나 심한 증상이면 담당의에 즉시 공유 권유.

■ 체성분(BIA) 및 영양 지표 통합 해석

단순 체중 수치보다 '질적인 구성'이 예후에 더 중요합니다.

BIA, Albumin, CRP를 함께 해석하는 것을 권장드립니다.

BIA	Albumin (g/dL)	CRP (mg/L)	통합 해석
근육↓ + 수분비 ECW / TBW↑ : 건강악화의 신호	정상 (≥3.8)	정상 (〈1)	가역적 체성분 저하
	↓ (〈3.0)	↑ (≥3)	염증성 악액질 (예후 불량)
		정상 (〈1)	영양 결핍 우세
	정상 (≥3.8)	↑ (≥3)	염증 영향 → 재평가 필요

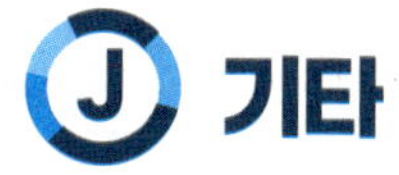 **기타**

1. 치과질환

■ 치통/잇몸병 원인 감별 자가 체크리스트

현재 겪고 있는 증상에 해당하는 곳에 O/X 해 주십시오.

구분	번호	문항	O/X
A형 (잇몸 표면)	1	양치질을 할 때 피가 나거나 뱉으면 분홍색 거품이 나온다.	
	2	잇몸이 붉게 부어 있지만, 통증은 거의 없거나 간질거리는 정도다.	
	3	컨디션이 좋으면 증상이 사라졌다가 피곤하면 다시 붓는다.	
B형 (잇몸 뼈)	4	잇몸이 내려앉아 치아가 길어 보이고, 이 사이가 벌어진 느낌이다.	
	5	치아가 흔들리거나, 딱딱한 음식을 씹을 때 힘을 주면 욱신거린다.	
	6	잇몸에서 고름 맛이 나거나, 남이 느낄 정도로 입 냄새가 심하다.	
	7	통증이 둔하게 욱신거리고(Dull pain), 잇몸 깊은 곳이 들뜬 느낌이다.	
C형 (치아 신경)	8	찬물이나 뜨거운 물이 닿으면 소스라치게 놀랄 정도로 아프다(Sharp pain).	
	9	가만히 있어도 맥박 뛰듯 찌릿찌릿 아프고, 밤에 통증이 더 심하다.	
	10	진통제 없이는 견딜 수 없고, 어느 치아가 아픈지 딱 집기 어렵다(방사통).	

판정 결과	의심 질환	핵심 병태 및 특징	권장 솔루션
A형 2개↑ (B, C 없음)	치은염 (Gingivitis) 잇몸 점막과 조직의 염증	• 병태: 치석/세균막이 잇몸 표면에만 염증 유발. 잇몸 뼈(치조골) 손상 없음. • 특징: 양치 시 출혈 (Redness), 통증 미약. • 가역적 : 관리하면 정상 회복 가능.	[핵심 상담] • 칫솔질과 스케일링으로 완치 가능합니다. • 아직 뼈는 괜찮지만 경고 신호입니다. • 지금부터 영양요법하며 잘 관리해야 치주염으로의 진행을 예방할 수 있습니다.
B형 2개↑ (A 포함 무관)	치주염 (Periodontitis) 잇몸 뼈(치조골)가 녹는 상태	• 병태: 염증이 뼈(치조골)까지 침범. 뼈가 녹아 치아가 흔들림(풍치). • 특징: 둔한 통증, 구취, 고름, 치아 동요. • 비가역적: 무너진 뼈는 재생되지 않음.	[핵심 상담] • 치아를 잡고 있는 뼈가 녹고 있습니다. • 진통제만 먹으면 점점 악화되니까 영양요법과 치과 치료를 병행하세요.
C형 1개↑ (개수 무관)	치수염 (Pulpitis) 치아 속 신경 감염	• 병태: 충치나 크랙으로 신경(치수) 감염. 내부 압력 증가. • 특징: 자발통, 야간통, 찬/뜨거운 것에 소스라침.	[핵심 상담] • 응급 신경치료가 필요한 상황입니다. • 치료 후에도 많이 아프실 수 있으니 진통제와 함께 염증관리 영양요법을 병행하시면 좋습니다.

■ 추천 영양요법 & OTC, 약사 상담 포인트

질환 / 치료 목표	추천 영양요법 & OTC	약사 상담 포인트 & 생활지도
1. 치은염 (Gingivitis) 잇몸 조직 재생 및 지혈	① 비타민 C + 콜라겐 : 결합조직 강화, 잇몸 출혈 방지 ② 프로폴리스 : 구강 내 세균 증식 억제 　(항균, 항염) ③ 브로멜라인, 리소짐 　/후박추출물 : 붓고 피나는 염증 증상 완화	[핵심 상담] • 양치할 때 피가 나는 건 잇몸 점막 조직이 　약해졌다는 신호입니다. 비타민 C와 　콜라겐으로 조직을 튼튼하게 채워주세요. • 치주염으로 진행되지 않도록 치은염부터 　제대로 관리하셔야 합니다. • 잇몸질환이 심해지기 전에 미리 영양요법을 　시작하세요. [생활 지도] • 올바른 칫솔질과 치실 사용, 주기적인 　스케일링이 치료의 시작입니다.
2. 치주염 (Periodontitis) 치조골 밀도 유지	① 칼슘 + 마그네슘 　+ 비타민 D + K2 : 치조골 방어, 임플란트 시술 　전후 골유착 도움 ② 코엔자임Q10 : 잇몸의 에너지 대사 촉진 및 　염증, 노화 방지 ③ 식물성스테롤 : 치조골 형성 세포 활성화, 　잇몸 재생과 항염 ④ 커큐민 : 강력 항염 작용으로 　치조골 파괴 억제	[핵심 상담] • 풍치는 치아를 잡고 있는 뼈가 녹는 병입니다. 　잇몸약만 드시지 말고 뼈를 채우는 칼슘제를 　꼭 같이 드셔야 치아를 오래 씁니다. • 식물성스테롤은 잇몸을 재생하고 　염증을 예방하는 영양제 개념이라 최소 　3개월 이상 꾸준히 드셔야 효과가 쌓입니다. 　치은염 단계부터 드시면 치주염 예방 효과가 　좋습니다. [생활 지도] • 당뇨나 심혈관 질환이 있다면 치주염이 더 　빨리 악화되니 전신 질환 관리도 필수입니다. • 금연은 필수입니다. (담배는 뼈를 녹입니다)
3. 치수염 (Pulpitis) 응급, 급성 통증 제어	① 통증 차단 (진통제) • NSAIDs : 염증성 통증 및 붓기 제어 　(1차 선택) • 아세트아미노펜 : NSAIDs로 부족할 때 교차 복용 ② 천연 진통/소염 • 전칠삼(삼칠삼) + 브로멜라인 : 어혈 제거(활혈) 및 치수 내압 　감소 • MSM + 커큐민 : 천연 항염 작용으로 　진통제 효과 극대화	[핵심 상담] • 지금 바로 진통제 드시고, 　가능한 빨리 치과로 가세요. • 치료후에도 통증이 심하거나, 진통제만으로 　안잡히는 욱신거림에는 소염 진통 영양요법을 　병행하면 염증이 빨리 빠지고 덜 아픕니다. [생활지도] • 밤에 아파서 잠을 못 잘 정도(야간통)면, 　진통제를 자기 전에 미리 드시고 얼음찜질을 　하세요.

■ 치과 질환 관련 약물 및 기전

구분	대상 약물	기전 및 임상 증상
1. 약물 유발성 치은 비대	① 고혈압약 (CCB) : 니페디핀, 암로디핀, 딜티아젬 ② 면역억제제: 사이클로스포린 ③ 항경련제: 페니토인	• 기전: 잇몸 섬유아세포의 칼슘 대사를 막아 콜라겐 분해를 억제함. → 잇몸 조직이 단단하고 둥글게 증식. • 증상: 염증(통증)은 없는데 잇몸이 치아를 덮을 정도로 자라남.
2. 출혈 경향 증가	① 항혈소판/항응고제 : 아스피린, 플라빅스, 와파린, NOAC ② 오메가-3, 은행엽 : 고용량 섭취 시 지혈 지연 ③ 비타민 E (고용량)	• 증상: 치은염이 심하지 않은데도 양치할 때나 치과 치료 시 지혈이 안 됨. • 감별: 잇몸병에 의한 출혈인지, 약물에 의한 출혈인지 구분 필요.
3. 구강 건조 & 치주염 악화 (Xerostomia)	① 항우울제 / 신경안정제 : TCAs, SSRIs, 벤조다이아제핀 ② 항히스타민제 (비염약) ③ 이뇨제 (고혈압약) ④ 항콜린제 (과민성방광약)	• 기전: 타액(침) 분비 감소. • 결과: 침의 세정/살균 작용이 사라져 충치(치수염 원인)와 치주염 진행 속도가 급격히 빨라짐. • 혀 통증(작열감) 동반 가능.
4. 턱뼈 괴사 위험 (MRONJ)	① 골다공증 약 : 비스포스포네이트 (알렌드론산 등) : 데노수맙 (프롤리아 주사) (특히 복용 3년 이상 시 위험 급증)	• 기전: 뼈의 리모델링(파골세포)을 억제하여, 발치나 임플란트 후 상처 부위 뼈가 썩는(괴사) 부작용. • 상황: 치과 치료(발치/임플란트) 시 치명적.
5. 치과 항생제 상호작용 (Antibiotics Interaction)	① 테트라사이클린 (독시사이클린) ② 퀴놀론계 (시프로플록사신) (치주염 치료 시 처방)	• 금속 킬레이트 형성: 우유, 제산제, 철분제, 칼슘제, 마그네슘과 만나면 흡수되지 않고 배설됨.

2. 감각계

■ 구강 및 입술 주변 질환 상담과 추천 영양요법

구강 및 입술 질환	주요 특징	의심 질환 및 원인	약국 상담 및 추천 영양요법
아프타성 구내염 (Canker Sores)	입안 점막(볼 안쪽, 혀, 입술 안쪽 등)에 생기는 둥글고 하얀 궤양.	• 원인 불명(특발성) • 면역력 저하, 스트레스 • 물리적 자극, 영양 결핍, SLS 과민 반응	• 2주 이상 지속되거나 너무 자주 재발 시 베체트병 감별 위해 병원 • 자극적인 음식 피하기 • 비타민 B군, 아연, 프로폴리스 • 철분, 엽산 : 결핍 의심 시 보충
헤르페스 구순포진, 구내염	주로 입술 바깥쪽이나 입 주변에 작은 물집(수포)이 다발성으로 발생. 수포 발생 전 간질거리고 화끈거림	• 단순포진 바이러스 (HSV–1) 감염 및 재발 • 신경절에 잠복해 있던 바이러스가 면역 저하, 피로, 자외선 노출, 감기 등으로 활성화.	• 간질거리는 전조증상에 바로 항바이러스 연고를 발라야 경과가 좋음. 골든타임. • 전염성이 강하므로 수건 등 따로 쓰기, 수포나 딱지에 손대지 않기 • 비타민 C, 아연, 비타민 B군 • L–라이신
구순염	입술 전체가 건조, 각질이 일어나며 껍질이 벗겨짐. 심하면 갈라지고 피가 남.	• 건조한 환경 • 잘못된 습관 : 입술에 침 바르기 • 접촉성 피부염 (립스틱, 치약 등 자극) • 약물 부작용 (이소트레티노인 등)	• 입술에 침 바르거나 각질을 뜯지 않도록, 보습제 립밤을 수시로 바르도록 지도. • 비타민 B군, 오메가3, 콜라겐+히알루론산.
구각염	양쪽 또는 한쪽 입꼬리(구각) 부위가 갈라짐, 짓무름.	• 습환 환경 + 2차 감염 • 침이 고이는 구조 • 치과 진료 등 입을 크게 벌릴 때 생긴 자극 • 영양 결핍 (비타민 B2, 철분)	• 입꼬리를 습하지 않게 유지 • 노인의 틀니 세척 및 관리 철저 • 짓무른 곳이나 상처에 항생제 연고 • 비타민 B2, 철분
딸기 혀	붉고 오돌토돌하게 부어오름 (딸기 씨 모양), 설유두 돌출	• 소아 : 성홍열, 가와사키병 (고열 동반 시 응급) • 성인 : 비타민 B12/엽산 결핍, 독성쇼크증후군	• 소아 고열(38.5℃ 이상) 동반 시 즉시 병원 의뢰 (가와사키병 의심) • 성인: 고함량 비타민 B군(B12 1000mcg, 엽산 400~800mcg) + 철분 보충

구강 및 입술 질환	주요 특징	의심 질환 및 원인	약국 상담 및 추천 영양요법
창백한 혀	핏기가 없고 연분홍~흰색, 헤모글로빈 저하로 인한 창백	• 철분 결핍성 빈혈 (가장 흔한 원인) • 만성 출혈, 영양 흡수 장애 • 기력 저하, 순환 장애	• 어지러움, 피로, 손톱 깨짐, 호흡곤란 동반 여부 확인 • 헴철(18mg/일 이상) 또는 비헴철 + 비타민 C • 조혈 비타민 : B6, B9, B12 병용
흑모설	혀 뒤쪽 (유곽유두 앞)에 검은/갈색 털이 난 듯 섬유유두 과증식	• 항생제 장기 복용 (페니실린, 테트라 사이클린, 클라리스로마이신) • 흡연, 구강 건조증, 비스무트 제제 복용	• 건강상 큰 위험 없음을 안심시킴 (양성 질환) • 혀 스크래퍼 사용 (하루 2회), 프로바이오틱스 (정상 구강 세균총 회복) • 금연 권고, 약물 조정 가능 시 담당의와 상의
구강 칸디다증, 칸디다성 구내염	우유 찌꺼기 같은 백태 (거즈로 닦으면 벗겨지고 하부 홍반 노출)	• 면역력 저하 (HIV, 장기 이식, 자가면역질환) • 항생제/스테로이드 장기 사용 (균교대증) • 당뇨병 환자 (고혈당)	• 흡입 스테로이드 사용자: 흡입 후 물로 입 헹구기 교육 • 면역 증강제 (아연, 베타글루칸 등) • 프로바이오틱스(100억 CFU 이상) + 항진균제 병용 시 의사 상담
백반증	두꺼운 흰색 패치 (거즈로 닦아도 안 벗겨짐), 경계 명확	• 전암병변 (악성전환율 1–36%, 평균 5%) • 만성 물리적 자극 (틀니, 예리한 치아), 흡연, 알코올 • 특히 설측연·구강저 병변은 이형성증 위험 45%	• 2주 이상 지속 시 반드시 이비인후과/구강외과 조직검사 의뢰 필수 • 절대 금연 및 알코올 제한, 자극 원인 제거 • 정기 추적관찰 필요 (3~6개월마다)
지도상 설	붉은 반점이 지도처럼 이동하며 주변에 백색 경계선, 설유두 소실	• 양성 이동성 설염 • 건선과 강한 연관성 (특히 농포성 건선) • 스트레스, 아토피, 알레르기, 호르몬 변화	• 통증 없으면 경과 관찰 (양성 질환 안심) • 자극적 음식 (매운 음식, 산성 음식) 피하기 • 스트레스 관리 + 비타민 B군 + 아연 + 마그네슘 300–400mg

구강 및 입술 질환	주요 특징	의심 질환 및 원인	약국 상담 및 추천 영양요법
위축성 설염	설유두가 사라져 반질반질하고 매끄러움 (beefy red tongue), 광택 있는 붉은색	• 영양 결핍의 강력한 신호 • 악성 빈혈 (비타민 B12 결핍) • 엽산, 철분, 리보플라빈, 나이아신 결핍	• 설통증, 미각 변화, 연하곤란 동반 가능 • 소화 기능 저하 노인에게 흔함 • 활성형 비타민 B군, 철분 • 내인자(intrinsic factor) 결핍 시 설하정 또는 주사제 고려
균열설	혀 표면이 논처럼 갈라짐 (깊은 홈과 균열), 주로 설배 중앙부	• 노화 (생리적 변화) • 구강 건조증 (xerostomia) • 쇼그렌 증후군 (70%에서 균열설 동반)	• 틈새에 음식물 끼어 염증 생기지 않게 주의 • 혀 브러시로 청결 유지, 부드러운 칫솔 사용 • 수분 섭취 증량, 소금물 가글, 구호흡 교정 (비호흡 유도)
거대설 & 치흔	혀가 커지고 가장자리에 이빨 자국 (물결 모양), 점액수종으로 인한 부종	• 갑상선 기능 저하증 (점액수종) • 림프 배액 장애, 단백질 축적 • 수면 무호흡증 동반 가능	• 부종, 추위 민감성, 체중 증가, 피로, 변비 등 갑상선 기능 저하 증상 체크 • TSH, Free T4 검사 권유 (내분비내과 의뢰) • 갑상선 대사 지원: 셀레늄, 요오드, 아연 등 • 레보티록신 치료 시 혀 부종 개선됨
천포창	수포성 자가면역질환: 초기에 입 안에 잘 낫지 않고 통증이 심한 궤양으로 시작. 쉽게 터지는 물집, 피부를 문지르면 표피가 쉽게 벗겨짐	• 특발성 • 약물 유발성 • 유전적 소인, 감염, 스트레스, 자외선 노출 등	• 입안이 헐어서 몇 주째 안 낫고, 피부 물집이 쉽게 터지며 통증이 심하다면 즉시 (대학병원)피부과 진료 권고 • 상처 관리, 구강 관리, 자외선 차단, 스테로이드 및 면역억제제 약물 부작용 관리. • 칼슘, 마그네슘, D, K: 장기 스테로이드 복용으로 인한 골다공증 예방 • 비타민 C, 콜라겐, 글루타민 • 프로, 프리, 포스트 바이오틱스 • 오메가3

■ 피부 질환 상담과 추천 영양요법

피부 질환	주요 특징 및 증상	의심 질환 및 원인	상담 포인트 (약국/영양상담)	추천 영양요법
여드름 (Acne Vulgaris)	면포(블랙헤드/화이트헤드), 구진, 농포, 결절. 피지 분비가 많은 얼굴, 가슴, 등에 호발	• 심상성 여드름: 사춘기 호르몬 변화, 피지 과다 분비, 모낭 과각화, P. acnes 증식 • 대사증후과의 연관성 (산화 스트레스 증가)	• 세안법: 과도한 세안 피하되 꼼꼼한 클렌징 • 손대지 않기: 흉터 및 2차 감염 예방 • 식습관: 고혈당 부하 음 식(단것, 밀가루) 줄이기	• 아연 30–50mg/일: 항염, 항안드로겐 효과. 염증성 병변 유의하게 감소. 저용량 isotretinoin 병용 시 부작용 감소 • 판토텐산: 피지 분비 조절 • 오메가–3 (EPA + DHA) 1–2g/일: 항염 작용
아토피 피부염 (Atopic Dermatitis)	팔/다리 접히는 부위, 목에 심한 가려움증과 건조함, 붉은 발진, 태선화 (피부 두꺼워짐)	• 유전적 소인, 면역 과민 반응 (Th2 편향), 피부 장벽 기능 이상 • 장내 미생물 불균형	• 보습 철저: 목욕 후 3분 이내 보습제 사용 • 가려움 관리: 긁지 않도록, 냉찜질 • 환경 관리: 알레르기 유발 물질 회피	• 프로바이오틱스 (혼합균주 우수): L. plantarum, L. salivarius, L. acidophilus • SCORAD 점수 유의하게 감소 • 비타민 D: 면역 조절, 피부 장벽 강화, cathelicidin 생성 촉진 (항균 펩타이드) • GLA 160–320mg/일: 경피수분손실 개선, 표피 과증식 역전
건선 (Psoriasis)	경계 분명한 붉은 판 위에 은백색 두꺼운 비늘(인설). 무릎, 팔꿈치, 두피 호발	• 판상 건선: 자가면역 기전, 유전적 소인 • 산화 스트레스 증가 (SOD, CAT 감소) • 환경적 요인 (스트레스, 감염)	• 만성 질환 인식: 꾸준한 관리 필요 • 피부 손상 주의: 쾨브너 현상 예방 • 금연/금주: 증상 악화 요인 • 비만 동반 시 체중 감량 권고	• 비타민 D: VDR 활성화로 각질세포 증식 조절, 피부 장벽 항상성 유지. 동반 질환 (고혈압, 대사증후군) 예방 • 오메가–3 (EPA + DHA) 1.8–3g/일: 지중해식 식단. Th17 분화 억제, 염증 감소 • 항산화제 (CoQ10, 셀레늄, 비타민 E): 산화 스트레스 감소

피부 질환	주요 특징 및 증상	의심 질환 및 원인	상담 포인트 (약국/영양상담)	추천 영양요법
습진/ 접촉피부염 (Eczema / Contact Dermatitis)	붉은 반점, 부종, 작은 물집(수포), 진물, 가려움증, 만성화 시 건조 및 갈라짐	• 접촉성 피부염: 자극 물질(세제, 금속, 화학물질) 접촉 • 주부 습진: 물, 세제 빈번 접촉 • 한포진: 손 / 발바닥 작은 수포	• 원인 회피: 자극 물질 최소화 (장갑 착용) • 보습: 핸드크림 수시 사용 • 스트레스 관리: 증상 악화 요인	• 오메가-3 (EPA + DHA) 1~2g/일: 항염 작용 • 비타민 E: 항산화 및 피부 보호 • 아연 + 비타민 C: 피부 재생 및 면역 증진
알레르기성 발진 (Allergic Rash)	피부 붉어짐, 염증, 작은 돌기/ 반점 넓게 퍼짐. 가려움증 동반	• 알레르기 반응: 음식, 약물, 접촉 항원 • 바이러스 감염: 홍역, 풍진 • 열 발진(땀띠): 땀관 막힘	• 원인 파악: 최근 음식, 약물 확인 • 대증 요법: 냉찜질, 칼라민 로션 • [Red Flag] 고열, 호흡곤란, 입술/혀 부종 동반 시 즉시 응급실	• 비타민 C: 천연 항히스타민 효과, 항산화 • 퀘르세틴: 천연 항히스타민제, 비만세포 안정화 • 프로바이오틱스: 면역 균형 조절 (Th1/Th2)
사마귀 (Warts)	거칠고 융기된 표면, 작은 검은 점(혈전 모세혈관) 관찰. 손, 발에 호발	• 인체유두종 바이러스 (HPV) 감염 • HPV는 IL-10 억제, MHC-I 항원 제시 방해로 국소 면역억제 유발	• 전염성 주의: 타인 접촉 및 자가 접종 주의 • 치료 인내심: 완치까지 시간 소요 • 면역력 관리: 재발 방지	• 아연 (고함량) 50mg /일 또는 15% ZnO 국소: HPV E6/E7 단백질 합성 억제, 바이러스 증식 억제. 재발률 감소 • 베타글루칸 gel (국소): 80% clearance rate (vs imiquimod 40%) • 프로폴리스/비타민 C: 면역 증진
종기/큰 종기 (Furuncle/ Carbuncle)	모낭 심부 감염으로 통증 동반 붉은 결절/ 농양. 얼굴, 목, 겨드랑이, 엉덩이 호발	• S. aureus (특히 MRSA) 감염 • 당뇨병, 면역 저하자에서 호발 • 위생 불량, 마찰, 땀	• ⟨5mm 단일 병변: 항생제 불필요. 온찜질로 배농 촉진 • ⟩5mm, 농양 형성 시 절개 배농 필수 • 항생제 필요 조건: 발열, ⟩5mm, 다발성, 얼굴 부위, 면역저하	• 아연: 면역 기능 증진, 상처 치유 • 비타민 C: 호중구/ 림프구 활성화, 조직 재생 • 프로바이오틱스: 장내 면역 조절, 재발 방지

피부 질환	주요 특징 및 증상	의심 질환 및 원인	상담 포인트 (약국/영양상담)	추천 영양요법
농가진 (Impetigo)	얼굴, 손, 팔에 꿀색 딱지 형성. 수포성/비수포성. 전염성 강함	• S. aureus 또는 Streptococcus pyogenes 감염 • 소아에서 호발	• 경증: Topical mupirocin 국소 항생제 • 중등도 이상: 경구 항생제 7–10일 • 전염 예방: 수건, 의복 분리	• 아연: 피부 장벽 강화, 면역 증진 • 프로바이오틱스: 피부 세균총 균형
화상 (Burns)	1도: 홍반, 통증 2도: 수포 형성 3도: 피부 전층 손상, 백색/탄화	• 열, 화학물질, 전기, 방사선 손상 • 산화 스트레스 급증, 비타민 C 50% 감소	• 응급처치: 흐르는 찬물 10–20분 • 2도 이상 또는 〉5% TBSA: 병원 의뢰 • 수포 터뜨리지 않기	• 비타민 C: 콜라겐 합성 촉진, 면역 기능, 상처 치유 기간 단축 • 아연 50mg(단기간): 상처 치유 촉진, 감염률 감소 • 비타민 E + C + 아연 병용: 상승 효과
기미 (Melasma)	얼굴(뺨, 이마, 턱)에 대칭적 불규칙한 갈색/회갈색 색소 침착	• 호르몬 변화 (임신, 피임약) • 자외선 노출: 색소 침착 악화 • 유전적 소인	• 자외선 차단 필수: 사계절 철저한 차단 • 스트레스/수면 관리: 호르몬 균형 • 미백 기능성 제품 꾸준히 사용	• Tranexamic acid 250mg 2회/일 (경구): MASI 점수 유의 감소. 경증 GI 부작용, 월경과소증 가능 • 글루타치온 500–1000mg/일: 멜라닌 생성 억제, 피부 미백. TA+Vit C보다 우수 • L-시스테인 240–500mg/일: 항산화, 멜라닌 환원 • 비타민 C: 멜라닌 생성 억제
검버섯/ 지루각화증 (Seborrheic Keratosis)	경계 뚜렷하고 약간 융기된 갈색/흑색 반점. 얼굴, 손등 등 노출 부위 호발	• 노화: 피부 노화 현상 • 자외선 누적 노출 • 비만/당뇨와 연관 (Leser–Trélat sign)	• 자외선 차단: 추가 발생 예방 • 크기/색/모양 급변, 출혈 시 피부암 감별 (피부과 의뢰) • 자가 제거 금물	• 국소 항산화제 • 경구: 비타민 C/E, CoQ10, 글루타치온 등

피부 질환	주요 특징 및 증상	의심 질환 및 원인	상담 포인트 (약국/영양상담)	추천 영양요법
쥐젖 (Skin Tags / Acrochordon)	목, 겨드랑이, 눈꺼풀에 부드러운 쌀알 크기 살색/갈색 돌기	• 노화: 피부 탄력 저하 • 비만/당뇨: 대사증후군 연관 • 마찰: 피부 접히는 부위	• 건강상 무해: 미용적 문제 • 대사 질환 체크: 갑작스런 다발 시 혈당 확인 • 자가 제거 금물: 감염 위험	• 식이섬유: 혈당 관리 보조 • 크롬 200–400mcg + 마그네슘 300–400mg: 인슐린 저항성 개선 • 항산화제: 노화 관리
수족구병 (Hand–Foot–Mouth Disease)	입안 수포/궤양, 손/발바닥 발진. 발열 동반. 소아 호발	• Coxsackievirus A16, Enterovirus 71 감염 • 접촉/비말 전파	• 대증 요법: 해열제, 구강 통증 완화 • 부드럽고 시원한 음식 • 탈수 예방: 충분한 수분 섭취 • 격리: 전염 예방	• 아연 (소아용) 5–10mg/일: 바이러스 복제 억제 (FMDV 1 log 감소 at 0.05 mM), 질병 기간/중증도 감소 • 산화아연 크림 (국소): 발진 불편감 완화 • 단백질 + 아연 풍부 식품: 항원/항체 생성 (계란, 살코기, 요구르트)

※ 피부질환 관련 주의사항

● **응급 상황**

· 알레르기 발진 + 호흡곤란, 입술/혀 부종 (아나필락시스)

· 2도 이상 화상 또는 〉5% TBSA, 얼굴/생식기 화상

· 종기 + 고열 〉38.5℃, 얼굴 부위 carbuncle

● **피부암 의심**

· 검버섯 급변: 크기 증가, 색 변화, 비대칭, 출혈

· 백반증(leukoplakia) 2주 이상 지속

● **자가면역/중증 감염**

· 다발성 종기 + 당뇨병/면역저하

· 농가진 광범위 확산, 전신 증상

● **영양요법 복용 주의사항**

· 아연 고용량 (〉50mg/일): 구리 결핍 유발 가능. 장기 복용 시 구리 보충 고려.

· Tranexamic acid: 혈전 병력, 심혈관 질환자 금기. 의사 처방 필요.

· 프로바이오틱스: 면역억제 환자는 신중 사용. 혼합균주(multi–strain)가 단일균주보다 효과적.

■ 탈모 상담과 추천 영양요법

구분	시각적 특징 및 증상	원인 및 기전	추천 약물 및 영양요법
남성형 탈모 (Androgenetic Alopecia · Male Pattern)	• M자형 헤어라인 후퇴 (전두부) • 정수리 모발이 솜털처럼 가늘어짐 (연모화, miniaturization) • 후두부/측두부는 유지됨 (DHT 저항성)	• DHT 과민성: 5α−reductase가 testosterone을 DHT로 전환 → DHT가 모낭 androgen receptor 활성화 → anagen phase 단축, 모낭 축소 • 유전적 소인 (가족력 80% 이상)	• 초기 치료가 핵심. 처방약 6개월 이상 복용 • Rx: Finasteride 1mg/일 (type II 5αR 억제, DHT 70% 감소) , Dutasteride 0.5mg/일 (type I·II 5αR 억제, DHT 90% 감소) • OTC: Minoxidil 5% (혈관확장, 모낭 혈류 개선) • 쏘팔메토 (5αR 억제 보조, 단독 사용 시 제한적 효과)
여성형 탈모 (Female Pattern Hair Loss)	• 가르마가 점점 넓어짐 (Ludwig pattern) • 전두부 헤어라인은 유지됨 • 전체적인 볼륨 감소 (diffuse thinning)	• 호르몬 불균형 (폐경, 출산 후) • Aromatase 감소 → estrogen/ androgen 비율 변화 • 유전, 노화, 철분 결핍 동반 가능	갑상선 질환, PCOS, 철분/페리틴 수치 확인 필요 • OTC: Minoxidil 2–3% (하루 2회) 또는 5% (하루 1회, 두피 모발 카운트 증가) • Rx: Spironolactone 50–200mg/일 (항안드로겐, 특히 PCOS) • 철분 (ferritin 〈 40ng /mL 시) + L−시스테인+ 비오틴 2.5–5mg
원형 탈모 (Alopecia Areata)	• 동전 크기의 뚜렷한 원형/타원형 탈모반 • 빠진 자리가 매끈함 (non-scarring) • 통증/가려움 없음 • Exclamation mark hairs (감탄부호 모발) 관찰 가능	• 자가면역 질환: CD8+ T−cell이 anagen 모낭을 공격 → hair follicle immune privilege 붕괴 • IL−2, IL−15, IFN−γ 매개 염증 • 극심한 스트레스가 방아쇠 역할	• 스트레스 등 체크, 재발 높아 꾸준한 관리 필요. • 두피 50%이상 다발성, 중증: 피부과 진료 권장. • 아연 + 비타민 D + 오메가3 1–2g (항염/면역 조절) 장환경개선, 면역다당체 추천
휴지기 탈모 (Telogen Effluvium)	• 머리 감을 때 한 웅큼씩 빠짐 (〉100개/일) • 특정 부위가 아니라 전체적으로 균등하게 빠짐 • 모근에 하얀 곤봉 모양 (club hair)	• 3개월 전 triggering event: 출산 (에스트로겐 급감), 고열, 급격한 다이어트, 수술, 갑상선 기능 저하, 철분 결핍, COVID−19 • Anagen → Telogen phase 조기 전환	• 원인 제거가 최우선 (갑상선, 영양 교정 등 6–12개월 소요) • 철분 (ferritin 〈70 ng/mL 시) 60–180mg 원소철/일 • 단백질 1.2g/kg/일 + 비오틴 2.5–5mg + 아연 • 맥주효모 (비타민 B군, 아미노산 공급)

구분	시각적 특징 및 증상	원인 및 기전	추천 약물 및 영양요법
지루성 탈모 (Seborrheic Dermatitis-related Hair Loss)	• 두피가 붉고 기름짐 • 노란 비듬 (greasy scales), 가려움증 • 두피 뾰루지, 염증 동반 • 긁으면 머리가 빠짐 (2차적 탈모)	• Malassezia 효모균 과증식 (특히 M. restricta, M. globosa) • 피지 과다 분비 및 두피 염증으로 모낭 약화 • 면역 반응 이상	• 지루성두피 염증 개선 우선. • 스트레스, 생활습관 관리, 규칙적 샴푸 후 머리 잘 말리고 손대지 않기. • OTC: Ketoconazole 2% 샴푸 (항진균, 주 2-3회 사용, Malassezia 억제 효과 최고) • Selenium sulfide 2.5% 샴푸 또는 Zinc pyrithione 1% 샴푸 • 국소 스테로이드 로션 (염증 심한 경우) • 프로바이오틱스 (면역 조절) + 비타민 B군 복합체 (피지 분비 조절)

■ 안질환 상담과 추천 영양요법

질환명	주요 증상 및 특징 (S/O)	원인 및 기전 (Etiology)	약국 영양요법 및 상담 포인트 (Action Plan)
1. 안구건조증 (Dry Eye Disease/ Syndrome)	• 눈이 뻑뻑하고 이물감 (모래알 굴러가는 느낌) • 바람 불면 눈물 흘림 (반사성 유루) • 오후가 되면 시야가 뿌옇다 • 눈꺼풀 가장자리 충혈	• 마이봄샘 기능저하 (MGD): 눈물 증발 과다 (86% 환자에서 증발형 건성안) • 수분 부족: 노화, 항히스타민제/ 항우울제 복용 • 덕트 상피 과각화, meibum 점도 증가	• 오메가3 1-2g/일: EPA+DHA 병용. MGD 염증 억제 및 기름층 질 개선 (OSDI 점수 개선, 논란 있음) • 비타민 A 5000-10000 IU: 점막 상피세포 보호, 눈물 성분 개선 • 인공눈물: 히알루론산(수분) + 트레할로스(세포보호) 복합제 권장 • 하루 6회 이상 점안 시 무방부제 제품 사용
2. 알레르기성 결막염 (Allergic Conjunctivitis)	• 참을 수 없는 가려움 • 끈적하고 투명한 눈곱 • 결막부종 (흰자가 물집 처럼 부음) • 눈꺼풀 부종	• 꽃가루, 집먼지 진드기, 화장품 등 항원에 의한 IgE 매개 즉시형 과민반응	• 비타민 C + 퀘르세틴: 천연 항히스타민 작용, 비만세포 안정화 • 프로바이오틱스: Th2 편향 면역 과민 반응 조절 • 냉찜질: 가려움 완화 • 눈 비비면 비만세포 터져서 더 가려움

질환명	주요 증상 및 특징 (S/O)	원인 및 기전 (Etiology)	약국 영양요법 및 상담 포인트 (Action Plan)
3. 유행성/세균성 결막염 (Infectious Conjunctivitis)	• 심한 충혈과 통증 • 바이러스성: 맑은 눈물, 귀 앞 림프절 부종, 양측성 • 세균성: 누런 고름 같은 눈곱, 아침에 눈 떠지지 않음, 단측성 흔함	• 바이러스성: 아데노바이러스 (EKC, 유행성 각결막염), 엔테로바이러스 • 세균성: S. aureus, S. pneumoniae, H. influenzae	• 바이러스성: 자연 치유 (7–14일). 증상 완화 위주. 항생제 무효 • 세균성: 항생제 안약 (erythromycin, trimethoprim–polymyxin B) 필수. 24시간 치료 후 등교 가능 • Supp: 프로폴리스 (천연 항생/항염) + 아연 (면역 증강) + 비타민 A, D • 위생: 전염성 강함. 수건 따로 쓰기, 눈 만지지 말 것
4. 안검염 /다래끼 / 콩다래끼 (Blepharitis/ Hordeolum/ Chalazion)	• 안검염: 눈꺼풀 가장자리가 붉고 가려움, 속눈썹 뿌리에 비듬 같은 딱지 • 다래끼: 속눈썹 모낭/마이봄샘 급성 화농성 염증. 통증, 발적, 압통 • 콩다래끼: 마이봄샘 만성 육아종성 염증. 통증 없는 단단한 결절	• 안검염, 다래끼: 마이봄샘 입구 막힘 → 피지 저류 및 염증, S. aureus 감염 • MGD와 연관 흔함 • 콩다래끼: 마이봄샘 입구 막힘 → 분비물 저류 → 육아종 형성	• 오메가3 1–2g/일: 만성 안검염 환자의 염증 완화, MGD 개선 • 프로폴리스/유산균: 재발 잦은 경우 면역 관리 • 온찜질: 하루 2–3회, 막힌 마이봄샘 배출 촉진 (+항생제 안연고) • 콩다래끼: 온찜질 하루 4–6회 × 4주. 호전 없으면 절개 배농 필요
5. 백내장 (Cataract)	• 시야가 전체적으로 안개 낀 듯 뿌옇다 • 밝은 곳에서 더 안 보임 (주맹현상) • 안경 도수가 자주 바뀜 • 눈부심 증가	• 수정체 단백질의 산화 및 당화 (AGEs 축적) • 노화, 자외선, 스테로이드 장기 사용, 당뇨병	• 항산화제 복합: 글루타치온(환원형) + 비타민 C + 비타민 E : 수정체 산화 방지 • 루테인 10mg + 지아잔틴 2mg: 청색광 차단, 활성산소 흡수 • 수술 전후 관리에 항산화제가 중요. 진행 지연 가능하나 수술 대체 불가

질환명	주요 증상 및 특징 (S/O)	원인 및 기전 (Etiology)	약국 영양요법 및 상담 포인트 (Action Plan)
6. 녹내장 (Glaucoma)	• 주변부 시야부터 좁아짐 (터널 시야) • 초기 자각 증상 거의 없음 • 급성 폐쇄각 녹내장: 안통, 두통, 구토, 시력 급감	• 안압 상승 또는 시신경 혈류 장애로 인한 시신경 손상 • 한국인은 정상안압 녹내장(NTG) 흔함 (77%)	• 은행잎 120–240mg/일: 시신경 혈류 개선 → 신경 보호, 시야 결손 진행 지연 • 피크노제놀 150mg/일 + 빌베리: 강력한 항산화 및 혈관 보호, 안압 감소 • 마그네슘 300–400mg/일: 칼슘 채널 차단 효과로 시신경 혈관 이완 • 안압 강하제 점안 + 영양요법
7. 황반변성 (AMD, Age-related Macular Degeneration)	• 중심 시야가 찌그러져 보임 (변시증) • 시야 한가운데 검은 점 (암점) • 직선이 물결치듯 굽어 보임 • 읽기 곤란	• 노화로 인한 망막색소상피(RPE) 노폐물(드루젠) 축적 • 산화 스트레스 및 염증 • VEGF 증가 (습성 AMD)	• AREDS–2 포뮬러: 루테인 10mg + 지아잔틴 2mg + 아연 25mg + 비타민 C 500mg + 비타민 E 400 IU. 진행 억제 입증 (HR 0.88, 95% CI 0.78–0.99) • 오메가3 1g/일: 맥락막 혈류 개선, 항염 (AREDS2에서 효과 없었으나 관찰연구서 유익) • 암슬러 격자 자가진단법 교육. • 흡연자: 루테인, 베타카로틴 고함량 제품 금기 (폐암 위험 증가)
8. 당뇨망막병증 (Diabetic Retinopathy)	• 시력 저하, 비문증 • 망막 출혈, 미세동맥류 • 말기: 신생혈관 파열로 인한 유리체출혈, 실명	• 고혈당으로 인한 미세혈관 손상 및 허혈 • VEGF (혈관내피 성장인자) 증가 → 신생혈관 형성	• 혈당 관리: 가장 중요 (HbA1c ⟨7%⟩. 혈당개선 영양요법 필요. • 피크노제놀 150mg/일: 모세혈관벽 강화, 망막 부종 감소, 혈류 속도 34→44cm/s 증가, 시력 14/20→17/20 개선 • 빌베리 160–480mg/일: 망막 미세순환 개선 • 포도씨추출물(OPC): 항산화, 혈관 보호 • 초기 단계에서 영양요법 효과적. 진행 시 레이저/항VEGF 주사 필요

질환명	주요 증상 및 특징 (S/O)	원인 및 기전 (Etiology)	약국 영양요법 및 상담 포인트 (Action Plan)
9. 비문증 (Floaters, Myodesopsia)	• 눈앞에 날파리, 실오라기, 점 등이 떠다님 • 시선을 움직이면 따라다님 • 밝은 배경에서 잘 보임	• 유리체 액화: 젤리 같은 유리체가 노화로 물처럼 변하며 콜라겐 섬유가 뭉쳐 그림자 생김 • 유리체 후박리(PVD)	• 브로멜라인 (파인애플 효소) 3000–4500 GDU/일: 최근 연구에서 비문증 70% 감소 제시 • 혼합 과일 효소 (bromelain + papain + ficin): 유리체 혼탁 감소 효과 • 항산화제: 루테인, 비타민 C/E (유리체 산화 방지) • 번개 치듯 번쩍임(광시증) 또는 커튼 쳐진 시야 동반 시 망막박리 의심 → 즉시 응급실
10. VDT 증후군/눈 피로 (Visual Display Terminal Syndrome/ Eye Strain, Asthenopia)	• 눈의 초점이 잘 안 맞음 (조절 장애) • 눈 깊숙한 통증, 두통, 어깨 결림 • 눈 건조, 충혈 • 일시적 시야 흐림	• 모니터/스마트폰 과사용으로 모양체 근육의 과도한 긴장 및 피로 • 근거리 작업 시 조절력 지속 소모 • 깜빡임 횟수 감소 (18→7회/분)	• 아스타잔틴 6–12mg/일: 모양체 근육 이완 및 조절력 개선 (가장 강력). 조절 진폭 2.3→2.8 diopters 증가, 50%에서 눈 피로 소실 • 차즈기(소엽) 추출물 50–100mg: 모양체 근육 피로도 감소 • 루테인/지아잔틴: 청색광 차단 • 마그네슘 300–400mg: 근육 이완 효과 • 20–20–20 법칙: 20분마다 20초간 20피트(6m) 거리 바라보기
11. 결막하출혈 (Subconjunctival Hemorrhage)	• 흰자위가 피 멍 든 것처럼 빨갛게 됨 • 통증이나 시력 저하는 없음 (중요 감별점) • 갑자기 발생	• 재채기, 기침, 구토, 눈 비비기, 고혈압 등으로 결막 아래 미세혈관 터짐 • 항응고제 복용자에서 흔함	• 비타민 C + 루틴: 모세혈관 강화 • 퀘르세틴: 혈관벽 보강 • 2주 내로 자연 흡수. 치료 불필요 • 고혈압, 당뇨 환자는 혈압/혈당 체크 권유. 재발 잦으면 혈액 응고 장애 의심

질환명	주요 증상 및 특징 (S/O)	원인 및 기전 (Etiology)	약국 영양요법 및 상담 포인트 (Action Plan)
12. 익상편/검열반 (Pterygium/ Pinguecula)	• 익상편: 흰자위 살(섬유혈관 조직)이 검은자(각막)를 덮으며 자라 들어감. 삼각형 모양 • 검열반: 흰자위에 노란 기름 덩어리 같은 융기. 각막 침범 없음	• 자외선(UV), 먼지, 바람에 의한 만성 자극 • 야외 활동 많은 사람에게 흔함 (서퍼, 농부, 어부) • 콜라겐 변성 및 탄력섬유 축적	• 선글라스 착용: 자외선 차단이 치료이자 예방. UV 400 차단 제품 • 오메가3 1–2g/일: 표면 염증 반응 억제 • 인공눈물: 건조하면 자극 심해지므로 점안 권장 • 시력 방해하거나 미용상 문제 시 수술 고려. 재발률 높음 (5–15%)

3. 어린이

■ 어린이 키성장 자가체크리스트

아이의 평소 생활 습관과 신체 특징 중 해당되는 항목에 O/X로 표기해 주십시오.

분류	번호	문항	O/X
A. 성장 이력 및 유전	1	또래보다 키가 눈에 띄게 작다.	
	2	최근 1년간 키가 5cm 미만으로 자랐다.	
	3	옷이나 신발 사이즈가 1년 이상 거의 변하지 않았다.	
	4	부모님 중 한 명 이상 키가 작은 편이다.	
	5	형제자매도 또래에 비해 성장 속도가 느린 편이다.	
B. 수면 및 생활 습관	6	평일 수면 시간이 8시간 미만으로 부족하다.	
	7	밤 10시 이후에 잠드는 날이 많다.	
	8	잠들기까지 오래 걸리거나 밤에 자주 깨서 뒤척인다.	
	9	하루 활동량이 적고 주로 앉아있는 시간이 많다.	
	10	주 3회 이상 땀나는 운동이나 스트레칭을 거의 안 한다.	
C. 식습관 및 영양	11	편식이 심하거나 식사량이 또래보다 눈에 띄게 적다.	
	12	단백질(고기, 생선, 계란 등) 섭취가 충분하지 않다.	
	13	채소나 과일 섭취가 적고 식사가 불규칙하다.	
	14	탄산음료, 과자, 패스트푸드 섭취가 잦다.	
	15	저녁 늦게 야식을 먹는 습관이 있다.	
D. 자세 및 정서 상태	16	구부정한 자세나 거북목이 관찰된다.	
	17	학업이나 학원 생활로 인한 스트레스가 많다.	
	18	평소 예민하거나 짜증이 잦은 편이다.	
	19	또래 관계에서 위축되거나 자신감이 부족해 보인다.	
	20	사춘기 징후(여: 만 8세 이전 가슴 멍울, 남: 만 9세 이전 고환 발달)가 일찍 보인다.	

■ 결과 판정 및 권장 솔루션

체크된 항목 수에 따라 현재 성장 단계를 평가하고 대응 방향을 결정합니다.

판정 기준 (각 분류 3개 이상)	의심 유형	주요 증상	권장 솔루션
A형 우세	성장 정체 및 유전형	• 연 5cm 미만 성장. • 부모님/형제자매 키가 작음. • 옷/신발 사이즈가 안 변함.	• 약사 상담 및 골연령 확인 권고. • 유전적 잠재력 발휘 위한 집중 영양 처방.
B형 우세	생활 습관 /호르몬형	• 늦은 취침 및 수면 부족. • 운동량 및 활동량 저조. • 숙면을 못 취하고 자주 깸.	• 밤 10시~새벽 2시 취침 필수 지도. • 마그네슘, 비타민 D 보충. • 하루 30분 이상 땀나는 운동 권장.
C형 우세	영양 불균형 / 흡수부족형	• 편식 심함, 단백질 섭취 부족. • 인스턴트 및 야식 섭취 잦음. • 식사량이 또래보다 적음.	• 소화효소 및 유산균으로 흡수력 개선. • 양질의 단백질 및 아미노산 보충. • 저녁 늦은 야식 차단 (호르몬 방해).
D형 우세	스트레스 /성조숙형	• 학업 스트레스 및 예민함. • 자세 불량(거북목). • 성조숙증 징후 의심.	• 심리적 안정 및 스트레칭 지도. • 사춘기 징후 시 즉시 정밀 검사 권고. • 체중 관리(비만 예방) 식이 요법.

■ 추천 영양 요법 & OTC, 약사 상담 포인트

유형	추천 영양요법 & OTC	약사 상담포인트 & 생활지도
A형 성장 정체 및 유전형 (성장판 자원 부족)	• 칼슘 + 비타민 D + 마그네슘: 뼈의 원료 공급 및 성장판 활성. • 황기추출물: 성장 잠재력 극대화 촉진. • 아미노산 & 아르기닌: 세포 영양 공급.	[상담] 성장판은 시간 제한 자원입니다. 유전적 요인이 있더라도 지금이 마지막 기회임을 강조하세요. [생활지도] 영양제는 보조일 뿐, 소고기 · 달걀 등 양질의 단백질 식단이 성장판을 여는 실제 열쇠입니다.
B형 생활 습관/ 호르몬형 (수면/운동 부족)	• 마그네슘 + 비타민 D: 신경 안정 및 숙면 환경 조성. • 아르기닌 + 아연: 성장호르몬 분비 자극 및 세포 분열. • 비타민 B군: 에너지 대사 활성화.	[상담] 수면 시간은 부모가 정해주는 '성장 처방'입니다. 밤 10시~새벽 2시 사이의 깊은 잠이 키를 만듭니다. [생활지도] 매일 30분 이상 땀나는 운동과 성장판 자극 스트레칭을 생활화하도록 지도하세요.

유형	추천 영양요법 & OTC	약사 상담포인트 & 생활지도
C형 영양 불균형/ 흡수부족형 (식욕부진, 편식)	• 소화효소제 + 유산균: 장내 흡수율 및 비위 기능 강화. • 아연 + 철분: 미각 정상화 및 에너지 대사 개선. • 종합비타민/미네랄: 필수 영양소 보충.	[상담] 잘 먹여도 안 크는 아이는 흡수력이 문제일 수 있습니다. 장 건강을 바로잡는 것이 성장의 시작입니다. [생활지도] 저녁 늦은 야식은 성장호르몬 분비를 차단하며, 단 음료와 탄산은 인슐린 과다를 유발해 성장판을 억제하니 반드시 금지해야 합니다.
D+E형 스트레스/ 성조숙형 (심리 불안, 조기 사춘기)	• 비타민 D + 칼슘: 조기 성숙으로 인한 뼈 건강 관리. • 비타민 B군 + 테아닌: 학업 스트레스 완화 및 심리 안정. • 식이섬유: 비만 예방을 통한 성 호르몬 자극 억제.	[상담] 여아 만 8세, 남아 만 9세 이전의 신체 변화는 즉시 전문의 검사가 필요한 경고 신호 입니다. [생활] 소아 비만은 성조숙의 지름길입니다. 체중 관리와 함께 예민한 아이의 정서적 안정을 위한 부모님의 관심을 당부하세요.

■ 키성장 방해 가능 질환 및 약사 상담 포인트

동반질환 병태 및 증상	약사 상담 포인트
• 갑상선 기능저하증 : 대사 저하로 인한 피로감, 무기력, 체중 증가 동반.	• 갑상선 저하는 스트레스 증가와 감정 조절 어려움을 유발하여 성장 호르몬 분비를 방해합니다.
• 조기생리 (성조숙증) : 성호르몬 과다로 성장 영양분이 생식기 발달로 빠져나감. 성장판의 대사가 빨라져 조기 폐쇄 유발.	• 너무 이른 나이에 가슴 멍울 등 사춘기 징후가 보이면 근 시일 내 정밀 검사를 권고하세요.
• 대사증후군 (소아당뇨) : 인슐린 저항성으로 인해 체내 영양 소실 발생.	• 당뇨나 비만은 인슐린 과다를 유발해 성장판 활성을 억제합니다.
• 영양 흡수 저하 (장 건강 악화) : 소화 효소 부족 및 장내 세균총 불균형으로 영양 대사 개선이 안 됨	• 아무리 잘 먹여도 흡수가 안 되면 소용 없습니다. 소화효소와 프로바이오틱스를 통해 장내 환경을 먼저 정비해야 성장이 시작됩니다
• 골다공증 (골밀도 감소) : 뼈의 밀도가 낮아 뼈 성장이 근본적으로 저하됨.	• 단순히 키만 크는 것이 아니라 뼈의 내실 (골밀도)이 중요하므로 칼슘과 비타민 D를 원료로 충분히 공급해야 합니다.
• 알레르기 질환 (비염/아토피) : 만성 염증과 코막힘으로 인한 수면의 질 저하.	• 만성 질환으로 밤에 자주 깨거나 뒤척이면 성장호르몬이 왕성한 밤 10시~새벽 2시의 골든타임을 놓치게 됩니다.

■ 키성장 방해 약물 및 기전

유형	대표 약물	기전 및 원리	임상 주의점 (상담 포인트)
호르몬 억제	스테로이드 (PDS, 덱사메타손, 천식완화제 등)	성장호르몬 IGF-1 축 억제: 체내 성장호르몬의 활성 경로를 직접적으로 방해함.	• 천식이나 아토피 등으로 장기 복용 시 성장 저하가 뚜렷할 수 있음. • 복용 기간 중 정기적인 성장 속도 모니터링 필수.
영양 결핍 유도	ADHD 치료제 (메틸페니데이트, 암페타민 계열)	식욕 억제 및 체중 증가 지연: 중추신경 자극으로 인한 식욕 저하가 성장의 원료 공급 부족으로 이어짐.	• 식욕 저하로 인한 체중 증가 지연이 곧 성장 저하로 직결됨. • 식사량이 적어지므로 양질의 단백질과 미네랄 보충을 반드시 병행해야 함.
세포 독성	항암제 및 방사선 치료 (메토트렉세이트, 타크로리무스 등)	성장판 세포독성 및 골형성 저하: 뼈를 만드는 성장판 세포에 직접적인 독성을 유발하고 골 형성을 방해함.	• 성장판에 직접적인 손상을 줄 수 있어 전문의와 세밀한 상담이 필요함. • 치료 과정에서 뼈의 내실을 다지기 위한 집중적인·영양 관리 권고.
대사 장애	항간질제 (발프로산, 페니토인, 페노바르비탈)	비타민 D 대사 장애 및 골밀도 감소: 간 효소를 유도하여 비타민 D의 분해를 촉진하고 칼슘 흡수를 방해함.	• 비타민 D 대사 방해로 인해 뼈가 약해지고 골밀도가 낮아질 수 있음. • 뼈의 원료인 비타민 D와 칼슘을 적극적으로 보충하도록 지도.

■ 키성장 관련 건강검진 및 혈액 검사 지표

검사 항목	해석 핵심 및 목적	주의사항
골밀도/골연령	성장판 개폐 여부 및 뼈의 성숙도 확인.	실제 연령과 골연령의 차이가 중요함.
IGF-1	성장호르몬 분비량을 간접적으로 평가.	단순히 수치만 보기보다 영양 상태와 함께 해석.
Vitamin D	뼈 형성 및 면역 관리의 핵심 지표 (40 이상 권장).	한국 아동 대부분이 결핍 상태이므로 적극 보충.
ALP	뼈가 생성될 때 나오는 효소로 성장 활성도 평가.	아이들은 성인보다 수치가 높은 것이 정상임.
Ferritin	저장철 수치. 빈혈이 없어도 낮으면 성장 지연 유발.	세포 에너지 대사를 위해 적정 수치 유지가 필수.

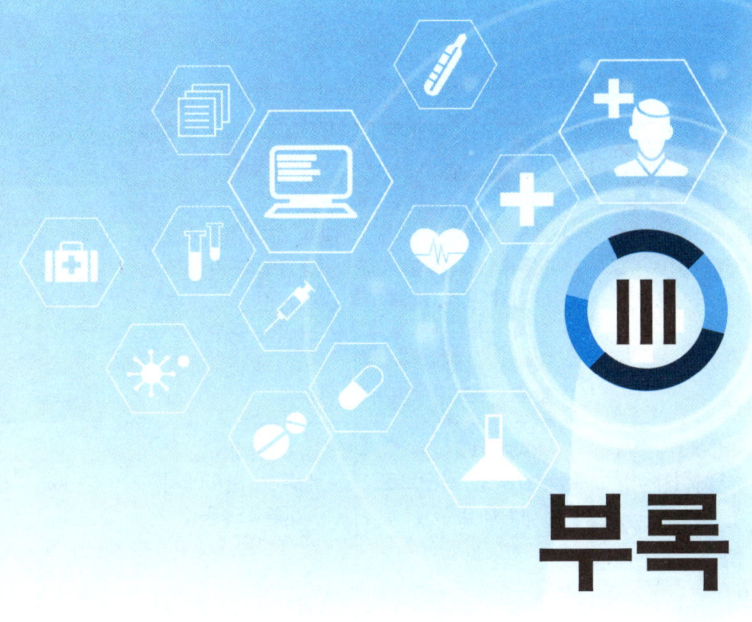

부록

약물 유발 영양소 고갈(DIND, Drug-Induced Nutrient Depletion)

1. 대사증후군·순환기 약물

약물 계열	대표 성분 예	고갈/영향 영양소	주요 기전	임상 포인트
Biguanides	Metformin	Vit B9, B12, CoQ10	• 회장에서 Ca 의존적 B12–IF 복합체 흡수 저해 • 장기 사용 시 B9,12 결핍 및 호모시스테인 상승.	당뇨 장기 환자에서 B12 모니터링 및 말초신경병증, 빈혈 스크리닝 중요.
HMG–CoA Reductase Inhibitors (Statins)	Atorvastatin, Rosuvastatin	CoQ10, Vit D (잠재적)	• Mevalonate pathway 차단으로 CoQ10 합성 감소 • 콜레스테롤 감소로 Vit D 저하 가능성.	• 근육통, 피로, 심부전 환자에서 CoQ10 고려 • 근골격통, Vit D 혈중농도 저하 의심 시 25(OH)D 검사.
Sulfonylureas	Glimepiride, Gliclazide	CoQ10	NADH 산화 효소 억제로 CoQ10 합성 저해 가능.	고령·심질환 환자에서 피로·근육약화 시 에너지 대사 평가.
Loop Diuretics	Furosemide, Torsemide	Mg, K, Ca, Vit B1, B6, Zn	• 이뇨로 인한 전해질·수용성 비타민 배설 증가 • 티아민 소실로 심기능 저하 우려.	심부전·부정맥 환자에서 Mg,K,B1 정기 모니터링.
Thiazide Diuretics	Hydrochlorothiazide	Mg, K, Zn, CoQ10	원위세뇨관 작용으로 Mg, K, Zn 소실, Ca는 저류.	근경련, 피로, 부정맥 시 전해질, Zn 평가.
Beta–blockers	Atenolol, Bisoprolol, Carvedilol	CoQ10, Melatonin	• 심근 에너지 생산 저하 • 야간 멜라토닌 리듬 억제.	심부전, 피로, 수면장애 동반 시 CoQ10, 수면위생, 멜라토닌 고려.

약물 계열	대표 성분 예	고갈/영향 영양소	주요 기전	임상 포인트
ACEI / ARB	Enalapril, Ramipril, Losartan, Telmisartan, Valsartan	Zn, (K, Mg 저류)	• Zn 요중 배설 증가 • K 보존으로 고칼륨혈증 위험.	• 장기 사용 시 미각 이상, 면역저하 • 상처치유 지연은 Zn 평가, K, Cr 정기 모니터링.
Calcium Channel Blockers	Amlodipine, Nifedipine	Mg, K	세포 내 Ca 유입 억제로 신장 전해질 처리 변화, Mg, K 손실 보고.	이뇨제, ACEI/ARB 병용 시 전해질 이상 누적 주의.
이뇨제+RAAS 복합제	HCTZ+Losartan 등	Mg, K, Zn, Na	• Thiazide로 Mg, K, Zn 소실 • RAAS 차단제로 K 보존.	• 저/고칼륨 양쪽 위험 • 노인, CKD에서 K, Cr 필수 모니터링.
Bisphosphonates	Alendronate, Risedronate	Vit K2 (MK–4), CoQ10, Vit E (잠재적)	Mevalonate pathway 억제로 MK–4, CoQ10, γ–tocopherol 합성 저하 보고.	골다공증 여성에서 지용성 비타민, CoQ10 상태 함께 고려.

2. 소화기 · 지질 · 체중조절 약물

약물 계열	대표 성분 예	고갈/영향 영양소	주요 기전	임상 포인트
PPI	Esomeprazole, Lansoprazole, Rabeprazole	Mg, Ca, Vit B12, Fe, Zn	• 위산 저하 → 미네랄 이온화, 단백질 분해 감소 • 음식 단백에서 B12 분리 장애.	장기 사용 시 저Mg, 골다공증, B12 · Fe 결핍 모니터링 권장.
H2 Blockers	Famotidine, Cimetidine	Vit B9,B12, 엽산, Ca, Fe, Zn, Vit D	위산 분비 억제로 B9,12 및 미네랄 흡수 저하.	만성 위장약 복용 노인에서 B9 ,B12, Fe, Vit D 평가.
Bile Acid Sequestrants	Cholestyramine, Colestipol	Vit A, D, E, K, 엽산	담즙산과 결합해 지용성 비타민, 엽산 흡수 저하.	장기 복용 시 PT, 골밀도, 시력, 멍 · 출혈 증상 체크.
Orlistat	Orlistat	Vit A, D, E, K, 카로티노이드	지방 흡수 억제 → 지용성 비타민, 카로티노이드 흡수 감소.	장기 감량치료 시 취침 전 멀티 비타민 (지용성 포함) 보충 권장.

3. 통증 · 염증 · 류마티스 약물

약물 계열	대표 성분 예	고갈/영향 영양소	주요 기전	임상 포인트
NSAIDs	Naproxen, Ibuprofen, Celecoxib	엽산, Fe, Vit C	위장 점막 손상 · 잠혈로 Fe 손실, 엽산 대사,Vit C 이용 저하 보고.	만성 복용 시 철결핍성 빈혈, 피로, 멍, 구내염 관찰.
Aspirin (저용량 포함)		Vit C, Fe, 엽산, Zn	Vit C 세포 내 흡수 억제, 요중 배설 증가, 위점막 손상으로 Fe 손실.	심혈관 예방 장기 복용 환자에서 Vit C, Fe 상태 체크.
Acetaminophen		Glutathione, CoQ10	NAPQI 해독에 글루타티온 대량 소모, CoQ10 감소 보고.	만성 통증, 간질환 알코올 섭취 동반 시 항산화 상태 고려.
Corticosteroids	Prednisolone, Dexamethasone	Ca, Vit D, Mg, Zn, Se, Vit C, 엽산	장 흡수 감소 · 배설 증가로 Ca, Mg 손실, Vit D 활성 저하, 산화스트레스 증가.	3개월 이상 전신 스테로이드 시 골밀도, Vit D, Ca, Mg, Zn 모니터링.
DMARDs	Methotrexate	엽산	DHF reductase 억제 → 엽산 대사 차단.	저용량 류마티스 용량에서도 엽산 보충이 표준.

4. 신경 · 정신 · 호르몬·갑상선 약물

약물 계열	대표 성분 예	고갈/영향 영양소	주요 기전	임상 포인트
Oral Contraceptives / HRT	Ethinyl estradiol 포함 제제	Vit B6, B9, B12, Mg, Zn, Se, Vit C	에스트로겐 대사 과정에서 Vit B군, Mg, Zn 소모 증가 및 간 대사 촉진.	우울, 피로, PMS 악화 시 비타민 B군, Mg, Zn, 호모시스테인 평가.
Antidepressants (SSRI / TCA)	Fluoxetine, Sertraline, Amitriptyline	Melatonin, CoQ10, B–complex	• 세로토닌, 멜라토닌 리듬 교란 • TCA의 CoQ10 합성 경쟁 저해 가능.	불면, 피로, 근육통 시 멜라토닌, CoQ10 고려.
Benzodiazepines	Diazepam, Lorazepam, Alprazolam	Melatonin (간접), B군 요구량 증가 가능	수면 구조 변형 REM 억제로 내인성 멜라토닌 리듬 교란.	고령, 장기 사용 시 주간 졸림, 인지저하, 수면질 저하 모니터링.

약물 계열	대표 성분 예	고갈/영향 영양소	주요 기전	임상 포인트
Antipsychotics (2세대)	Olanzapine, Risperidone, Quetiapine	CoQ10, Carnitine, Mg(간접)	대사증후군, 인슐린 저항 유발 → 미토콘드리아 스트레스, 에너지 소모 증가.	체중, 지질, 혈당 증가와 함께 피로, 근력저하 시 CoQ10, Carnitine 고려.
Anticonvulsants	Valproic acid, Carbamazepine	Biotin(B7), 엽산, Vit D, K, Carnitine	간 효소 유도 및 대사 변화, 발프로산은 Carnitine 고갈.	골밀도, Vit D, Carnitine, 간기능, 암모니아 정기 모니터링.
Thyroid Hormone	Levothyroxine	Ca, Fe, Mg (상호작용형)	Ca ,Fe, Mg 제제가 T4 흡수 저해, 환자가 미네랄 회피하며 결핍 악화.	갑상선약과 미네랄, 멀티비타민은 4시간 간격 복용 안내.

5. 항생제 · 통풍 · 장 관련 약물

약물 계열	대표 성분 예	고갈/영향 영양소	주요 기전	임상 포인트
Antibiotics (광범위)	Penicillins, Cephalosporins, Fluoroquinolones	Probiotics, Vit K, Biotin, B-complex	장내 정상 세균총 파괴로 Vit K, Biotin 합성 중단 및 B군 대사 영향.	• 반복, 장기 사용 시 설사, C. difficile, 멍, 출혈, 피로 체크 • 프로바이오틱스, Vit K 고려.
Macrolides (장기 저용량)	Clarithromycin, Azithromycin	Probiotics, Vit K, Biotin, B-complex	동일하게 장내 균총 교란.	만성 호흡기 질환에서 장기 저용량 사용 시 장내환경, Vit K · B군 평가.
Sulfonamide 항생제	Sulfamethoxazole / Trimethoprim	엽산	엽산 합성, 대사 억제.	영양불량, 노인, MTX, PPI 병용 시 거대적혈구성 빈혈, 구내염 위험.
Anti-Gout	Colchicine	Vit B12, 베타카로틴, 지용성 비타민	장 점막 미세소관 억제로 세포 turnover, 흡수 기능 저하.	만성 복용, 설사, 체중감소 시 B12, 지용성 비타민 평가.
Chronic Laxatives (자극성)	Bisacodyl, Senna	K, Mg, Na, 수용성 비타민	설사, 장 통과시간 단축으로 전해질, 수용성 비타민 상실.	하제 의존+피로,근경련 패턴이면 전해질, B군, 탈수 평가 필수.

건강평가기반 임상영양요법 길라잡이

건강상담
CHECKER

초판 1쇄 인쇄 2026년 3월 23일
초판 1쇄 발행 2026년 4월 1일

저   자 | 황지영 최은아 편승원 천지훈 이영준 송명현 천효빈 이상현 유완진 조양연
펴 낸 이 | 조양연
펴 낸 곳 | 대한약사영양학회 학술위원회
주   소 | 서울 서초구 강남대로 53길 8, 6-183
전   화 | 010-2625-3655
홈페이지 | www.kpnacademy.co.kr

발 행 인 | 정동명
디 자 인 | 서재선
인 쇄 소 | (주)재능인쇄

발 행 처 | (주)동명북미디어 도서출판 정다와
주   소 | 경기도 과천시 뒷골1로 6 용마라이프 B동 2층
전   화 | 02)3481-6801
팩   스 | 02)6499-2082
홈페이지 | www.dmbook.co.kr / www.kmpnews.co.kr

출판신고번호 | 2008-000161
ISBN | 978-89-6991-062-2
정가 50,000원